全国中医药行业高等职业教育"十三五"规划教材

基础护理技术

（第二版）

（供护理、助产专业用）

主 编◎吴橙香 秦淑英

中国中医药出版社
·北 京·

图书在版编目（CIP）数据

基础护理技术 / 吴橙香，秦淑英主编 . —2 版 . —北京：中国中医药出版社，2018.8
（2019.6 重印）

全国中医药行业高等职业教育"十三五"规划教材

ISBN 978-7-5132-4967-6

Ⅰ . ①基…　 Ⅱ . ①吴… ②秦…　 Ⅲ . ①护理学 — 中等专业学校 — 教材　 Ⅳ . ① R47

中国版本图书馆 CIP 数据核字（2018）第 089846 号

中国中医药出版社出版
北京经济技术开发区科创十三街31号院二区8号楼
邮政编码　100176
传真　010-64405750
山东百润本色印刷有限公司印刷
各地新华书店经销

开本 787×1092　1/16　印张 25　字数 515 千字
2018 年 8 月第 2 版　2019 年 6 月第 2 次印刷
书号　ISBN 978 – 7 – 5132 – 4967 – 6

定价　78.00 元
网址　www.cptcm.com

社长热线　010-64405720
购书热线　010-89535836
维权打假　010-64405753

微信服务号　zgzyycbs
微商城网址　https://kdt.im/LIdUGr
官方微博　http://e.weibo.com/cptcm
天猫旗舰店网址　https://zgzyycbs.tmall.com

如有印装质量问题请与本社出版部联系（010-64405510）

中医药职业教育是我国现代职业教育体系的重要组成部分，肩负着培养新时代中医药行业多样化人才、传承中医药技术技能、促进中医药服务健康中国建设的重要职责。为贯彻落实《国务院关于加快发展现代职业教育的决定》（国发〔2014〕19号）、《中医药健康服务发展规划（2015—2020年）》（国办发〔2015〕32号）和《中医药发展战略规划纲要（2016—2030年）》（国发〔2016〕15号）（简称《纲要》）等文件精神，尤其是实现《纲要》中"到2030年，基本形成一支由百名国医大师、万名中医名师、百万中医师、千万职业技能人员组成的中医药人才队伍"的发展目标，提升中医药职业教育对全民健康和地方经济的贡献度，提高职业技术院校学生的实际操作能力，实现职业教育与产业需求、岗位胜任能力严密对接，突出新时代中医药职业教育的特色，国家中医药管理局教材建设工作委员会办公室（以下简称"教材办"）、中国中医药出版社在国家中医药管理局领导下，在全国中医药职业教育教学指导委员会指导下，总结"全国中医药行业高等职业教育'十二五'规划教材"建设的经验，组织完成了"全国中医药行业高等职业教育'十三五'规划教材"建设工作。

中国中医药出版社是全国中医药行业规划教材唯一出版基地，为国家中医中西医结合执业（助理）医师资格考试大纲和细则、实践技能指导用书、全国中医药专业技术资格考试大纲和细则唯一授权出版单位，与国家中医药管理局中医师资格认证中心建立了良好的战略伙伴关系。

本套教材规划过程中，教材办认真听取了全国中医药职业教育教学指导委员会相关专家的意见，结合职业教育教学一线教师的反馈意见，加强顶层设计和组织管理，是全国唯一的中医药行业高等职业教育规划教材，于2016年启动了教材建设工作。通过广泛调研、全国范围遴选主编，又先后经过主编会议、编写会议、定稿会议等环节的质量管理和控制，在千余位编者的共同努力下，历时1年多时间，完成了83种规划教材的编写工作。

本套教材由50余所开展中医药高等职业教育院校的专家及相关医院、医药企业等单位联合编写，中国中医药出版社出版，供高等职业教育院校中医学、针灸推拿、中医骨伤、中药学、康复治疗技术、护理6个专业使用。

本套教材具有以下特点：

1. 以教学指导意见为纲领，贴近新时代实际

注重体现新时代中医药高等职业教育的特点，以教育部新的教学指导意

见为纲领，注重针对性、适用性以及实用性，贴近学生、贴近岗位、贴近社会，符合中医药高等职业教育教学实际。

2. 突出质量意识、精品意识，满足中医药人才培养的需求

注重强化质量意识、精品意识，从教材内容结构设计、知识点、规范化、标准化、编写技巧、语言文字等方面加以改革，具备"精品教材"特质，满足中医药事业发展对于技术技能型、应用型中医药人才的需求。

3. 以学生为中心，以促进就业为导向

坚持以学生为中心，强调以就业为导向、以能力为本位、以岗位需求为标准的原则，按照技术技能型、应用型中医药人才的培养目标进行编写，教材内容涵盖资格考试全部内容及所有考试要求的知识点，满足学生获得"双证书"及相关工作岗位需求，有利于促进学生就业。

4. 注重数字化融合创新，力求呈现形式多样化

努力按照融合教材编写的思路和要求，创新教材呈现形式，版式设计突出结构模块化，新颖、活泼、图文并茂，并注重配套多种数字化素材，以期在全国中医药行业院校教育平台"医开讲－医教在线"数字化平台上获取多种数字化教学资源，符合职业院校学生认知规律及特点，以利于增强学生的学习兴趣。

本套教材的建设，得到国家中医药管理局领导的指导与大力支持，凝聚了全国中医药行业职业教育工作者的集体智慧，体现了全国中医药行业齐心协力、求真务实的工作作风，代表了全国中医药行业为"十三五"期间中医药事业发展和人才培养所做的共同努力，谨此向有关单位和个人致以衷心的感谢！希望本套教材的出版，能够对全国中医药行业职业教育教学的发展和中医药人才的培养产生积极的推动作用。需要说明的是，尽管所有组织者与编写者竭尽心智，精益求精，本套教材仍有一定的提升空间，敬请各教学单位、教学人员及广大学生多提宝贵意见和建议，以便今后修订和提高。

国家中医药管理局教材建设工作委员会办公室

全国中医药职业教育教学指导委员会

2018 年 1 月

"全国中医药行业高等职业教育'十三五'规划教材"《基础护理技术》是由全国中医药职业教育教学指导委员会和国家中医药管理局教材建设工作委员会办公室统一规划、宏观指导，中国中医药出版社具体组织，供中医药职业教育护理、助产等专业使用的规划教材。

本教材以高等卫生职业教育教学指导原则为依据，兼顾全国护士执业资格考试大纲要求，以培养服务型、技能型人才为目标，系统阐述了在临床护理工作中，如何运用护理学的基本理论、基本技能和基本情感态度，帮助患者满足饮食、排泄、清洁、休息、活动、给药、标本采集、病情观察等基本生活需要和治疗需要，尽可能减轻患者痛苦、促进其恢复健康。本课程是护理、助产专业学生学习各专科护理课程的前驱基础课程，也是学生将来从事临床护理、社区保健、家庭护理等各个领域护理工作的必备实践训练课程。本教材编写注重思想性、科学性、适用性相结合，是"教－学－练"一体化的全国中医药行业高等职业教育规划教材。同时，本教材的编写也以知识的传承与发展为己任，在严谨求实基础上，以临床工作任务为指导，大量引入国家卫生健康委员会（原国家卫生和计划生育委员会）颁发的行业标准与规范性文件，确保教材的创新性与知识的先进性，以利于学生的可持续发展。

本教材的编写得到了中国中医药出版社和全国高职院校（卫生类）广大同仁的大力支持。模块一绪论由吴橙香编写，模块二病区环境、模块七入院和出院护理由李雅编写，模块三预防与控制医院感染由苗晓琦编写，模块四护理安全、模块十二冷、热疗法由李懿编写，模块五医疗护理文书由张媛媛编写，模块六生命体征的观察与护理由刘羽编写，模块八休息与卧位护理由巩莎编写，模块九舒适与清洁护理由孙敏编写，模块十饮食护理由冯志明编写，模块十一排泄护理由高菲编写，模块十三给药和药物过敏试验法由秦淑英编写，模块十四静脉输液由林晓燕编写，模块十五静脉输血由段明贵编写，模块十六标本采集、模块十八临终关怀与死亡护理由冯莉苹编写，模块十七病情观察、危重护理与抢救由俞海虹编写。

本教材不仅可以为中医药高等职业学校护理、助产专业师生教学使用，而且可以作为参考书供广大护理爱好者使用。由于编写时间和水平有限，若有不足之处，敬请各位专家和广大师生提出宝贵意见，以便今后修订完善。

《基础护理技术》编委会

2018 年 4 月

扫一扫，看课件

模 块 一

绪 论

【学习目标】

掌握基础护理技术的意义，能积极、主动地将课程学习目标内化为个人学习动机。

熟悉基础护理技术课程学习目标。

了解基础护理技术课程内容，以及本课程学习方法与技巧。

随着社会进步与医学发展，护理的概念与内涵已经从简单的疾病照顾发展成为完整的专业体系。护理学的范畴分理论和实践两方面。理论范畴包括护理理念、护理模式、护理理论等，实践范畴包括临床护理、社区护理、护理教育、护理管理、护理研究等。基础护理是临床护理的重要组成部分，是以护理学的基本理论、基本知识为基础，以护理情感为指引，帮助临床各科患者满足基本生活和治疗需要的基本实践技能。

项目一 课程简介

一、课程内容

基础护理技术是以基础护理为主要研究内容的一门课程，而基础护理是临床护理中各专科护理的基础。2010 年卫生部颁布的《综合医院分级护理指导原则（试行）》指出，临床护理内容包括：密切观察患者的生命体征和病情变化；正确实施治疗、给药与护理措施，并观察、了解患者的反应；根据患者病情和生活自理能力提供照顾和帮助；提供护理相关的健康指导。根据护理工作任务，本课程包含以下学习内容：

1. 总论 含绪论、病区环境、护理安全、预防与控制医院感染等内容，旨在帮助学生明确课程学习意义，熟悉医院环境与护理内容，树立安全与风险防范意识。

2.病情观察与记录 包括病情观察的内容、基本方法与护理技术，以及病情记录。

3.照顾护理 包括患者的休息、睡眠、卧位、清洁、饮食、排泄等生理需要与生活照顾护理技术。

4.治疗护理 包括各种常用的给药技术、药物过敏试验、输液、输血、冷热疗法以及标本采集。

5.生命过程护理 主要是临终关怀和死亡护理，体现了整体护理理念和护理的整体性。

二、课程性质

基础护理技术是护理、助产专业必修的专业主干课程、核心课程，是学习各专科护理课程以及从事临床护理、社区保健、家庭护理等各个护理领域工作的专业基础课程和通用课程。

三、课程地位与学习意义

基础护理技术在护理专业的医学基础课程与各专业课程之间发挥了承上启下的桥梁作用。它以前期的医学基础课程、人文课程，以及护理学入门课程（护理学导论）为基础，与健康评估、内科护理、外科护理、妇产科护理、儿科护理、传染病护理、五官科护理、老年护理、精神科护理、社区护理等专科护理课程同期或先后展开，为后续的各专科临床实习奠定基础。

由国务院发布的《护士管理条例》规定了护理执业准入制度，即：取得护士执业资格证书才是合法的护士。目前我国的助产专业没有建立独立的执业准入制度，从事助产工作也需取得护士执业资格证书。基础护理技术课程内容是护士执业资格考试的重要考核内容，学好本课程是顺利取得护士执业通行证的前提条件。

临床护理能力是从事护理工作的必备能力，更是进一步做好护理研究、护理教育和护理管理的基本要求。高职高专护理专业人才培养目标为培养"实用型""技能型"高级护理专业人才，熟练应用基础护理技术的能力成为评价护理专业学生（以下简称护生）的职业素质、护理服务质量的重要指标。作为重要的实践技能训练环节，护生学好基础护理技术课程对于毕业后就业，以及今后专业发展均具有非常重要的积极意义。

项目二　学习目标与学习方法

一、学习目标

护生学习本专业的根本目标是成为合格的护理技术应用型人才，并为今后职业生涯发展树立坚实的专业信念。本课程学习目标与专业人才培养目标相适应，具体如下：

（一）知识学习目标

掌握关于病情观察、帮助护理对象满足生活需要和治疗需要的护理基本理论与基本知识，熟悉护理专业的基本工作及发展趋势，了解护理学的相关理论与知识。

（二）能力培养目标

发展实践动手能力和评判性思维能力，能运用护理程序的方法，结合患者的生理、心理特点和治疗康复需求，将护理的基本理论知识与技术运用于病情观察、护患沟通、卫生保健指导以及各项护理技术操作，规范而熟练地将各项基础护理操作技能应用到个体化的患者护理中。

（三）素质培养目标

护理的服务对象是人，现代护理理念是以人的健康为中心，良好的职业道德、职业情感、职业态度是从事护理工作的前提条件。通过本课程的学习，以期能达到以下目标：

1. 加深对护理专业的理解，强化护理服务理念，树立热爱专业、乐于奉献的专业信念；同时认识护士的自身价值，加强职业防护意识。

2. 培养关爱生命、关注健康，以服务对象为中心的整体护理理念，塑造富有同情心与爱心的职业道德情感。

3. 通过实践操作，培养认真负责、严谨求实、谨慎细微、敏捷迅速、团队合作的工作作风。

二、学习方法与技巧

（一）理论知识学习

1. 纵向联系，温故知新　各项基础护理技术都是在医学基础课程、人文课程，以及护理学导论等课程的基础上展开阐述，例如鼻饲法、导尿术、各种注射与穿刺技术，均涉及相关的解剖生理知识。为更好地理解和记忆本课程理论知识，护生在课前应预习课堂学习内容，并针对性地复习好相关专业知识与理论。

2. 横向联系，比较记忆　很多知识有相同点和不同点，如果不比较，就会把相关知识的概念、原理、现象等混为一谈。在学习中要多动脑，勤思考，善比较。例如：在消毒、灭菌、头发护理、皮肤护理、降温、给氧、标本采集等护理技术中都用到酒精，但不同用途需选择不同浓度，通过比较，可以形成鲜明深刻的印象；还有冷疗法和热疗法的原理、适应范围、大便失禁和尿失禁的护理措施、便秘和尿潴留的护理措施等。这些知识虽然看似不同，但通过比较就可以抓住知识的本质特征和内在联系，比较时可以通过列表或者绘图，从而达到准确理解、记忆和应用的目的，提高学习新知和复习巩固的效率。

3. 归纳演绎，由此及彼　归纳和演绎是两种不同的推理和认识现实的科学方法。归纳是从个别到一般的推理方法，即从许多个别事实中概括出一般原理。例如：戊二醛、甲醛、环氧乙烷都属于灭菌剂，均具有较大的人体毒性，或组织刺激性，或物品腐蚀性；而新洁尔灭、洗必泰都属于低效消毒剂，都可用于黏膜消毒。由此推出：消毒剂的消毒效力越强则毒性或刺激性越大，而刺激性越小的消毒剂杀菌效力越弱。演绎是从一般到个别的推理方法，即用已知的一般原理考察某一特殊的对象，推演出有关这个对象的结论。例如：所有患者都是人，是人就享有人权，其尊严与隐私不容侵犯，从这个一般原则出发，就可以引申出：凡是可能暴露患者隐私的操作，操作前一定要有保护隐私的环境准备，只不过这种环境可因医院条件、病房设施不同而不同；凡是面对具体患者的操作，必须有操作前的解释、操作中的指导与操作后的健康宣教，以取得患者或家属的知情同意与理解配合，又因每个患者的文化背景、知识经验、个性特征不尽相同，解释、指导、宣教的具体内容又需因人而异。

（二）实践技能操作学习

实践技能操作学习可分校内实训、校外见习与跟岗实习。校内实训包括课堂实训练习与课外开放练习等形式，实训中可运用以下技巧：

1. 自觉融入情境与角色　校内实训通常采用角色扮演法在校内模拟病房进行。为了养成良好的工作习惯与工作作风，实训中护生应主动进入护士角色，自觉按照护士身份特点规范自己的言行。具体要求：①严格遵守护士行为规范，衣、帽、鞋、口罩等穿戴整齐，不留长指甲，不戴饰物，不旷课、迟到及早退。②把实训室当病区，保持环境的安静、整洁、舒适与安全，关闭手机等通信工具或设置静音，不在实训室打闹、高声谈笑、吃零食、乱扔垃圾；除患者扮演者外，不随意坐、卧示教床。③视模拟人如患者，轻稳搬动，不得随意摸、碰，或刻画留痕。④爱护公共物品，轻拿轻放，使用后及时归位，离开实训室前关闭门窗及水、电开关。

2. 耳到眼到，心到手到　多数基础护理技术操作采取教师示教后学生模仿练习的训练方法。教师示教时，护生要仔细听老师的讲解，认真观察每个步骤的操作方法，积极思考操作目的与原理，这样才能融会贯通，切忌机械模仿，更不能光看不练。

3. 反复操练，巩固强化　娴熟、规范的护理技术操作要求动作协调、干净、利落，不但实用、省力，而且能给人以美的享受。但是"台上一分钟，台下十年功"，护生往往需要反复操练，经常回顾，才能将模仿动作变为自在流畅的习惯动作。

4. 合作竞争，取长补短　护理技能实训多采用小组合作形式。护生在小组合作中应充分发挥团结协作的精神，相互指导、相互纠错、相互考核，彼此之间取长补短。通过互扮护患可以体会患者的感受，进而通过换位思考深化自己在操作中的人文关怀理念，同时还可模拟患者的反应，给操作设置一定的障碍，锻炼操作者随机应变、解决问题的能力和与人沟通交流的能力。

5. 善于总结，化繁为简　护理技术操作往往步骤多、规程繁杂，护生在学习中要善于总结，将繁杂的程序简单化，以利于记忆。例如：将穿隔离衣的操作步骤编成"一左二右三抖袖，四扣领子五扣袖，六拉左七拉右，两边对齐向后抖，腰带系在前边右"的押韵歌，药物抽吸的流程用"查弹锯消折吸排"七字概括（即：查对、弹下尖端药液、锯痕、消毒、折断、吸药、排气），这些均有助于快速而深刻地记住操作流程。

6. 经常反思，自我教育　从书本知识到课堂讲授、实训室操练，目的是为了将来在临床护理工作中能灵活应用。护理的服务对象是人，生命的宝贵与健康的重要性决定了临床护理工作性质不允许在人身上去"试错"。因此，在本课程的理论学习和实践操作训练中，护生应培养严谨的专业作风，发扬勤学苦练的精神，反复"模拟－试错－纠错"，不断总结升华。

"护理是科学，也是艺术"。在护理专业学习中，护生应自觉将现代护理学的专业理念、素质要求、执业宗旨、伦理道德和法律法规等人文精神内化为职业仪表、情感和行为，在具体的护理实践中做到以人为本，充分体现对患者的关心与尊重，以良好的身心状态、扎实的理论知识、娴熟过硬的操作技能胜任护理工作岗位。

复习思考

1. 作为一名高职高专的专业人才，请思考并列出你学习本课程的学习计划与目标。
2. 请和同学交流你的学习方法与经验。

扫一扫，看课件

模 块 二

病区环境

【学习目标】

掌握病区的环境管理要求，病床单位准备。

熟悉病区的设置和布局。

了解人体力学原理在护理实践中的应用。

📖 案例导入

刘女士，45岁，司机，因车祸导致右下肢及胸部多处骨折，患者大量出血，呼吸急促，意识模糊，被急诊手术后送回病区。

问题：

（1）病区护士如何为刘女士准备一个安全舒适的病室环境？

（2）护士铺麻醉床时，如何铺橡胶单和中单？

（3）铺床时，护士如何运用人体力学原理节力？

环境是指围绕着人群的空间及其中可以直接、间接影响人类生活和发展的各种自然因素、社会因素的总和。病区是患者接受治疗、护理、进行康复休养的场所，也是医护人员向患者提供全面医学服务，开展医疗、教学、科研工作的基层单位。为患者创造整洁、舒适、恬静、美观、有序的治疗、休养环境，是整体护理工作的重要组成部分，是护士的重要职责之一。

项目一　病区环境创建

一、环境要求与管理

良好的病区环境是保证医疗、护理工作顺利运行，促进康复的重要条件，创造优美、舒适的休养环境是护士工作的重点，是医院管理的组成部分。病区环境的安排与布置都要以服务对象为中心，尽量满足患者身心和治疗的需要，促进疾病的康复。从管理角度看，病区既是一个必须符合医疗、卫生原则，满足患者身、心需要的物理环境，又是一个具有特殊性质的社会人文环境，这两类环境构成了病区环境管理工作的重心。

（一）物理环境

物理环境对增进医疗效果，帮助患者适应患者角色具有不可忽视的作用。病区环境要求安静、整洁、舒适、安全，利于患者康复。

1. 安静 病区应保持安静，避免噪声。凡是引起患者心理上或生理上不愉快的声音均称为噪声。长时间的噪声不仅可以刺激患者，对其健康不利，也会影响医务人员的情绪，降低工作效率。其危害程度与音量大小、频率高低、持续时间和个人耐受性有关。

噪声的单位为分贝（dB），根据世界卫生组织的规定，白天病区较为理想的病区噪声强度为 35～40dB。噪声在 50～60dB 时，患者会感到疲惫；当人长期处于 90dB 以上环境中，可出现耳鸣、头痛、失眠、血压升高、暴躁易怒等症状；当噪声达到 120dB 以上时，可造成高频率的听力损失，甚至永久性失聪。

为了尽量让患者处于安静的环境内，医务人员在说话、行动与工作时应尽可能做到"四轻"：走路轻、说话轻、操作轻、关门轻；护士应穿软底鞋；易发出响声的门、椅脚应钉橡胶垫，推车的轮轴、门窗铰链应定期滴注润滑油；积极向患者及家属开展保持环境安静的教育和管理，共同创造良好的休养环境。

2. 整洁 整洁包括病区、病室、患者及工作人员的整洁。

（1）病区：病区采光、通风良好，空间环境及各类陈设规格统一、布局整齐，定期除尘，及时清除治疗护理后的废弃物及患者的排泄物。

（2）病室：病室各种设备和用物设置摆放合理，清洁卫生。

（3）患者：保持患者皮肤、头发、口腔清洁，定期更换衣裤、被单。

（4）工作人员：工作人员着装整洁。

3. 舒适 主要指患者能置身于空间合理、温湿度适宜、空气清新、阳光充足、用物清洁、生活方便的环境中。

（1）空间：合适的空间能给予患者安全感，减轻其住院压力。在医院条件许可的情况下，为保证患者有适当的活动空间，方便治疗和护理操作，病床之间的距离不得少于 1 米。

（2）温度和湿度：适宜的温湿度有利于患者休息、治疗和护理工作的进行。一般病室的温度以 18～22℃为宜；特殊病室如手术室、产房、婴儿室温度需在 22～24℃之间；相对湿度以 50%～60%为宜。室温过高，不利于机体散热，会使患者感到烦闷，影响体力恢复；室温过低，会使人肌肉紧张，患者易受凉；湿度过高，有利于细菌繁殖，抑制出汗，患者会感到湿闷不适，尿量增加，加重肾脏负担；湿度过低，则空气干燥，人体水分蒸发快，易致呼吸道黏膜干燥，口干咽痛，影响气管切开或呼吸道感染者康复。因此，病室内应备有温度计和湿度计，以便随时观察和调整。可根据季节和条件因地制宜地采用中央空调、暖气、电扇等调节室内的温度。采用开窗通风、地面洒水、使用空气调节器等措施调节室内湿度。

（3）通风：空气流通可以增加空气中的含氧量，降低二氧化碳浓度和微生物的密度，调节室内温湿度，从而刺激皮肤的血液循环，使患者感到舒适愉悦，利于康复。另外，通风也可降低呼吸道疾病的传播、减少室内空气污染。病室应每日定时通风，一般每次30分钟左右，时间可根据室内外的温差而变化。通风时注意遮挡患者，避免直接吹风着凉。

（4）光线：病室采光分为自然光线和人工光源。适量的日光照射可使照射部位温度升高、血液循环加快，改善皮肤和组织的营养状况，使人食欲增加，舒适愉快。另外紫外线有杀菌作用，并可促使机体合成维生素D。病室应经常打开门窗或协助患者到室外接受日光照射，但需避免光线直接照射患者面部。午睡时可用窗帘遮挡阳光；夜间采用地灯或床头灯，既不影响患者的睡眠又能保证夜间治疗的需要。

（5）装饰：适当的装饰可以使病室美观，提高医护人员工作效率，对患者的心情、行为和健康均有一定的促进作用。比如，病室和走廊摆设鲜花和种植绿色植物，以增添病室生气；儿科病室采用暖色装饰，设置儿童休闲区，增加温馨感；手术室采用绿色或蓝色装饰，减轻视觉疲劳，开阔心胸。墙壁尽量不选白色，避免产生单调和冷漠感。

4. 安全 病区护理管理工作中应消除一切妨碍患者安全的因素，避免意外事故，为患者提供平安、无危险、无伤害的环境。

（1）避免各种因素所致的意外损伤：保持地面干燥，墙壁设置扶手，避免患者滑倒跌伤；酌情加床档、保护具，避免坠床或撞伤；管理好电源、火源，避免发生灼伤等。

（2）减少生物性损伤：在治疗性医疗环境中，致病菌及感染源的密度相对较高，应建立完善的院内感染监控系统，健全有关制度并严格执行，采用灭蚊、蝇等措施，预防传染疾病的传播，避免生物性损伤。

（3）杜绝医源性损害：医源性损害是指由于医务人员行为不慎或言语不当，给患者造成的心理或生理上的损害，或为患者进行治疗、护理时无菌观念不强、动作粗暴所造成的医源性感染和损伤。医院应加强医务人员职业道德教育，规范医务人员行为，防止医源性损害的发生。

（4）防止院内交叉感染：医院病区需制定严格的管理系统，采用综合措施预防院内感染。如严格执行无菌技术和消毒隔离原则，健全入院卫生处置制度，定期进行消毒灭菌效果检测。

（二）社会环境

医院是社会的组成部分，医生与护士之间、医护人员与患者以及患者亲属之间，由于工作的需要，构成了一个特殊的社会人际环境。为患者创造一个良好的医院社会环境，能让患者获得安全、舒适的治疗环境，得到良好的健康照顾，促进患者康复。

1. 人际关系 和谐的人际关系是使患者保持良好心态的重要条件。患者虽然作为独立的个体住进病房，但会影响到身边的家人、朋友和同事；同时患者周围的人际关系也会影响到患者的心理与行为。护士应充分发挥患者的主观能动性，一切治疗护理活动取得患者及其家属的理解，引导病友间互相关心、帮助，建立良好的护患关系和病友关系，做好患者的身心护理。

2. 医院规章制度 为保证患者治疗和护理工作的正常进行，每间医院根据各自的情况制定相关规章制度，如入院须知、探视规则、陪护制度等。医院的规章制度有利于预防和控制医院感染的发生，为患者提供良好的医疗和休息环境。它既是对患者的指导，为其提供方便，又对其有一定的约束，因而会对患者产生一定的影响。医护人员应向患者及家属耐心做好各项院规的解释，根据患者的不同情况给予帮助，尽量满足患者需求，提供有关信息和健康教育，使患者尽快适应医院的规章制度，促进健康的恢复。

二、设置和布局

病区作为一个相对独立的护理单元，应选择在通风采光良好、安静、日照条件好的位置，要有完备的设置，并合理布局。

1. 病室 病室可设普通病室、危重病室、抢救室。普通病室设有单人间、双人间、多人间；抢救室邻近护士站，多为单独房间。一般每个病区一般设有 30～50 张病床，1～2 张抢救床。

2. 办公室 包括主任办公室、医生办公室、护士站、值班室、示教室。护士站一般设在病区入口，视野开阔，便于护士观察患者的活动情况，缩短往返病室的距离。护士站除一般办公、护理用品外，设有信号灯或电子音控对讲机，可以和每个床位的患者通话联系。

3. 治疗室 设在护士站附近。治疗室是护士进行治疗准备、药液配置的专用工作室，室内分清洁区和半污染区，设有空气消毒设备及各种专用操作台、柜，护理器材、用具。

4. 处置室 与治疗室相邻，污洁分区。设物品柜、处置台、洗手池、感应设备、洗手示意图、垃圾分类桶等。

病区除上述各室外，还应设置有检查室、配膳室、更衣室、库房、标本室、污物间、卫生间，如有条件还可设置患者娱乐室、会客室等。

项目二　病床单位准备

一、人体力学在护理工作中的应用

人体力学是运用力学原理研究维持和掌握身体的平衡，以及人体由一种姿势转换为另一种姿势时身体如何有效协调的一门学科。人体力学在医疗护理工作中运用十分广泛。护士在工作中，应学会正确运用人体力学原理，减轻自身肌肉紧张及疲劳，提高工作效率。

（一）常用的力学原理

1.杠杆作用 杠杆是利用直杆或曲杆在外力作用下能绕杆上一固定点转动的一种简单机械。固定点称为支点，克服阻力的点称阻力点（重点），支点到力的作用线的垂直距离称力臂，支点到阻力作用线的垂直距离称重臂。当力臂大于重臂时可以省力，反之就费力。而支点在力点和阻力点之间时，可以改变用力方向。

人体活动主要是由骨骼、关节和肌肉，在神经和其他系统的配合下共同完成的。骨骼起着杠杆的作用，关节是运动的枢纽，肌肉是运动的动力。根据力点、支点和阻力点的相互位置不同，杠杆分为三类：

（1）平衡杠杆：支点位于力点和阻力点之间。例如人体头部在寰枕关节上进行仰头和低头的动作，就是平衡杠杆的运动（图2-1）。

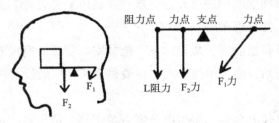

图2-1 头部平衡杠杆作用

（2）省力杠杆：阻力点在支点和力点之间。这类杠杆动力臂比阻力臂长，杠杆运动幅度小，但效应大，所以省力。例如人在提足跟时，脚尖为支点，脚后跟的肌肉收缩为作用力，体重在两者之间，所以省力（图2-2）。

（3）速度杠杆：力点在阻力点和支点之间。这类杠杆的动力臂比阻力臂短，因而费力。这类是人体最常见的杠杆运动。例如用手臂举起重物时的肘关节运动，肘关节为支点，手臂前肌群的力作用于支点和重物间，由于力臂短，需要用较大的力。这种杠杆赢得了速度和运动范围（图2-3）。

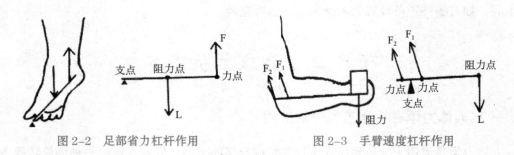

图2-2 足部省力杠杆作用　　　　图2-3 手臂速度杠杆作用

2. 摩擦力 　相互接触的两物体在接触面上发生的阻碍相对滑动的力为摩擦力。摩擦力的方向与运动力的方向相反。摩擦力的大小与该力相同，并随力的增大而增加。

3. 平衡与稳定 　物体或人体的平衡与稳定，是由其重量、支撑面的大小、重心的高低以及重力线和支撑面边缘的距离决定的。

（1）物体的重量与稳定度成正比：物体重力越大，稳定度越大。推倒较重的椅子比推到较轻的椅子所需的力大。在护理操作中，将患者移到椅子上，注意选择重椅子，如是较轻的椅子，可以扶住椅子的靠背或将椅子靠墙。

（2）支撑面的大小与稳定度成正比：支撑面是由人或物体与地面接触时各支点的表面构成的，并且包括各支点之间的表面积，可以为站立、提重或移动时提供稳定性。支撑面越大，任何物体越稳定。例如，体弱的患者站立或行走时，可以用手杖、手扶车等扩大支撑面，增加稳定性。

（3）物体重心高度与稳定度成反比：人或物体的重心越低，稳定度越大。人体重心的位置随着躯干和四肢的姿势变化而改变。当人垂直双臂直立时，重心位于骨盆的第2骶椎前约7cm处。如把手臂举过头顶，重心随之升高，当身体下蹲时，重心则下降，甚至吸气时膈肌下降，重心也会下降。

（4）重力线、支撑面与稳定的关系：重力的作用线称重力线。重力线必须通过支撑面，才能保持人或物的稳定。

（二）人体力学运用原则

1. 利用杠杆作用 　操作时应尽量靠近操作物品；两臂持物时，两肘紧靠身体两侧，上臂下垂；必须提取重物时，最好把重物分成相等的两部分，分别由两手提取重物；若重物由一只手臂提拿，另一只手臂可向外伸展以保持平衡。

2. 扩大支撑面 　护理人员在操作中，可根据实际需要两脚前后或左右分开以扩大支撑面，取得平衡稳定的姿势。例如，协助患者移动体位时，两脚前后或左右分开，应尽量扩大支撑面；患者侧卧时，应让患者两臂屈肘，一手放于枕旁，一手放于胸前，两腿前后分开，上腿弯曲在前，下腿稍伸直以扩大支撑面，以增加稳定性。

3. 降低重心 　在取位置低的物体或进行低平面的护理操作时，屈膝屈髋（图2-4），双脚前后或左右分开，上身近似直立下蹲，这样可以降低重心，减少弯腰，减轻腰部负荷，重力线在扩大的支撑面内，利于保持身体的稳定。

4. 减少身体重力线的偏移 　在提物品、抱起或抬起患者移动时，应尽量将物体或患者靠近身体以使重力线落在支撑面内。

5. 尽量使用大肌肉或多肌肉群 　进行护理操作时，能使用

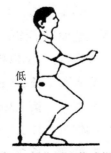

图 2-4　低位置取物或操作

整只手时，避免只用手指进行操作；能使用躯干部和下肢肌肉力量时，尽量避免只使用上肢的力量。如端治疗盘时，五指应分开，托住治疗盘并与手臂一起用力，由于多肌群用力，故不易疲劳。

6.用最小肌力做功 移动重物时应注意平衡，有节律并计划好所要移动的位置和方向，以直线方向移动，尽可能用推或拉代替提取。

二、病床单位设置

病床单位是指医疗机构提供给患者使用的家具与设备。它是患者在住院期间饮食、休息、睡眠、治疗与活动的最基本生活单位。保持病床单位的安全与整洁有利于患者康复。每个病床单位包括：床及床上用品（床垫、床褥、大单、被套、棉胎或毛毯、枕芯、枕套，酌情备一次性中单），床旁配有床旁桌、椅，床头墙壁设有照明灯、呼叫装置、中央供氧和负压吸引管道等设置（图 2-5）。

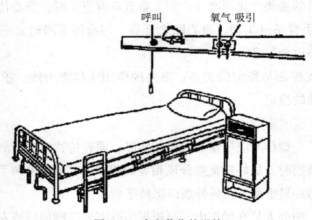

图 2-5 病床单位的设施

1.床 一般为不锈钢材质。床长 2m，宽 90cm，高 60 cm，床脚装有滑轮，便于推动。床尾底部设有手摇式把手，可调节床头和床尾高度。另一种电动控制多功能病床，可通过按钮自行改变床的高度或改变体位。

2.床垫 长、宽和床的规格相同，厚约 10 cm，垫心以棕丝为最好，也可用棉花、海绵等。垫面以牢固的布料制作。

3.床褥 （小棉垫）放于床垫上面，长、宽和床的规格相同。

4.大单 长 2.5 m，宽 1.8 m。

5.被套 长 2.3m，宽 1.7m，尾端开口钉布带或尼龙搭扣。

6.棉被 长 2.1m，宽 1.6m。

7.枕套 长 75cm，宽 45cm。

8. **枕芯**　长 60cm，宽 40cm，内装木棉、荞麦皮、蒲绒或羽毛。

9. **一次性中单**　长 170cm，宽 85cm，用特殊材料（无纺布）制成。

三、铺床法

病床是患者住院期间的重要用具，需要定期更换床上用品，以保持平整、舒适、实用、耐用为原则。根据铺床目的，常用的铺床法有备用床、暂空床、麻醉床。

（一）备用床（图 2-6）

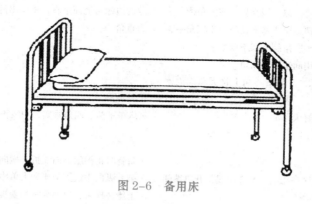

图 2-6　备用床

【目的】保持病房整洁，准备接收新患者。

【评估】病床单位各部件齐备，能正常使用；床上用品清洁、完好无破损，厚薄符合气温需要。

【计划】

1. **环境准备**　病房内无人进餐或进行治疗，室内通风、清洁。

2. **护士准备**　具备操作相关知识与能力，修剪指甲，洗手，戴口罩。

3. **用物准备**　有脚轮的床应先固定，调整床高至便于操作的高度。将各床上用品按便于操作的原则折叠整齐后，按使用先后顺序摆放于护理车上，由下至上依次为：枕芯、枕套、棉胎或毛毯（S 形折叠）、被套、大单、床褥。

【实施】

实施步骤	操作要点说明
1. 准备	
（1）按铺床顺序将用物放于护理车上层，推护理车至床尾，核对床号	·护理车距床尾距离以便于一人顺利通过为宜
（2）移开床旁桌，距床约 20cm，移床旁椅于床尾一侧	·床尾空间不够停放护理车时，可将床旁椅移至床尾正中，距床尾 15cm，将床上用品置于椅上留有走动空间，便于操作
（3）检查床垫，根据需要翻转床垫	·避免床垫因长时间局部受压变形

实施步骤	操作要点说明
2. 铺床褥　从床头拉至床尾，与床垫平齐	·床褥中线与床垫中线对齐
3. 铺大单 （1）将大单放在床垫上，分别向床头、床尾依次展开 （2）先铺近侧床头，一手将床头的床垫托起，一手伸过床头中线，将大单塞入垫下 （3）铺床角（图2-7）：在离床头约30cm处，向上提起大单边缘使其与床沿垂直。以床缘为界，将三角形分为两半，先将上半三角形覆盖于床垫上，将下半三角平整地塞于床垫下，再将上半三角翻下塞于床垫下 （4）至床尾拉紧大单，用同法铺好床角 （5）拉紧大单中部边缘，双手掌心向上将大单向内塞入，平铺于床垫下 （6）转至对侧，同法铺好大单	·铺大单顺序：先床头，后床尾；先近侧，后对侧 ·床单横、纵中线和床面的横、纵中线对齐 ·直角铺法：将上半三角形底边直角部分拉出，拉出部分的边缘与地面垂直，将拉出部分塞于床垫下，使之成为直角 ·床单平整、四角紧实，中线正，不易松散
4. 套被套 ➤ "S"式 （1）被套正面向外，上缘齐床头，对齐中线，开口端朝向床尾展开 （2）将被套开口处的上层被套向上翻至1/3处，将S形棉胎放于被尾开口处，底边与被套开口缘平齐，拉棉胎上缘中部送至被套内顶端 （3）将竖折的棉胎两边打开和被套平齐，套好两上角 （4）至床尾逐层拉平棉胎下缘和被套，系好带子 （5）将被子的左右侧及被尾内折 ➤ 卷筒式 （1）被套正面向内，平铺于床上，开口朝床尾 （2）将棉胎铺在被套上，上沿与被套封口对齐 （3）将棉胎与被套一并自床头卷至床尾，自开口处翻转、拉平，系带 （4）其余同"S"形	·备物时将棉胎纵向3折，横向S形3折 ·被套纵向中线需与床和大单中线对齐 ·上缘齐床头，以便套好的盖被能盖到患者肩部 ·打开被套尾端，便于将棉胎放入被套 ·棉胎与被套吻合，平整充实 ·两侧内折与床沿平齐，被尾内折与床尾平齐 ·对套好被子的平整、美观、舒适等要求同"S"式
5. 套枕套 （1）将枕套套于枕芯外，四角充实 （2）系带，轻拍枕芯，横放于床头	·侧面系带的枕套开口处宜背门，以保持美观
6. 整理床单位 （1）将床旁桌、椅放回原处 （2）检查床单位是否整洁美观	
7. 洗手，摘口罩	

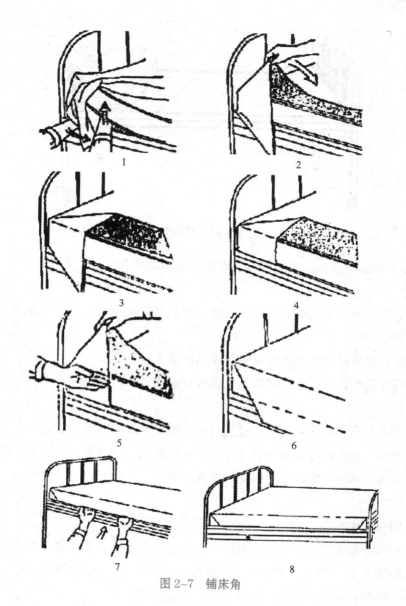

图 2-7　铺床角

【注意事项】

1. 观察环境　治疗或进餐时应暂停铺床。

2. 注意节力　铺床时，身体应靠近床边，上身保持直立，两腿前后分开稍屈膝；手和臂的动作要协调配合，避免过多的抬起、放下、停止等动作，以节省体力消耗，缩短铺床时间。

3. 美观实用　各层床单应铺平拉紧，被头、枕头充实平整，床单位整洁、美观、舒适。

（二）暂空床（图 2-8）

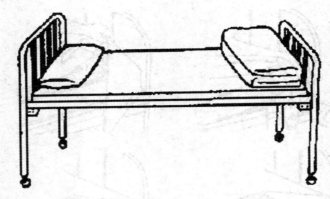

图 2-8　暂空床

【目的】保持病室整洁，供新住院患者或暂时离床患者使用。

【评估】

1. 用物评估　床单位设施是否齐全完好；床上用品是否清洁，是否需要更换。

2. 患者评估

（1）病情：患者的病情是否可以暂时离床活动或外出检查。

（2）操作相关知识：向暂时离床的患者解释铺暂空床的目的。

【计划】

1. 环境准备　病房内无人进餐或进行治疗，室内宽敞、明亮、清洁。

2. 护士准备　具备操作相关知识与能力，衣帽整洁，修剪指甲，洗手，戴口罩。

3. 用物准备　同备用床，必要时备一次性中单。

【实施】

1. 备齐用物至床旁。

2. 在备用床的基础上，将盖被上端向内折，然后扇形三折于床尾，并使之平齐。

3. 根据病情需要，铺一次性中单。中单与床中线对齐，上缘距床头 45～50cm，床缘下垂部分一并平整地塞入床垫下。转至对侧，同法铺好。

4. 整理床单位，洗手。

【注意事项】

1. 检查被头　如被头的被套与棉胎脱离空虚时，及时整理。

2. 合理铺单　根据病情需要铺一次性中单：呕吐、全麻后、头颈或胸部手术或伤口者，铺于床头；大小便失禁、阴道流血、直肠肛门手术或伤口、腹部手术者，铺于床中部；下肢手术或伤口者，铺于床尾。

（三）麻醉床（图2-9）

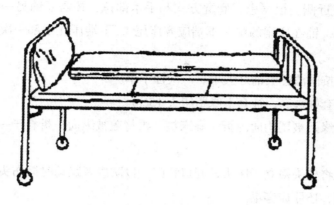

图2-9　麻醉床

【目的】

1. 便于接收和护理麻醉手术后的患者。

2. 保证患者安全、舒适，预防并发症。

3. 保护被褥不被污染，便于更换。

【评估】

1. **用物评估**　床单位安全，各部件性能良好。

2. **患者评估**　患者的诊断、病情、手术名称和麻醉方式、术后需要的治疗等。

【计划】

1. **环境准备**　调节室温，病房内无人进餐或进行治疗。输液架、吸痰和给氧装置性能良好。

2. **护士准备**　具备操作相关知识与能力，衣帽整洁，修剪指甲，洗手，戴口罩。

3. **用物准备**

（1）床上用物：同备用床，根据病情需要备一次性中单。

（2）全身麻醉护理盘：开口器、压舌板、舌钳、牙垫、治疗碗、镊子、纱布数块、通气导管、输氧导管和吸痰导管、血压计、听诊器、心电监护仪、治疗巾、弯盘、棉签、胶布、护理记录单、笔等。

（3）其他急救物品：必要时备胃肠减压器、手术后所需的特殊物品等。

【实施】

1. 按顺序备齐用物至床旁。

2. 移开床旁桌椅，拆除原有被套、大单、枕套等，洗手。

3. 翻转床垫，同备用床铺法铺好一侧大单。

4. 根据病情需要铺一次性中单。将一次性中单对好中线，先铺中部（上缘距床头 45～50cm），塞好近侧。根据患者麻醉方式和手术部位，按需要铺另一中单（铺在床头的中单上端齐床头，铺在床尾的中单下端应齐床尾），下端压在中部一次性中单上，边缘平整塞入床垫下。

5. 转至对侧，按同法逐层铺好大单、一次性中单。

6. 按备用床法套好被套，被套上缘距床头 15cm。

7. 被套两侧边缘及被尾均向内折，齐床垫，再将盖被纵向三折叠于一侧床边，开口处向门。

8. 套好枕套，将枕头横立于床头，开口背门，以防患者躁动时撞伤头部。

9. 整理床单位，还原床旁桌。

10. 将麻醉护理盘放于床旁桌上，氧气筒、吸引器置于妥善处。

[注意事项]

1. 体位准备　不同手术部位和麻醉方式的患者术后体位不同，例如全麻术后未清醒或椎管内麻醉的患者需去枕平卧 6 小时，铺床后需将枕头横立床头；而面颈部手术后取半坐卧位，铺床后需摇起床头支架和膝下支架；颅脑手术后取头高足低位，铺床后还需用支托物垫高床头 15～30cm。

2. 备齐用物　根据病情备齐用物，使患者能得到及时抢救。

复习思考

1. 请说出常用的人体力学原理。

2. 铺床时，如何包折床角，使之美观紧实？

扫一扫，看课件

模 块 三

预防与控制医院感染

【学习目标】

　　掌握医院感染的概念；清洁、消毒、灭菌的概念，紫外线消毒法的适应范围与操作注意事项，高压蒸汽灭菌器的使用，化学消毒剂的使用原则；无菌技术的基本概念与操作原则；隔离和终末消毒的概念、隔离区域划分；手卫生。

　　熟悉医院感染的类型；常用化学消毒剂的效能、适用范围与使用注意事项；医院常见的清洁、消毒、灭菌工作，隔离原则，隔离种类与措施；无菌技术基本操作要求；个人防护用品的使用；医院消毒供应中心的工作区域划分。

　　了解医院感染形成的原因；其他消毒灭菌方法及原理；隔离区域的设置与布局；医院消毒供应中心工作内容。

　　医院是各类患者集中的场所，病原微生物种类繁多，加之大量抗生素和免疫抑制剂的广泛使用，以及新的医疗技术广泛应用等，导致医院内感染不断增多，不仅耗费大量的人力、物力、财力，也增加了患者的身心痛苦。WHO 提出有效控制医院感染的关键措施为：清洁、消毒、灭菌、无菌技术、隔离技术、合理使用抗生素等，因此掌握相关的知识和技术十分必要。

项目一　医院感染

案例导入

　　患者，男，45 岁，脾破裂，于急诊手术，术中输血 500mL。患者住院 1 周后出院，6 周后出现肝区隐痛、乏力、恶心、巩膜黄染，血检报告转氨酶 GGT、ALP 异常，诊断为"乙型肝炎"。患者术前检查时身体健康，无乙肝病史。

问题:

（1）该患者是否属于医院内感染?

（2）如何有效预防医院内感染?

一、概念与分类

（一）医院感染的概念

医院感染又称医院获得性感染,是指患者、陪护人员、探视者及医院工作人员在医院活动期间遭受病原体侵袭而引起的诊断明确的感染或疾病。医院感染的内涵包括:①病原体的获得或感染的发生是在医院内,包括出院以后才出现症状的感染,但不包括入院时已有的或已潜伏的感染。②医院感染所涉及的对象包括一切在医院内活动的人员。但除患者外,其他在医院活动的人员流动性较大,院外感染因素较多,所以医院感染的主要研究对象是住院患者。

（二）医院感染的分类

根据病原体的来源不同,可将医院感染分为外源性感染和内源性感染两种类型。

1. 外源性感染　外源性感染又称交叉感染,是指病原体来自于患者体外,通过直接或间接的感染途径传播给患者所引起的感染。如患者与患者之间、患者与医院工作人员之间的直接感染,或以水、空气、医疗器械等物品为媒介的间接感染。

2. 内源性感染　内源性感染又称自身感染,是由患者自身携带的病原体引起的感染。在人的体内或体表定植、寄生的正常菌群,在正常情况下对人体无感染力而不致病;但当人的健康状态不佳、免疫功能低下、正常菌群发生移位,以及抗生素不合理应用时,就会引起感染。

二、形成

（一）医院感染形成的条件

医院感染的形成必须具备三个环节,即感染源、传播途径和易感宿主。当三者同时存在,并相互联系时,就构成了感染链,感染链的存在导致了医院感染的发生（图3-1）。

1. 感染源　感染源是指病原微生物生存、繁殖及排出的场所或宿主（人或动物）。在医院感染中,主要的感染源有:

（1）感染的患者:已感染的患者是最重要的感染源。病原微生物从患者感染部位的脓液、分泌物中不断地排出,这些病原微生物往往具有耐药性,而且容

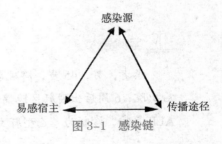

图3-1　感染链

易在另一易感宿主体内生长和繁殖。

（2）病原携带者：病原携带者体内的病原微生物不断生长繁殖并排出体外，是另一主要的感染源。可见于患者、患者家属、探视者和医院工作人员。

（3）患者自身：患者身体的特定部位如皮肤、胃肠道、上呼吸道及口腔黏膜等处寄生的正常菌群，在一定条件下可引起患者自身感染或向外界传播。

（4）医院环境：医院的环境、病房中的设施、食物、垃圾以及用于患者的器械、用物等，容易受各种病原微生物的污染而成为感染源。

2. 传播途径　传播途径是指病原微生物从感染源传至易感宿主的途径和方式。主要的传播途径有：

（1）接触传播：是医院感染的主要传播途径。①直接接触传播：已感染的患者与易感宿主直接接触，将病原微生物传递给易感宿主。如母婴间疱疹病毒、沙眼衣原体等的感染。②间接接触传播：病原微生物通过传播媒介传递给易感宿主。最常见的传播媒介是医护人员的手，其次是医疗器械、水和食物等。

（2）空气传播：是指以空气为媒介，病原微生物经悬浮在空气中的微粒随气流流动而进行传播。

（3）饮水、饮食传播：是指病原微生物通过污染水、食物而造成疾病的传染。常可导致医院感染暴发流行。

（4）注射、输液、输血传播：是指通过使用污染的注射器、输液器、输血器、药液、血制品等造成疾病的传播。如输血导致的丙型肝炎等。

（5）生物传播：是指动物或昆虫携带病原微生物作为人体传播的中间宿主。如蚊子传播疟疾、乙型脑炎黏膜等。

3. 易感宿主　易感宿主是指对感染性疾病缺乏免疫力而感染的人。将易感宿主作为一个总体，称为易感人群。医院是易感人群相对集中的地方，容易发生感染和感染的流行。

（二）医院感染的主要因素

医院感染的主要因素有：①病原体来源广泛，环境污染严重；②易感人群增多；③医院感染管理制度不健全；④医务人员对医院感染的严重性认识不足；⑤消毒灭菌不严格和无菌技术操作不当；⑥感染链的存在；⑦抗生素的广泛应用；⑧介入性诊疗手段增加；⑨医院布局不合格，隔离措施和隔离设施不健全。

三、预防与控制

（一）健全医院感染管理组织

应建立职责明确的医院感染管理小组，由专职人员负责医院感染管理工作。在医院感染管理委员会的领导下，根据医院的规模设置医院感染管理科或办公室；在医院感染管理科的指导下，各临床科室建立由科主任、护士长、本科室兼职监控医师和护士组成的感染管理小组，从而形成了从医院到科室到病区的医院感染管理网络，使医院感染管理工作有了组织保证。

（二）完善各项规章制度

1. 管理制度　如清洁卫生制度、消毒灭菌制度、隔离制度以及感染管理报告制度等的健全与落实。

2. 检测制度　包括对灭菌效果、消毒剂使用效果、一次性医疗器材及常用器械的检测；对感染高发科室，如血透室、手术室、分娩室、母婴室、换药室、监护室（ICU）以及供应室等消毒卫生标准的检测。

3. 消毒质控标准　各种消毒应符合国家卫生行政部门所规定的"医院消毒卫生标准"。一次性使用无菌医疗用品用后，必须毁形、消毒，并按当地卫生行政部门的规定进行无公害化处理。

（三）监督落实医院感染管理措施

医院感染管理具体措施包括：环境布局合理，有利于消毒隔离；清洁、消毒、灭菌；无菌技术；手的消毒；隔离技术；合理使用抗生素；消毒灭菌效果的检测；污水、污物的处理等。

（四）加强医院感染知识教育

医院感染管理科应定期对全院各级别、各类人员进行预防和控制医院感染知识和技能的培训、考核，提高其理论技术水平，增强预防和控制医院感染的自觉性，并认真履行在医院感染管理中的职责。

项目二　清洁、消毒、灭菌

清洁、消毒、灭菌是预防和控制医院感染的重要措施，消毒灭菌的质量是评价医院服务质量、管理水平、预防和控制医院感染能力的重要尺度，也是保证医院生物环境安全的关键。因此必须熟练掌握正确的清洁、消毒和灭菌的方法。

一、基本概念

1. 清洁　是指清除物体表面上的一切污秽，以去除和减少微生物。

2. 消毒　是指清除或杀灭物体上除细菌芽孢外的所有病原微生物。

3. 灭菌　是指清除或杀灭物体上全部微生物，包括细菌芽孢。

二、清洁法

清洁常用于医院地面、墙壁、家具、医疗护理用品等物体表面的处理，以及物品消毒、灭菌前的准备。

良好的清洁是保障消毒灭菌效果的前提。去除污物可增加物品接触的安全性，并使物品在消毒、灭菌过程中能有效地与消毒、灭菌剂接触，防止有机物等理化因素影响消毒、灭菌效果。大部分医院可复用诊疗器械、器具或物品可采用机械清洗，复杂、精密仪器设备可采用人工清洗。

三、消毒、灭菌法

（一）物理消毒灭菌技术

1. 热力消毒灭菌法 利用热力使微生物的蛋白质凝固变性，从而导致其死亡的方法。分为干热法和湿热法。前者由空气导热，传热较慢，效果较差；后者由空气和水蒸气导热，传热快，穿透力强，效果较好。

（1）燃烧法：是一种简单、迅速、彻底的灭菌法。

1）适用范围：①无保留价值的污染物品，如污染的废弃物、病理标本、特殊感染（如破伤风、气性坏疽、铜绿假单胞菌感染）的敷料的处理；②需急用的某些金属和搪瓷类物品；③开启和关闭培养用的试管或烧瓶瓶口时。

2）方法：①无保留价值的污染物品，可用焚烧法，即将污染物品置焚化炉内焚毁；②金属器械可在火焰上烧灼 20 秒；③搪瓷容器倒入少量 95% 以上的乙醇后轻轻转动，使乙醇分布均匀，然后点火燃烧至熄灭；④培养用的试管或烧瓶，在开启或关闭塞子时，将管（瓶）的口和塞子在火焰上来回旋转 2～3 次。

3）注意事项：①注意安全，操作时远离氧气、汽油、乙醚等易燃、易爆物品；②在燃烧过程中不得添加乙醇，以免引起烧伤或火灾；③锐利刀剪禁用燃烧法，以免锋刃变钝。

（2）干烤灭菌法：是利用特制烤箱进行灭菌，其热力传播与穿透主要靠空气对流和介质的传导，灭菌效果可靠。

1）适用范围：适用于高温下不易变质、损坏和蒸发物品的灭菌，如玻璃器皿、油剂、粉剂及金属制品等的灭菌。

2）方法：干烤灭菌所需的温度与时间，应根据被灭菌物品的种类及烤箱的类型来确定。一般为：150℃作用 2.5 小时，160℃作用 2 小时，170℃作用 1 小时，180℃作用 0.5 小时。

3）注意事项：①金属器械应洗净后再干烤；②玻璃器皿干烤前应洗净并完全干燥；③物品包装不宜过大，烤箱内放入物品不宜过多，以箱体高度的 2/3 满为宜；④灭菌时物品勿与烤箱底部及四壁接触；⑤灭菌过程中不宜打开烤箱；⑥灭菌后要待温度降至 40℃

以下再打开烤箱，以防炸裂。

（3）煮沸消毒法：煮沸消毒是应用最早，且经济、简便、有效的一种湿热消毒法。

1）适用范围：适用于耐湿、耐热物品的消毒，如金属、搪瓷、玻璃、橡胶类物品。

2）方法：将物品清洁后放入煮沸锅中，加水至完全浸没所有消毒物品，然后加热煮沸，并保持沸腾 5 ～ 10 分钟，可杀灭细菌繁殖体。

3）注意事项：①玻璃类物品用纱布包裹，在冷水或温水时放入；②橡胶类物品用纱布包裹，待水沸后放入，消毒后及时取出；③器械的轴节及容器的盖要打开，大小相同的容器不能重叠，以使物品各面都能与水接触；④有空腔的物品要将腔内灌满水再放入；⑤较小、较轻的物品用纱布包裹，使其沉入水中；⑥刀、剪等锐器应用纱布包裹，以免锐器在水中相互碰撞而变钝。⑦水中若加入碳酸氢钠，配成 1% ～ 2% 的浓度，可提高沸点达 105℃，增强杀菌作用，且能去污除锈；⑧消毒时间从水沸腾时开始计时，中途加入物品需重新计时，海拔每增高 300m 消毒时间需延长 2 分钟；⑨物品消毒后应及时取出使用，或放入无菌容器内保存，4 小时内未使用应再次消毒。

（4）高压蒸汽灭菌法：是临床上最常用、效果最可靠的一种湿热灭菌法。

1）灭菌原理：利用高温及饱和蒸汽所释放的潜热[1]使物品加热，破坏微生物的蛋白质、核酸、细胞壁和细胞膜，从而导致其死亡而达到灭菌效果。

2）适用范围：适用于耐高温、耐高压、耐潮湿物品的灭菌，如敷料、手术器械（手术刀、剪除外）、搪瓷、橡胶、玻璃、细菌培养基及溶液等。

3）方法：高压蒸汽灭菌器有手提式（图 3-2）和卧式（图 3-3）。根据灭菌器排放冷空气的方式和程度不同，分为下排气式压力蒸汽灭菌器和预真空压力蒸汽灭菌器两大类。下排气式压力蒸汽灭菌器是利用重力置换原理，从灭菌器的上方导入热蒸汽，同时由下排气孔排出冷空气，排出的冷空气逐渐由饱和蒸汽取代；预真空压力蒸汽灭菌器配有抽气机，在灭菌前先将内部抽成真空，形成负压后输入蒸汽，使蒸汽得以迅速穿透到物品内部，提高灭菌效果，缩短灭菌周期。

高压蒸汽灭菌所需温度与时间，见表 3-1。

表 3-1　压力蒸汽灭菌参数

设备类别	物品类别	压力（kPa）	温度（℃）	所需最短时间（min）
下排气式	敷料	102.9	121	30
	器械	102.9	121	20
预真空式	器械、敷料	205.8	132 ～ 134	4

---

[1] 注：潜热是指 1g100℃的水蒸气变成 1g100℃的水时释放出 2255J 的热能。

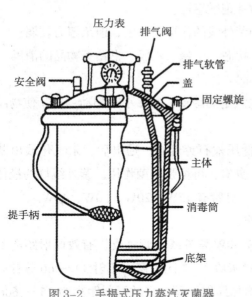

图 3-2 手提式压力蒸汽灭菌器

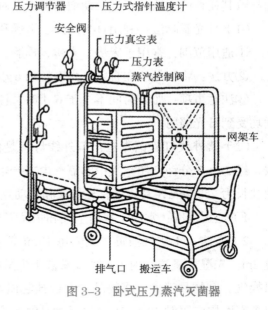

图 3-3 卧式压力蒸汽灭菌器

4）注意事项：①灭菌包不宜过大（下排气式压力蒸汽灭菌时无菌包体积不应大于 30cm×30cm×25cm，预真空压力蒸汽灭菌时不超过 30cm×30cm×50cm），包扎不宜过紧，放置时各包之间留有空隙，以利于蒸汽进入，排气时蒸汽能迅速排出，保持物品干燥；②布类物品应放在金属和搪瓷类物品之上，以免蒸汽遇冷凝成水珠，使包布受潮，影响灭菌效果；③操作人员要经过专业培训合格才能上岗，每天设备运行前应进行安全检查。

5）灭菌效果的监测：①生物监测法：是最可靠的监测法，采用内含非致病性嗜热脂肪杆菌芽孢菌纸片的标准生物测试包，经一个灭菌周期后，在无菌条件下从测试包内取出菌纸片放入培养基内，在 56℃温箱中培养 7 天，观察培养结果。②化学监测法：将化学指示胶带（图 3-4）粘贴在每一待灭菌物品包外（高度危险物品包内应放置化学指示卡），经一个灭菌周期后，通过观察化学指示胶带或指示卡颜色的变化来判断灭菌效果。③物理监测法：将 150℃或 200℃的留点温度计汞柱甩至 50℃以

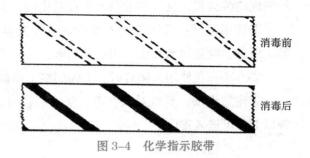

图 3-4 化学指示胶带

下，放入待灭菌包裹内，灭菌后取出检视其读数是否达到灭菌温度；预真空灭菌器应在每日灭菌工作前空载进行 B-D 试验以检测灭菌器冷空气排除效率，试验合格后方可使用。

2. 光照消毒法（辐射消毒） 利用紫外线照射使微生物的蛋白质发生光解、变性，从

而导致其死亡的方法。对生长期细菌敏感，对芽孢敏感性差。

（1）日光暴晒法：利用日光的热、干燥和紫外线的作用而杀菌，但杀菌力较弱。

①适用范围：常用于床垫、床褥、棉胎、枕芯、毛毯、衣服、书籍等物品的消毒。

②方法：将物品放在直射日光下暴晒6小时。

③注意事项：照射时间不少于6小时，注意定期翻动，每2小时翻动一次，使物品各面均受到日光照射。

（2）紫外线灯管消毒法：紫外线灯管是低压汞石英灯管，通电后，汞气化放出紫外线，经5～7分钟，使空气中的氧气电离产生臭氧，可增强杀菌作用。紫外线灯的最佳杀菌波长为253.7nm，其装置有悬吊式和移动式，灯管有15W、20W、30W、40W。

1）适用范围：常用于室内空气和物品消毒。

2）方法：①空气消毒：室内每10㎡安装30W紫外线灯管一支，有效照射距离不超过2m。先湿式清洁室内（紫外线易被灰尘微粒吸收），关闭门窗，照射30～60分钟后通风换气。②物品消毒：将物品摊开或挂起以增加照射面积，有效照射距离为25～60cm，每个表面均应照射20～30分钟后翻动物品，使物品的各个表面均能被直接照射。③照射时间从灯亮5～7分钟后开始计算。

3）注意事项：①保持灯管清洁，至少每两周用无水乙醇棉球擦拭灯管表面一次；②照射时应注意保护患者的眼睛及皮肤，可戴墨镜或用纱布遮盖双眼，肢体用被单遮盖；③紫外线消毒时，室内的适宜温度为20～40℃，相对湿度为40%～60%，若超出该范围可适当延长照射时间；④关灯后如需再开启，应间隔3～4分钟；⑤定期检测灯管照射强度（一般3～6个月测定一次），如灯管照射强度≤70μW/cm² 时应更换，或记录使用时间，凡使用时间累计超过1000小时，需更换灯管；⑥定期监测消毒效果。

（3）臭氧灭菌灯消毒法：灭菌灯内装有臭氧发生管，在电场作用下，将空气中的氧气转换成高纯臭氧，臭氧在常温下为强氧化剂，主要依靠其强大的氧化作用而杀菌。

①适用范围：常用于无人室内的空气消毒、封闭空间的物品表面（饮食用具、衣物等）消毒、医院污水和诊疗用水的消毒。

②方法：在使用灭菌灯时，关闭门窗，以确保消毒效果。

③注意事项：臭氧对人有毒，空气消毒时，人员须离开现场，消毒结束后通风30分钟以上方可进入室内。

3. 电离辐射灭菌法

（1）原理：是利用放射性核素发射的 γ 射线或电子加速器产生的高能电子束（阴极射线）的穿透性来杀死微生物的方法。由于此法穿透力强，广谱灭菌而不使物品升温，故又称"冷灭菌"。

（2）适用范围：适用于不耐热物品的灭菌，如橡胶、塑料、高分子聚合物（一次性注射器、输液器、输血器等）、精密医疗器械、生物医学制品及节育用具等。

4. 微波消毒灭菌法

（1）原理：微波是一种波长短、频率高的电磁波。在电磁波的高频交流电场中，物品中的极性分子发生极化而高速运动，并频繁改变方向，互相摩擦，使温度迅速升高，达到消毒灭菌作用。

（2）适用范围：适用于食品及餐具的消毒，化验单据及票证的消毒，医疗药品、耐热非金属材料及器械的消毒灭菌。

5. 生物净化法（层流净化法）

（1）原理：生物净化法是在送风口安装高效过滤器，当空气通过小于 $0.2 \sim 0.5\mu m$ 的过滤器时，由于合理的气流方式，使室内产生的尘埃或微生物随气流方向排出房间，使空气中的细菌总数 $\leqslant 10cfu/cm^3$，空气的洁净度达到 99.98%。

（2）适用范围：适用于手术室、烧伤病房、器官移植室和 ICU 等无菌护理室的空气除菌。

（三）化学消毒灭菌技术

化学消毒灭菌技术是利用化学药物杀灭病原微生物的方法。其原理是使菌体蛋白凝固变性，酶蛋白失去活性，抑制细菌代谢和生长，或破坏细菌细胞膜的结构，改变其通透性，使细胞破裂、溶解，从而达到消毒灭菌的作用。

1. 化学消毒剂的使用原则

（1）根据物品的性能及微生物的特性，选择合适的消毒剂。

（2）严格掌握消毒剂的有效浓度、消毒时间及使用方法。

（3）消毒剂应定期更换，易挥发的要加盖，并定期检测以确保其有效浓度。

（4）待消毒的物品必须洗净、擦干，全部浸没在消毒液内；注意管腔内应注满消毒液，并打开器械的轴节和容器的盖。

（5）消毒液中不能放置纱布、棉花等物，因这类物品易吸附消毒液而降低消毒效力。

（6）经浸泡消毒后的物品，在使用前应用无菌等渗盐水冲洗，以免消毒剂刺激人体组织。

（7）合理使用，能首选物理方法时不用化学消毒灭菌法，以减少消毒剂对环境的污染。

（8）熟悉消毒剂的毒副作用，做好工作人员的防护。

2. 化学消毒剂的使用方法

（1）浸泡法：将物品洗净，擦干后浸没在消毒溶液中，在规定的浓度和时间内达到消毒灭菌作用。常用于耐湿但不耐热物品、器械的消毒，如锐利器械、精密仪器、化学纤维制品等。

（2）擦拭法：用化学消毒剂擦拭物品表面或人体体表，在规定的浓度内达到消毒作用。常用于地面、家具、墙壁等的消毒及皮肤消毒。

（3）喷雾法：用喷雾器将化学消毒剂均匀喷洒在空气中或物体表面，在规定的浓度内达到消毒作用。常用于地面、墙壁、环境等的消毒。

（4）熏蒸法：将消毒剂加热或加入氧化剂，使其呈气体，在规定的浓度和时间内达到消毒灭菌作用。常用于室内空气、不耐高温物品的消毒。用于熏蒸法的常用消毒剂有：

①纯乳酸：$0.12mL/m^3$ 加等量水，加热熏蒸，密闭门窗 $30 \sim 120$ 分钟后打开通风换气。用于室内空气消毒，如手术室、换药室等。

②食醋：$5 \sim 10mL/m^3$ 加热水 $1 \sim 2$ 倍，加热熏蒸，密闭门窗 $30 \sim 120$ 分钟后打开通风换气。用于流感、流脑病室的消毒。

3. 化学消毒剂的种类 按照化学消毒剂作用的水平可分为：

（1）灭菌剂：指能杀灭一切微生物（包括细菌芽孢），使其达到灭菌要求的制剂。包括甲醛、戊二醛、环氧乙烷、过氧乙酸、过氧化氢、二氧化氯等。

（2）高效消毒剂：指可杀灭一切细菌繁殖体（包括分枝杆菌、病毒、真菌及其孢子等），对细菌芽孢有显著杀灭作用的制剂，使其达到高水平消毒要求的制剂。包括含氯消毒剂、臭氧、甲基乙内酰脲类化合物、双链季铵盐等。

（3）中效消毒剂：指能杀灭除细菌芽孢外的细菌繁殖体、结核杆菌、病毒等微生物使其达到消毒要求的制剂。包括含碘消毒剂、醇类消毒剂、酚类消毒剂类。

（4）低效消毒剂：指仅可杀灭细菌繁殖体和亲脂病毒使其达到消毒剂要求的制剂。包括苯扎溴铵等季铵盐类消毒剂，氯己定（洗必泰）等双胍类消毒剂，汞、银、铜等金属离子类消毒剂及中草药消毒剂。

4. 常用的化学消毒剂 临床常用的化学消毒剂见表3-2。

表3-2 常用化学消毒剂

名称	效力	适用范围	注意事项
戊二醛	灭菌	2%戊二醛：浸泡不耐高温的金属器械、医学仪器、内镜等，消毒需 $10 \sim 30$ 分钟，灭菌需 10 小时	①每周过滤一次，每 $2 \sim 3$ 周更换消毒液一次 ②浸泡金属类物品时，应加入 0.5% 亚硝酸钠防锈 ③内镜连续使用，需间隔消毒 10 分钟，每天使用前后各消毒 30 分钟，消毒后用冷开水冲洗 ④碱性戊二醛稳定性差，应现配现用
环氧乙烷	灭菌	①适用于不耐高温、湿热等诊疗器械的消毒，如电子仪器、光学仪器 ②大量物品可放入环氧乙烷灭菌柜内，自动调节温度、湿度、投药量进行消毒灭菌	①易燃易爆，且有一定的毒性 ②放置于避光、阴凉处，无火源及电源开关处 ③灭菌后的物品，清除环氧乙烷残留量后方可使用

续表

名称	效力	适用范围	注意事项
甲醛	灭菌	①适用于不耐湿、热的诊疗器械、器具和物品的灭菌，如电子仪器、光学仪器、合成材料物品等 ②低温甲醛蒸汽灭菌器，用2%的复方甲醛溶液或福尔马林溶液（35%～40%）进行灭菌。灭菌参数为55～80℃，灭菌维持时间为30～60分钟	①甲醛对人有一定的毒性和刺激性，不应采用自然挥发或熏蒸的灭菌方法 ②使用时必须在低温甲醛蒸汽灭菌器中进行。灭菌器必须有良好的甲醛定量加入和气化装置，有可靠的密闭性能，有专用排气系统
过氧乙酸	灭菌	① 0.1%～0.2%过氧乙酸溶液：用于一般物体表面浸泡，作用30分钟 ② 0.2%～0.4%过氧乙酸溶液：用于喷洒，作用30～60分钟 ③ 15%过氧乙酸溶液（7mL/m³）：用于熏蒸加热蒸发，室温熏蒸2小时	①易氧化分解，应现配现用 ②对金属有腐蚀性 ③高浓度有刺激性及腐蚀性，配制时须戴口罩和橡胶手套 ④存放于避光、阴凉处，防高温引起爆炸
碘酊	高、中效	2%碘酊：皮肤消毒，擦后待干，再用70%乙醇脱碘	①不能用于黏膜的消毒 ②对金属有腐蚀性 ③对碘过敏者禁用
含氯消毒剂（常用的有漂白粉、漂白粉精、氯胺T、二氯异氰脲酸钠等）	高、中效	①浸泡法：对细菌繁殖体污染物品的消毒，用含有效氯500mg/L的消毒液浸泡>10分钟；对经血传播病原体、分枝杆菌、细菌芽孢污染物品的消毒，用含有效氯2000mg/L～5000mg/L消毒液浸泡>30分钟 ②喷洒法：对一般污染的物品表面，用含有效氯400mg/L～700mg/L消毒液喷洒，作用10～30分钟；对经血传播病原体、结核杆菌等污染表面的消毒，用含有效氯2000mg/L的消毒液喷洒，作用>60分钟 ③干粉：对分泌物、排泄物的消毒，用含氯消毒剂干粉加入分泌物、排泄物中，使有效氯含量达到10000mg/L，作用>2小时；对医院污水的消毒，用干粉按有效氯50mg/L用量加入污水作用2小时	①保存在密闭、阴凉、干燥、通风处，以减少有效氯的丧失 ②配制的溶液性质不稳定，应现配现用 ③对金属有腐蚀性 ④有腐蚀性及漂白作用，不宜用于有色衣服及油漆家具的消毒
乙醇	中效	① 70%～75%乙醇：皮肤消毒 ② 95%乙醇：燃烧灭菌 ③用于物品表面和某些医疗器械的消毒	①易挥发，需加盖保存，并定期测试 ②有刺激性，不宜用于黏膜及创面消毒 ③易燃，应加盖置于阴凉处、避火处
碘伏	中效	① 0.5%～1%有效碘溶液：注射部分皮肤消毒，涂擦2遍 ② 0.1%有效碘溶液：体温计消毒，浸泡30分钟后用冷开水冲净擦干即可 ③ 0.05%有效碘溶液：黏膜及创面消毒	①应避光密闭保存，放阴凉处，并防潮 ②稀释后稳定性较差，宜现配现用 ③消毒皮肤后不用乙醇脱碘

名称	效力	适用范围	注意事项
苯扎溴铵（新洁尔灭）	低效	① 0.01%～0.05%溶液：黏膜消毒 ② 0.1%～0.2%溶液：皮肤消毒；也可用于浸泡、喷洒、擦拭污染物品，作用时间为15～30分钟	①阴离子表面活性剂如肥皂、洗衣液等对其有拮抗作用 ②不能用作灭菌器械保存液 ③应新配现用 ④对铝制品有破坏作用，不可用铝制品盛装
氯定（洗必泰）	低效	① 0.02%溶液：手的消毒，浸泡3分钟 ② 0.05%溶液：创面的消毒 ③ 0.05%～0.1%溶液：冲洗阴道、膀胱或擦洗外阴部	①不与肥皂、洗衣液等阴离子表面活性剂混合使用 ②冲洗消毒时，若创面脓液多，应延长冲洗时间

四、消毒、灭菌效果评价与监测

消毒灭菌效果的监测是评价消毒灭菌方法是否合理、效果是否可靠的重要手段。医院常用消毒灭菌效果的监测与评价方法及标准有：

（一）各类环境空气、物体表面的消毒卫生标准（表3-3）

1. **Ⅰ类环境** 采用空气洁净技术的诊疗场所，分洁净手术部和其他洁净场所。

2. **Ⅱ类环境** 非洁净手术部、产房、导管室、血液病病区、烧伤病区等保护性隔离病区、重症监护病区、新生儿室等。

3. **Ⅲ类环境** 母婴同室病房、消毒供应中心的检查包装灭菌区和无菌物品存放区、血液透析中心、其他普通住院病区等。

4. **Ⅳ类环境** 普通门（急）诊及其检查治疗室、感染性疾病科门诊和病区。

表3-3　各类环境空气、物体表面的消毒卫生标准

环境类别		空气平均菌落数		物品表面
		cfu/皿（平板暴露法）	cfu/m³（空气采样器法）	cfu/cm²
Ⅰ类	洁净手术部	符合GB50333要求	≤150	≤5
	其他洁净场所	≤4（30min*）		≤5
Ⅱ类		≤4（15min*）	–	≤5
Ⅲ类		≤4（5min*）	–	≤10
Ⅳ类		≤4（5min*）	–	≤15

注：* 为平板暴露法检测时的平板暴露时间。

（二）医疗用品消毒效果监测

进入人体无菌组织、器官或接触破损皮肤、黏膜的高度危险性医疗用品必须无

菌，不得检出任何微生物；接触黏膜的中度危险性医疗用品细菌菌落总数应≤20cfu/g 或 100cm²，不得检出致病性微生物；接触皮肤的低度危险性医疗用品细菌菌落总数应≤ 20cfu/g 或 100cm²，不得检出致病性微生物。

（三）消毒液的监测

定期测定消毒液中的有效成分，应符合规定的含量；灭菌用消毒液的菌落总数应为 0cfu/mL；使用中的消毒液含菌量应≤ 100cfu/mL，不得检出致病性微生物；皮肤黏膜消毒液的菌落总数应符合相应要求。

五、医院常见的清洁、消毒、灭菌工作

（一）消毒灭菌水平

1. 灭菌水平 杀灭一切微生物包括细菌芽孢，达到无菌保证水平。常用的方法包括热力灭菌、辐射灭菌等物理灭菌方法，以及采用环氧乙烷、过氧化氢、甲醛、戊二醛、过氧乙酸等化学消毒剂在规定的条件下，以合适的浓度和有效的作用时间进行灭菌的方法。

2. 高水平消毒 杀灭一切细菌繁殖体包括分枝杆菌、病毒、真菌及其孢子和绝大多数细菌芽孢。达到高水平消毒常用的方法包括采用含氯制剂、二氧化氯、邻苯二甲醛、过氧乙酸、过氧化氢、臭氧、碘酊以及能达到灭菌效果的化学消毒剂在规定的条件下，以合适的浓度和有效的作用时间进行消毒的方法。

3. 中水平消毒 杀灭除细菌芽孢以外的各种病原微生物包括分枝杆菌。达到中水平消毒常用的方法包括采用碘类消毒剂（碘伏、氯己定碘等）、醇类和氯己定的复方、醇类和季铵盐类化合物的复方、酚类等消毒剂，在规定的条件下，以合适的浓度和有效的作用时间进行消毒的方法。

4. 低水平消毒 能杀灭细菌繁殖体（分枝杆菌除外）和亲脂病毒的化学消毒方法以及通风换气、冲洗等机械除菌法。如采用季铵盐类消毒剂（苯扎溴铵等）、双胍类消毒剂（氯己定）等，在规定的条件下，以合适的浓度和有效的作用时间进行消毒的方法。

（二）选择消毒灭菌方法的原则

1. 根据物品污染后的危险程度选择消毒灭菌方法

（1）高度危险性物品：进入人体无菌组织、器官、脉管系统，或有无菌体液从中流过的物品或接触破损皮肤、破损黏膜的物品。如各种手术器械、注射器、输液输血器、血液和血液制品、脏器移植物等。必须选择灭菌的方法以杀灭一切病原微生物。

（2）中度危险性物品：仅与完整的黏膜接触，而不进入无菌组织，不接触破损皮肤、破损黏膜的物品。如测直肠或口腔温度的体温计、压舌板、胃肠道内窥镜、呼吸机管道、麻醉机管道、便器等。一般情况下选择高效或中效消毒法，达到消毒效果即可。

（3）低度危险性物品：不进入人体组织，不接触黏膜，仅与完整皮肤相接触的物品。

如毛巾、口罩、衣服、被褥、听诊器、血压计袖带等。一般可用低效消毒法消毒或做一般清洁处理，仅在特殊情况下，才做特殊处理。

2. 根据污染微生物的种类和数量选择消毒灭菌方法 ①被细菌芽孢、真菌孢子、分枝杆菌和经血液传播病原体（乙型肝炎、丙型肝炎、艾滋病毒）等污染的物品，应选择灭菌法或高效消毒法；②被致病性细菌、真菌、亲水性病毒、螺旋体、支原体、衣原体污染的物品，应选用中效以上的消毒法；③被一般细菌和亲脂病毒污染的物品，可选用中效或低效消毒法；④对存在较多有机物的物品或污染特别严重的物品消毒时，应加大消毒药剂的使用剂量，或者延长消毒作用时间。

3. 根据消毒物品的性质选择消毒灭菌方法 ①耐高温、耐潮湿的物品和器材，应首选压力蒸汽灭菌法或干热灭菌法；②不耐热、忌湿的物品和贵重物品，宜采用低温灭菌，如过氧化氢等离子体灭菌、环氧乙烷气体灭菌或低温甲醛蒸汽消毒灭菌；③金属器械的浸泡灭菌，应选择腐蚀性小的灭菌剂；④对物体表面的消毒，应考虑表面的性质，光滑表面可选择紫外线等辐射的方法或用消毒液擦拭，多孔材料的表面可选择喷雾消毒法。

（三）医院日常的清洁、消毒、灭菌

1. 预防性消毒和疫源地消毒

（1）预防性消毒：是指在尚未发现感染性疾病的情况下，对可能被病原微生物污染的环境、物品、人体等进行消毒，以及对粪便及污染物的无害化处理。

（2）疫源地消毒：是指在有感染源的情况下所进行的消毒。疫源地消毒措施有随时消毒和终末消毒：①随时消毒是指直接在患者或带菌者周围进行的消毒，随时杀灭或清除感染源排出的病原微生物，如患者入院及住院期间的卫生处置，接触患者或污染物品后的消毒洗手等；②终末消毒是指感染性疾病患者出院或死亡后，对患者及其所住病室、用物、医疗器械等的消毒。

2. 医院环境的清洁与消毒 医院环境的清洁与消毒是预防和控制医院感染的基础。医院建筑物周围的环境要清洁，应消除积水，消灭蚊蝇滋生地，清除垃圾，特殊污染的局部地面及空间，可用化学消毒剂喷洒。医院门诊、病室的每一个部位均要做好清洁卫生并进行必要的消毒。

3. 空气净化 用物理、化学及生物的方法，使室内空气中含菌量尽量较少到无尘、无菌状态，称为空气净化。空气净化的措施有：①控制感染源，减少探陪人员；②湿式清扫；③定时通风换气；④合理安排清洁卫生时间和就诊时间；⑤空气消毒，可采用紫外线灯照射、臭氧消毒、化学消毒剂喷雾或熏蒸等方法，手术室、器官移植室、制剂室的室内空气可采用生物净化法使空气净化。

4. 医疗器械的清洁、消毒、灭菌 医疗器械是导致医院感染最主要的媒介之一，所有医院器械必须根据医院用品的危险性分类及其消毒灭菌原则进行严格的清洁、消毒或灭菌处理。

5. 被服类的消毒 所有患者用过的衣服被褥可集中送被服室，经环氧乙烷气体灭菌后，再送洗衣房清洗备用。无条件采用环氧乙烷灭菌的，可根据不同的物品采用不同的方法消毒：棉织品如被单、病号服等可用消毒剂浸泡消毒或高温消毒；棉胎、枕芯、床垫等可用日光暴晒、紫外线照射、消毒剂气体熏蒸消毒。感染患者的被服应与普通患者的被服分开清洗和消毒。

6. 皮肤、黏膜的消毒 皮肤和黏膜是人体的防御屏障，其表面附着有一定数量的微生物，其中包括致病菌和条件致病菌。患者的皮肤和黏膜的消毒应根据不同的部位和消毒要求选择消毒剂。医务人员的手是传播病原菌最重要的媒介，医务人员应严格按要求洗手和消毒双手。

项目三 无菌技术

案例导入

2005年12月11日，安徽某医院对10名白内障患者进行了超声乳化人工晶体植入术。手术后这些患者均出现严重的感染，最后经过病原学检测，证实为绿脓杆菌感染。医院对其中的9名患者进行了单侧眼球摘除术。调查发现以下问题：医院手术室布局、流程、环境、设施等不符合开展无菌手术的基本要求；10名患者接受手术的手术间同一天先进行了一例中耳炎手术；该院自制眼用平衡灌注液中检出绿脓杆菌，灌注瓶有气泡，已过灭菌有效期；手术器械未清洗干净，手术包灭菌时间、温度、压力不够，有湿包；人工晶体等耗材包装袋有破口而上台前未发现；术中10名患者使用的是同一套微创手术器械；进口的人工晶体未经注册等一系列问题。

1. 请分析患者发生感染的具体原因？

2. 采取哪些措施能避免患者被感染？

无菌技术是医疗和护理操作中防止发生感染和交叉感染的一项重要的操作技术，广泛应用于医疗和护理实践中。无菌操作规程是根据科学原则制定的，每位医务人员必须遵守，以保证患者的安全。

一、基本概念

1. 无菌技术 是指在执行医疗、护理操作过程中，防止一切微生物侵入人体和防止无菌物品、无菌区域被污染的操作技术。

2. 无菌物品 是指经过灭菌处理后未被污染的物品。

3. 无菌区域　是指经过灭菌处理后未被污染的区域。

二、操作原则

（一）操作前准备

1. 环境准备　无菌操作环境应清洁、宽敞。操作前 30 分钟应停止清扫工作、减少走动以避免尘埃飞扬。

2. 操作者准备　无菌操作前，操作者要修剪指甲、洗手，戴好帽子、口罩，必要时穿无菌衣、戴无菌手套。

（二）无菌物品保管原则

1. 存放　无菌物品和非无菌物品应分开放置，并有明显标志。无菌物品不可长时间暴露于空气中，必须存放于无菌容器或无菌包内。无菌包应放置在清洁、干燥、固定的地方，包外应注明物品的名称、灭菌日期，并按灭菌日期先后顺序存放和使用。

2. 有效期　无菌物品的有效期因其外面的包装材料不同而不同。医用一次性纸袋包装的有效期为 1 个月，一次性医用皱纹纸、医用无纺布包装的有效期为 6 个月，一次性纸塑袋包装的有效期为 6 个月，硬质容器包装的有效期为 6 个月。布类包的有效期还与存放区环境条件有关，在温度低于 24℃、相对湿度在 70% 以下、通风 4～10 次 / 小时的环境条件下，有效期可达 14 天，未达到环境标准时有效期仅为 7 天。当过期、启封，或包装受潮时，应重新灭菌。

（三）操作中保持无菌原则

1. 进行无菌操作时，操作者应面向无菌区，身体与无菌区保持一定距离；手臂需保持在腰部或治疗台面以上，不可跨越无菌区；不可面对无菌区讲话、咳嗽、打喷嚏。

2. 取无菌物品时，必须使用无菌持物钳；无菌物品一旦从无菌容器或无菌包内取出，即使未使用，也不可再放回；无菌物品使用后，必须重新灭菌后方可再使用。

3. 无菌物品被污染或疑有污染，不可再用，应予以更换或重新灭菌。

4. 一份无菌物品，只能供一位患者使用一次，以防止交叉感染。

三、基本操作方法

操作前按照无菌操作原则评估环境、用物、操作者自身，符合要求后按下列方法操作。

（一）无菌持物钳（镊）的使用

【目的】用于取用和传递无菌物品。

【计划】根据将要夹取或传递的物品种类，选择合适型号和保存方式的持物钳（镊）。

1. 持物钳（镊）的种类　（图 3-5）。

（1）镊子：用于夹取棉球、纱布、缝针等较小的无菌物品。

（2）卵圆钳：用于夹取剪、镊、治疗碗、弯盘等无菌物品。

（3）三叉钳：用于夹取盆、罐等较重的无菌物品。

2.无菌持物钳（镊）的保存 无菌持物钳（镊）存放于持物钳罐中，罐口径宜宽大，配有带弯月形缺口的盖，容器口边缘高于持物钳关节5cm或镊子的2/3左右，每个容器只能放置一把无菌持物钳。

（1）湿式保存：打开无菌持物钳（镊）的轴节，将无菌持物钳（镊）浸泡在盛有消毒液的持物钳罐中，消毒液的量以液面浸没轴节以上2～3cm或镊子长度的1/2为宜。每个容器中只能放置一把无菌持物钳（镊）（图3-6）。无菌持物钳（镊）和浸泡容器每周清洁、灭菌2次，同时更换消毒液；使用较多的部门如手术室、门诊注射室、换药室等应每日清洁、灭菌、更换消毒液1次。

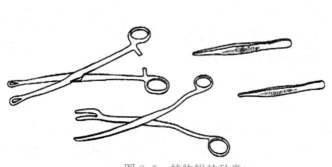

图3-5 持物钳的种类

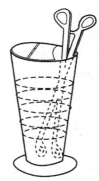

图3-6 湿式保存的持物钳

（2）干式保存：将灭菌后的无菌持物钳（镊）保存在原灭菌包装内，临用前从灭菌包内取出，未污染的情况下可暂存于干燥的无菌持物钳罐中，无菌有效期4～8小时。干式保存无消毒液残留，不污染环境，但易受到环境中微生物的污染。主要适用于手术室、产房、新生儿室、层流病房等空气洁净度较高的场所。

【实施】

实施步骤	操作要点说明
1.核对检查 检查无菌持物钳（镊）罐灭菌有效时间、指示胶带是否变色	·不符合要求的无菌容器不可使用
2.取持物钳 打开无菌持物钳容器盖，手心向下持无菌持物钳，钳端闭合，垂直取出（图3-7）	·手勿接触持物钳柄以外或持物钳罐内部，避免污染持物钳及罐 ·不可在容器盖闭合时从盖孔中取放无菌持物钳，取放时钳端不可触及容器边缘及液面以上的容器内壁
3.用持物钳 使用时保持钳端向下	·钳端不可倒转向上，以防消毒液倒流而污染钳端
4.放回容器 使用后打开罐盖，闭合钳端，垂直放回容器内，盖上容器盖	·湿式保存无菌持物钳，放回后需打开钳的轴节以便与消毒液充分接触

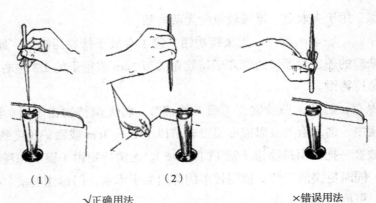

（1）　　　　　　　　　　（2）

√正确用法　　　　　　　　　　　　　×错误用法

图 3-7　取用无菌持物钳（镊）

【注意事项】

1. 无菌持物钳只能用于夹取无菌物品，不能用于夹取油纱布或换药。

2. 如到远处夹取物品，应将持物钳放入容器内一同搬移。

3. 无菌持物钳和存放容器要定期消毒。

（二）无菌容器使用法

【目的】存放无菌物品并使其在一定时间内保持无菌状态。

【计划】常用的无菌容器有无菌盒、罐、盘及贮槽等，用于盛放无菌物品，如棉球、纱布、治疗碗等。

【实施】

实施步骤	操作要点说明
1. 核对检查　检查无菌容器的名称、失效日期或时间、指示胶带是否变色	· 不符合要求的无菌容器不可使用
2. 打开容器 （1）由对侧向近侧（或由一侧向另一侧）打开无菌容器盖 （2）平移离开容器，内面朝上放于操作台稳妥处，或拿在手上（图 3-8）	· 盖子不能在无菌容器上方翻转，以防灰尘落入容器内 · 持容器盖时，手不可触及盖的边缘及内面，以免造成污染
3. 取用物品　用无菌持物钳取出所需无菌物品放于无菌盘或无菌容器内	· 垂直夹取物品，不可在容器内翻找
4. 盖上容器 （1）取物后将容器盖由近侧向对侧（或由一侧向另一侧）盖上 （2）记录打开容器的时间、日期	· 避免容器内无菌物品在空气中暴露过久 · 容器内的物品在未被污染的情况下，有效期为 24 小时
5. 托持容器　手持无菌容器时，应托起容器底部（图 3-9）	· 手不可触及容器边缘及内面

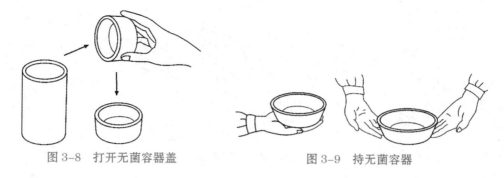

图 3-8　打开无菌容器盖　　　　　　　　图 3-9　持无菌容器

【注意事项】

1. 移动无菌容器时，应托住底部，手不可触及无菌容器内边缘。

2. 从无菌容器内取出的无菌物品，虽未使用，也不得再放回无菌容器内。

3. 无菌容器一经打开，使用时间不超过 24 小时。

（三）无菌溶液取用法

【目的】保持无菌溶液在一定时间内处于无菌状态。

【评估】无菌溶液瓶签上药名、剂量、浓度符合要求，在有效期内；包装完好；溶液无变质。

【计划】备无菌溶液（临床常用无菌溶液有玻璃瓶装和软袋包装，溶液瓶的胶塞有翻盖式和平盖式等），必要时备启瓶器或无菌剪刀、弯盘、拟盛装无菌溶液的容器、消毒溶液、无菌棉签、笔。

【实施】

实施步骤	操作要点说明
1. 核对检查 （1）核对瓶签上的药名、剂量、浓度和有效期 （2）检查瓶盖无松动、瓶体无裂缝、溶液澄清透明、无变色、无混浊或沉淀物	· 核对无误 · 确认质量可靠方可使用
2. 打开瓶塞　启开铝盖，单手拇指、示指捏住橡胶塞将其拉出	· 手指不可触及瓶口及瓶塞内面
3. 倒取溶液　握持溶液瓶，瓶签朝向掌心，倒出少量溶液冲洗瓶口，再由原处倒溶液至无菌容器中（图 3-10）	· 防止倒溶液时瓶签被沾湿 · 倒溶液时，瓶口不能触及无菌容器，已倒出的无菌溶液，不可再倒回瓶内
4. 盖上瓶塞　倒溶液后立即将瓶塞盖上，消毒瓶塞边缘及上方后将瓶塞盖好	· 如瓶塞、瓶口污染无法再消毒，则剩余溶液应当即刻用完或丢弃
5. 注明时间　在瓶签上注明开瓶日期、时间	· 已开启的溶液瓶内的溶液在未被污染的情况下，有效期为 24 小时

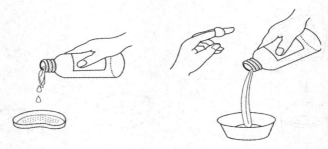

图 3-10 取用无菌溶液

【注意事项】

1. 检查溶液质量时要倒转瓶体，对光检查。

2. 倒溶液时，瓶口不可触及无菌容器，亦不能将无菌敷料堵塞瓶口或伸入瓶内蘸取溶液。

3. 尽量使用小包装溶液，避免溶液存留时污染。

4. 平盖式胶塞无翻折部分，可在去外盖、消毒后，使用无菌小持物钳夹住胶塞边缘向上启开瓶盖，或使用无菌纱布包裹胶塞拔出。

（四）无菌包使用法

【目的】存放无菌物品并使包内物品在一定时间内保持无菌状态。

【评估】无菌包包装有闭合式包装和密封式包装。

1. 闭合式包装　是指关闭包装而没有形成密封，例如通过反复折叠形成一弯曲路径。包装材料可用棉布、一次性无纺布。布类包装应选择质厚、致密的棉布，脱浆洗涤后双层缝制成正方形；包布应一用一清洗，无污渍，灯光检查无破损。包装时将清洁、消毒后的待灭菌物品放在包布中央（玻璃物品需先用棉垫包裹，手术器械需先用内层包布包裹），先将包布的一角盖住物品，再将左右两角先后盖上，最后一角遮盖后，用化学指示胶带粘贴封包（图3-11），外附标签注明物品名称及灭菌日期，高度危险性物品包内需放置化学指示卡。

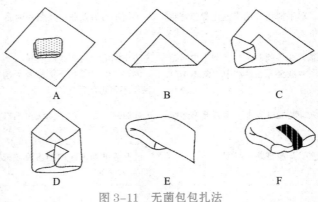

图 3-11　无菌包包扎法

2. 密封式包装　使用纸袋、纸塑袋等材料包装，再用黏合剂或热熔法使之密封，适用于单独包装的器械。纸塑包装透过包装材料可直接观察包内灭菌化学指示物的颜色变化，包外可不放置灭菌化学指示物。

【计划】准备无菌包、无菌持物钳（镊）、盛放无菌物品的容器、笔等。

【实施】

实施步骤	操作要点说明
1. 检查　检查无菌包的名称、失效日期或时间、化学指示胶带已变色，包布无受潮或破损	· 如标签模糊或已过期或包布受潮，则需重新灭菌
2. 松解包扎　将包平放于清洁、干燥、平坦的操作台上，撕开粘贴的胶带	
3. 打开包布　手指捏住包布角外面，依次逐层揭开包布的对角和左右两角，最后打开内角，打开无菌包	· 手不可触及包布的内面及无菌物品
4. 取用物品　用无菌持物钳（镊）夹取所需无菌物品，放在事先准备的无菌区域内	· 操作时不可跨越无菌区
5. 重新包盖　如包内物品一次未用完，按原折痕依次包盖，原胶带粘贴，注明开包日期、时间	· 已打开过的无菌包在未被污染的情况下，包内物品24小时内有效
6. 递送物品　将包放在手上打开，另一手将包布四角抓住，将物品放在无菌区内或递送给术者（图3-12）	· 包内物品须一次用完 · 手不触及包布内面及包内物品

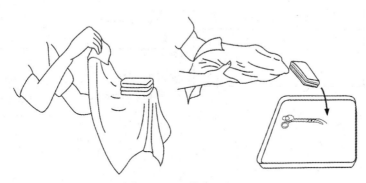

图 3-12　无菌包开包法

【注意事项】

1. 操作过程中要避免无菌物品和无菌区域被污染。

2. 物品取放时要注意有序、节力。

（五）铺无菌盘法

【目的】将无菌巾铺在清洁干燥的治疗盘内，形成一个无菌区，用于短时间放置无菌物品。

【评估】了解操作目的与需要存放的无菌物品量，选择适当的铺盘方法。

【计划】

1.用物准备　无菌持物钳（镊）、无菌巾包、大小合适的清洁干燥治疗盘、笔。

2.治疗巾的折叠方法　有横折法和纵折法，折好包扎灭菌备用。

横折法：将治疗巾横折后再纵行，成为4折，再重复一次（图3-13）。

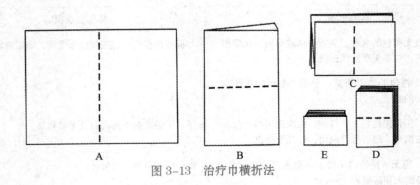

图3-13　治疗巾横折法

纵折法：将治疗巾纵折两次成4折，再横折两次，开口边向外（图3-14）。

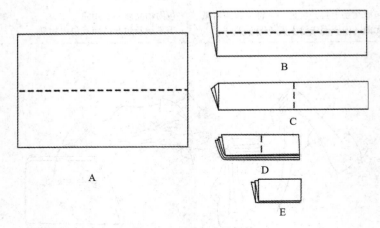

图3-14　治疗巾纵折法

【实施】

实施步骤	操作要点说明
1.核对检查　检查无菌物品的名称、失效日期或时间、化学指示胶带是否变色，无菌包是否干燥，治疗盘是否清洁、干燥	·如无菌包标签模糊或已过期，或包布受潮，则需重新灭菌
2.取无菌巾　按无菌包的使用法打开无菌巾包，用无菌持物钳夹取一块无菌巾	·包内无菌巾未用完，应按原折痕包好，注明开包日期和时间

续表

实施步骤	操作要点说明
3.铺无菌盘　根据治疗需要，按不同的方法铺无菌盘	
➤ 单层底单巾铺盘法	
（1）双手捏住无菌巾上层外面两角，将其打开双折铺于治疗盘上，将上层折成扇形，边缘向外，无菌巾内面构成无菌区（图3-15）	·手不可触及无菌巾内面
（2）将治疗所需无菌物品按无菌要求放入盘内	·不可跨越无菌区域
（3）将上层无菌巾拉平盖于物品上	·将上下层边缘对齐
（4）将开口边向上反折两次，两侧边缘分别向下折一次，露出治疗盘边缘，保持盘内无菌状态	·折叠后露出治疗盘边缘，但不暴露无菌物品
➤ 双层底单巾铺盘法	
（1）双手捏住无菌巾一边两角外面，打开无菌巾，由对侧向近侧3折成双层底铺于治疗盘上，将上层折成扇形，边缘向外，无菌巾内面构成无菌区（图3-16）将治疗所需无菌物品按无菌要求放入盘内	·手不可触及无菌巾的另一面 ·不可跨越无菌区
（2）放入无菌物品后，将上层无菌巾拉平盖于物品上，使上下两层边缘对齐。	
（3）将开口边向上反折两次，两侧边缘分别向下折一次，露出治疗盘边缘，保持盘内无菌状态	
➤ 双巾铺盘法	
（1）双手捏住一块无菌巾一边的两角外面，打开无菌巾，由对侧向近侧铺于治疗盘上，无菌面朝上	·手不可触及无菌巾的另一面
（2）将治疗所需无菌物品按无菌要求放入盘内	·不可跨越无菌区
（3）取出另一块无菌巾打开，由近侧向对侧覆盖于无菌盘上，无菌面朝下。两巾边缘对齐，四边多余部分分别向上反折	
4.记录签名　记录无菌盘名称、铺盘日期和时间、铺盘者	·铺好的无菌盘在未被污染的情况下4小时可以使用

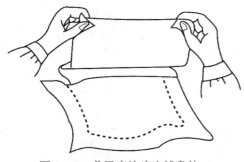

图3-15　单层底治疗巾铺盘法

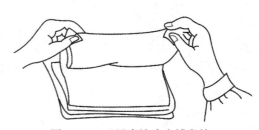

图3-16　双层底治疗巾铺盘法

【注意事项】

1.操作时，非无菌物品及身体应与无菌盘保持适当的距离，身体部位不可跨越无菌区。

2.无菌盘应保持干燥，避免潮湿污染。

（六）戴、脱无菌手套法

【目的】确保医疗护理操作的无菌效果，保护患者免受感染。

【计划】选择合适型号的无菌手套包（或一次性无菌手套）、弯盘、无菌持物钳、无菌敷料罐（内装纱布数块）。

【实施】

实施步骤	操作要点说明
1.检查核对　核对无菌手套号码、失效日期或时间、查看化学指示胶带颜色	·选择大小合适的手套
2.涂滑石粉　将无菌手套袋放于清洁、干燥的台面上打开，取出滑石粉包，将滑石粉均匀涂抹于双手上	·不可在手套袋上方涂抹滑石粉
3.取出手套　两手分别掀起手套袋开口处外层，捏住手套翻折部分，将两只手套对合，一手捏住，取出手套	·不可触及手套外面
4.戴上手套 （1）一手捏住手套翻折面，另一手伸入手套内戴好 （2）已戴手套的手指伸入另一手套翻折的内面（手套外面），同法戴好另一手 （3）双手调整手套位置，将手套翻折部分翻转（图3-17），开始无菌操作	·未戴手套的手不可触及手套的外面 ·已戴手套的手不可触及未戴手套的手及另一手套的内面
5.脱下手套　操作完毕，脱下手套 （1）一手捏住另一手套腕部外面翻转脱下 （2）脱下手套的手指插入另一手套内，将其翻转脱下 （3）将用过的手套放入医用垃圾袋内	·勿使手套外面（污染面）接触到皮肤
6.洗手　在流水下洗净双手	

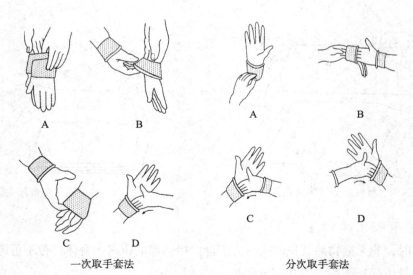

一次取手套法　　　　　　　分次取手套法

图3-17　戴手套法

【注意事项】

1. 戴手套后双手应保持在腰部以上，视线范围以内，避免污染。

2. 戴手套后如发现手套破损或不慎污染，应立即更换。

项目四　隔离技术

隔离是防止医院感染的重要措施之一。隔离目的是控制传染源、切断传播途径和保护易感人群。因此，医务人员应严格执行隔离技术，自觉遵守隔离原则。

一、基本知识

（一）隔离的概念

隔离是采用各种方法、技术，防止病原体从患者及携带者传播给他人的措施，以达到控制传染源、切断传播途径、保护易感人群的目的。对传染病患者采取的隔离称为传染源隔离，对易感人群采取的隔离称为保护性隔离。

（二）隔离区域的设置

呼吸道传染病病区应设在医院相对独立的区域，应严格遵守服务流程并加强三区的管理，各区之间界线清楚，标识明显，病室内应有良好的通风设施。隔离病室应有隔离标志，并限制人员的出入，黄色为空气传播的隔离，粉色为飞沫传播的隔离，蓝色为接触传播的隔离。各区应安装适量的非手触式开关的流动水洗手池，不同种类传染病患者应分室安置；负压病室应一间病室安排一个患者，无条件时可安排同种呼吸道感染疾病患者，并限制患者到本病室外活动，患者出院所带物品应消毒处理；接触传播疾病患者的隔离，建筑布局应设在医院相对独立的区域，远离儿科病房、重症监护病房和生活区，不同种类的感染性疾病患者应分室安置，每间病室不应超过 4 人，病床间距应不少于 1.1m；普通病区的感染性疾病患者与非感染性疾病患者宜分室安置；普通门诊、儿科门诊、感染疾病科门诊患者宜分开挂号、候诊，建立预检分诊制度，发现传染病患者或疑似传染病患者，应到专用隔离诊室或引导至感染疾病科门诊诊治，对可能污染的区域要及时消毒；急诊科应严格执行预检分诊制度，及时发现传染病患者及疑似患者，及时采取隔离措施，各诊室内应配备非手触式开关的流动水洗手设施或配备速干手消毒剂。

（三）隔离单位的划分

1. 以患者为隔离单位　每一个患者有单独的环境与用具，与其他患者及不同病种间进行隔离。凡未确诊、发生混合感染、危重患者及具有强烈传染性者，都应住单独隔离室。

2. 以病种为隔离单位　同种传染病的患者，安排在同一病室，与其他病种的传染病患者隔离。

（四）隔离区域的划分

隔离区域主要划分为三区域两通道两缓冲，具体划分如下：

1. 清洁区 不易受到患者血液、体液和病原微生物等物质污染及传染病患者不应进入的区域。包括医务人员的值班室、卫生间、男女更衣室、浴室以及储物间、配餐间等。

2. 潜在污染区 位于清洁区与污染区之间，有可能被患者血液、体液和病原微生物等物质污染的区域。包括医务人员的办公室、治疗室、护士站、患者用后的物品及医疗器械等的处理室、内走廊等。

3. 污染区 传染病患者和疑似传染病患者接受诊疗的区域，包括其血液、体液、分泌物、排泄物污染物品暂存和处理的场所。包括病室、处置室、污物间以及患者入院、出院处理室等。

4. 两通道 医务人员通道和患者通道。医务人员通道、出入口设在清洁区一端，患者通道、出入口设在污染区一端。

5. 两缓冲 清洁区与潜在污染区之间、潜在污染区与污染区之间设立的两侧均有门的小室，为医务人员的准备间。

二、隔离原则

（一）一般消毒隔离

1. 病室门前及病床前均应悬挂隔离标志，设置消毒手的设备及避污纸。

2. 工作人员进入隔离室应戴口罩、帽子，穿隔离衣。穿隔离衣后，只能在规定范围内活动，不得进入清洁区，且不同病种不能共用一件隔离衣。一切操作要严格执行隔离技术，每接触一位患者或污染物品后必须消毒双手。

3. 在为患者做治疗或护理前，应备齐所需物品，并尽量将各种操作集中进行，以免反复穿脱隔离衣。

4. 病室每日进行空气消毒，可用紫外线照射或消毒液喷雾；每日晨间护理后，用消毒液擦拭病床及床旁桌、椅。

5. 患者接触过的物品（如血压计、听诊器）或落地的物品应视为污染物，消毒后方可给他人使用；患者的衣物、信件、票证等须消毒后才能带出；患者的排泄物、分泌物、呕吐物等必须经消毒处理后方可排放。

6. 向患者、陪伴者及探视者宣传、解释有关知识，使其遵守隔离要求和制度。

7. 医生开出相关医嘱后方可解除隔离。

（二）终末消毒处理

1. 患者 出院或转科的患者应先洗澡、更换清洁衣裤，并将个人用物消毒后一并带出。死亡的患者，应用消毒液擦拭尸体，并用无菌棉球填塞口、鼻、耳、阴道、肛门等孔道，并更换伤口敷料，然后用一次性尸单包裹尸体送至专门停尸间。

2. 病室 将病室的门、窗封闭，打开床旁桌，摊开棉被，竖起床垫，按规定用消毒液进行熏蒸消毒。熏蒸结束后打开门、窗，用消毒液擦拭家具；被服类放入标明"隔离"字样的污物袋内，消毒后再行清洗；床垫、棉胎或毛毯和枕芯还可用日光暴晒处理。其他用物及医疗器械按规定消毒处理。

三、隔离种类及措施

隔离实施遵循"标准预防"和"基于疾病传播途径的预防"原则。

（一）标准预防

标准预防是基于认为患者的血液、体液、分泌物（不包括汗液）、非完整皮肤和黏膜均可能含有感染性因子的原则，针对医院所有患者和医务人员采取的一组预防感染措施。标准预防的措施包括：①手卫生；②根据预期可能暴露的部位选用手套、隔离衣、口罩、护目镜或防护面屏；③安全注射；④穿戴合适的防护用品处理患者所处环境中污染的物品与医疗器械。

（二）基于疾病传播途径的隔离预防

根据病原体传播途径的不同常将隔离分为以下几种，并按不同种类采取相应的隔离措施。

1. 飞沫隔离 适用于带有病原微生物的飞沫核（>5μm）在空气中短距离（1m内）移动到易感人群的口、鼻黏膜或眼结膜等导致的传染病。对于经飞沫传播的疾病，如百日咳、白喉、流行性感冒、病毒性腮腺炎、流行性脑脊髓膜炎等，在标准预防的基础上，还应采用飞沫传播的隔离预防措施。主要的隔离措施有：

（1）患者的隔离措施：患者应住单间病室，通向走廊的门、窗须关闭。室内用具尽可能简单并耐消毒，室外须挂有醒目的隔离标志，并减少转运；患者病情容许时，应戴外科口罩，并定期更换；应限制患者的活动范围，患者之间、患者与探视者之间相隔距离在1m以上，探视者应戴外科口罩。

（2）医护人员防护措施：与患者近距离（1m以内）接触时，应戴帽子、医用防护口罩；进行可能产生喷溅的诊疗操作时，应戴护目镜或防护面罩，穿防护服；当接触患者及其血液、体液、分泌物、排泄物等物质时应戴手套。

（3）环境控制：对室内空气及地面用消毒液喷洒或紫外线照射消毒，每日一次。

2. 空气隔离 适用于带有病原微生物的微粒子（≤5μm）通过空气流动导致的疾病，如肺结核等。主要的隔离措施有：

（1）患者的隔离措施：同种病原菌感染者可同住一室，有条件时尽量使隔离病室远离其他病区。通向走廊的门、窗须关闭，患者离开病室须戴口罩。患者口鼻及呼吸道分泌物须经消毒处理后方可排放，为患者准备专用痰盂或痰杯，用后须严格消毒处理。

（2）医护人员防护措施：接触此类患者时，医护人员必须戴口罩，并保持口罩的干燥，必要时穿隔离衣。

（3）环境控制：室内空气用紫外线照射或过氧乙酸消毒液喷雾消毒，每日一次。

3. 接触隔离 适用于病原体通过手、媒介物直接或间接接触而感染的疾病，如破伤风、气性坏疽、细菌性痢疾、甲（乙）型肝炎、艾滋病、梅毒、疟疾、流行性出血热等。主要的隔离设施有：

（1）患者的隔离措施：应限制患者的活动范围，减少转运，如需要转运时，应采取有效措施，减少对其他患者、医务人员和环境表面的污染。

（2）医护人员防护措施：接触隔离患者的血液、体液、分泌物、排泄物等物质时，应戴手套；离开隔离病室前，接触污染物品后应摘除手套，洗手或进行手消毒。手上有伤口时应戴双层手套；进入隔离病室，从事可能污染工作服的操作时，应穿隔离衣；离开病室前，脱下隔离衣，按要求悬挂，每天更换清洗与消毒，或使用一次性隔离衣，用后按医疗废物管理要求进行处置。接触甲类传染病应按要求穿脱防护服，离开病室前，脱去防护服，防护服按医疗废物管理要求进行处置。

（3）环境控制：室内空气及地面用消毒液喷洒或紫外线照射消毒，每日一次。

4. 保护性隔离 也称反向隔离，适用于抵抗力下降或极易感染的患者，如严重烧伤、早产儿、白血病、脏器移植及免疫缺陷的患者等。主要的隔离措施有：

（1）患者的隔离措施：在相应病区内设置专用隔离室，让患者住单间病室隔离。

（2）医护人员防护措施：凡进入此病房必须戴帽子、口罩，穿无菌隔离衣（外面为清洁面，内面为污染面）及消毒拖鞋，接触患者前后及护理另一位患者前均应洗手。凡患呼吸道疾病或咽部带菌者，应避免接触患者。探视者也应采取相应的隔离措施，必要时谢绝探视。未经消毒处理的物品不可带入隔离区。

（3）环境控制：病室内空气、地面、家具等均应按规定严格消毒。

四、手卫生

医务人员的双手经常接触患者及污染物品，是医院感染最主要的传播媒介，因此，洗手、卫生手消毒和外科手消毒是预防医院感染最重要的措施之一。

（一）手卫生的原则

1. 洗手与卫生手消毒应遵循的原则

（1）当手部有血液或其他体液等肉眼可见的污染时，应用肥皂（皂液）和流动水洗手。

（2）手部没有肉眼可见污染时，宜使用速干手消毒剂消毒双手代替洗手。

2. 医务人员应根据手卫生原则选择洗手或使用速干手消毒剂的情况

（1）直接接触每个患者前后，从同一患者身体的污染部位移动到清洁部位时。

（2）接触患者黏膜、破损皮肤或伤口前后，接触患者的血液、体液、分泌物、排泄物、伤口敷料等之后。

（3）穿脱隔离衣前后，摘手套后。

（4）进行无菌操作、接触清洁及无菌物品之前。

（5）接触患者周围环境及物品后。

（6）处理药物或配餐前。

3. 医务人员应先洗手然后进行卫生手消毒的情况

（1）接触患者的血液、体液和分泌物以及被传染性致病微生物污染的物品后。

（2）直接为传染病患者进行检查、治疗、护理或处理传染患者污物之后。

（二）洗手技术

【目的】去除手部皮肤污垢、碎屑和部分致病菌，避免感染和交叉感染。

【计划】非手触式水龙头、清洁剂、肥皂（盛放皂液的容器宜为一次性使用，重复使用的容器应每周清洁与消毒）、干手物品（小毛巾、纸巾或干手机）。

【实施】

实施步骤	操作要点说明
1. 浸润双手 打开水龙头、调节水流及水温，将双手淋湿，关上水龙头	·水龙头最好是感应式，或可用肘、膝控制，或脚踏开关
2. 涂洗手液 将洗手液或肥皂（肥皂液）涂抹于双手及手腕	
3. 揉搓洗手 （图3-18） （1）双手手指并拢，掌心对掌心相互揉搓 （2）手指交错，掌心对手背沿指缝相互揉搓并交换 （3）掌心相对，双手交叉，沿指缝相互揉搓 （4）弯曲手指使关节在另一手掌心旋转揉搓 （5）右手握住左手大拇指旋转揉搓 （6）将五个手指尖并拢放在另一手掌心旋转揉搓	·认真揉搓双手所有皮肤，范围包括双手手掌、手背、指背、指尖、指缝 ·揉搓时稍用力，双手揉搓时间至少20～30秒 ·双手交换进行
4. 冲净双手 打开水龙头，流水冲净	
5. 擦干双手 关闭水龙头，用毛巾或纸巾擦干双手，或用干手机烘干双手	·毛巾应一人一巾，用后消毒

【注意事项】

1. 注意清洗指甲、指尖、指缝和指关节等易污染部位。

2. 注意避免污染。

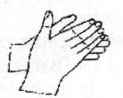
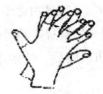
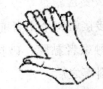

1.掌心对掌心搓擦　　2.手指交错掌心对手背搓擦　　3.手指交错掌心对掌心搓擦

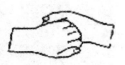
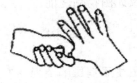
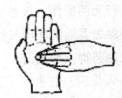

4.两手互握互搓指背　　5.拇指在长中转动搓擦　　6.指尖在掌心中搓擦

图3-18　六步洗手法

（三）手的消毒

手的消毒包括卫生手消毒及外科手消毒。卫生手消毒指医务人员用速干手消毒剂揉搓双手，以减少手部暂居菌的过程；外科手消毒指外科手术前医务人员用肥皂（皂液）和流动水洗手，再用具有持续抗菌活性的手消毒剂清除或者杀灭手部暂居菌和减少常居菌的过程（外科手消毒方法详见《外科护理》）。

1. 卫生手消毒方法

（1）取适量的速干手消毒剂于掌心。

（2）严格按照医务人员洗手方法、揉搓的步骤进行揉搓。

（3）揉搓时保证手消毒剂完全覆盖手部皮肤，直至手部干燥。

2. 消毒效果　消毒效果应达到如下相应要求：

（1）卫生手清毒，监测的细菌菌落总数应 ≤ 10cfu/cm²。

（2）外科手消毒，监测的细菌菌落总数应 ≤ 5cfu/cm²。

五、个人防护用品的使用

（一）口罩的使用

【目的】

1.预防经空气、飞沫传播的疾病，保护环境和他人不受污染或传染。

2.减少患者的体液、血液等传染性物质溅入医护人员的口及鼻腔黏膜的风险。

【计划】选用合适的口罩。目前临床常用的口罩有外科口罩、纱布口罩、医用防护口罩。外科口罩只能一次性使用，连续使用不超过 4 小时。纱布口罩应保持清洁，一般使用 4～8 小时应更换、清洁与消毒。不同口罩的功能与用途见表 3-4。

表3-4 不同口罩的功能与用途

种类	功能	用途
纱布口罩	·保护呼吸道免受有害粉尘、气溶胶、微生物及灰尘伤害	·为普通患者进行生活护理等一般诊疗活动时
外科口罩	·能阻止血液、体液和飞溅物传播	·在手术室工作，或护理免疫功能低下的患者，或进行体腔穿刺等有创操作时
医用防护口罩	·能阻止经空气传播的直径 ≤ 5μm 的感染因子	·接触经空气传播或近距离接触经飞沫传播的呼吸道传染病患者时

【实施】

实施步骤	操作要点说明
➤ 戴外科口罩	
1.戴口罩 区分口罩的正反面，将鼻夹的一侧对准鼻翼上方，将口罩内侧朝向面部，将口罩罩住鼻、口及下巴，口罩下方带系于颈后，上方带系于头顶中部（图3-19）	·口罩应罩住口、鼻
2.塑形调整 （1）将双手指尖放在中间位置的鼻夹上，向内按鼻夹，并分别逐步向两侧移动，根据鼻梁形状塑造鼻夹 （2）调整系带的松紧度	·手不可触及口罩的污染面，口罩潮湿时，立即更换
3.摘口罩 操作毕洗手，先解开下面的系带，再解开上面的系带，用手仅捏住口罩的系带丢至医疗废物容器内（图3-20）	·不要接触口罩外面（污染面），应一次性使用
➤ 戴医用防护口罩	
1.戴口罩 一手托住防护口罩（图3-21），罩住鼻、口及下巴，用另一只手将下方系带拉过头顶，放在颈后双耳下，将上方系带拉至头顶中部（图3-22）	·鼻夹部位向上紧贴面部
2.塑形检查 将鼻夹塑形	
3.检查测试 （1）检查密合性：将双手完全盖住防护口罩，快速呼气 （2）测试负压：用双手按压口罩，大力吸气	·佩戴后进入工作区域之前进行 ·若有漏气说明佩戴不当，需调整头带及鼻夹，至不漏气为止 ·如有空气从口罩进入，需再次调整头带及鼻夹
4.摘口罩 先解开下面的系带，再解开上面的系带，用手仅捏住口罩的系带丢至医疗废物容器内	·口罩外面为污染面，手不要接触，以免污染 ·应一次性使用

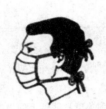
图 3-19　戴外科口罩法

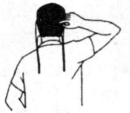
图 3-20　摘外科口罩法

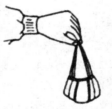
图 3-21　托医用防护口罩

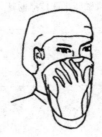
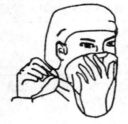
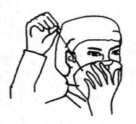
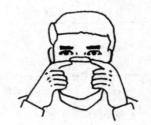

图 3-22　戴医用防护口罩法

【注意事项】

1. 纱布口罩暂时不戴时，应用双手取下，将紧贴口鼻的一面向里对折后，放入胸前小口袋或存放在小塑料袋内，不能挂在脖子上。

2. 不应一只手捏鼻夹。

2. 医用外科口罩只能一次性使用。

3. 口罩潮湿后，受到患者血液、体液污染后，应及时更换。

（二）护目镜、防护面罩的使用

护目镜、防护面罩是指防止患者的血液、体液等感染性物质溅入人体眼部、面部的用品。如在在进行诊疗、护理操作，可能发生患者血液、体液、分泌物等喷溅，近距离接触经飞沫传播的传染病患者时，为呼吸道传染病患者进行气管切开、气管插管等近距离操作，都应该佩戴。可能发生患者血液、体液、分泌物喷溅时，应使用全面型防护面罩。

佩戴方法：佩戴前应检查有无破损，佩戴装置有无松懈，戴上护自镜或防护面罩，调节舒适度。摘时，捏住靠近头部或耳朵的一边摘掉，放入回收或医疗废物容器内（图3-23）。

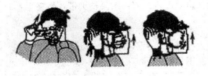
戴防护面罩

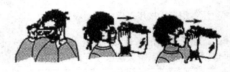
摘防护面罩

图 3-23　戴、摘防护面罩法

（三）穿、脱已使用过的隔离衣

【目的】保护工作人员和患者，避免交叉感染。

【评估】

1. 患者评估　了解患者病情、隔离种类以及将要操作的项目，以判断是否具有穿隔离衣的指征，是否需要同时备手套、口罩、隔离裤、隔离鞋等其他防护用品。

2. 操作者自身评估　双手皮肤黏膜是否完整。

3. 环境评估　穿脱隔离衣所在的区域是属于潜在污染区还是污染区，有无齐全适用的隔离设施，如手卫生设施、避污纸等。

4. 用物评估　隔离衣大小是否符合要求，有无破洞。已穿过的隔离衣是否有潮湿或肉眼可见的污染。

【计划】

1. 护士准备　着装整洁，洗手，戴帽子、口罩，必要时穿隔离裤、隔离鞋。

2. 用物准备　规划好操作项目与顺序，备齐操作所需用物，以尽量减少穿脱隔离衣的次数。必要时备手套、污衣袋。

【实施】

实施步骤	操作要点说明
➤ 穿隔离衣（图 3-24）	
1. 取隔离衣　手持衣领取下隔离衣，清洁面朝向自己，将衣领两端向外折齐，露出袖口	·隔离衣的衣领和内面为清洁面
2. 穿好衣袖　右手持衣领，左手伸入袖内，举起手臂，将衣袖抖上，换左手持衣领，同法穿好右衣袖	
3. 扣上领口　两手捏衣领，由前向后理顺领边、扣上领口	·衣袖勿触及面部、衣领、帽子
4. 扣肩袖扣　根据衣袖长短扣肩扣，再扣两侧袖扣	·手被污染后，不可触及隔离衣的领子及内面
5. 系好腰带 （1）自腰带下约5cm处将隔离衣一边渐向前拉，见到衣边捏住其外面，同法捏住另一侧边缘 （2）双手分别捏住两侧衣边同向后拉，并在背后将边缘对齐，一手捏住两侧衣边向一侧折叠 （3）一手按住折叠处，松开另一手将腰带拉至背后，两侧腰带在背后交叉后回到前面，在身体一侧打一活结	·两侧边缘须对齐，折叠处不能松散 ·隔离衣应将工作服遮住
➤ 脱隔离衣（图 3-25）	
1. 松解腰带　松开腰带打一活结	
2. 解肩袖扣　解开肩扣和袖扣	
3. 消毒双手 （1）在肘部将部分衣袖塞入工作服袖内，露出双手前臂 （2）按消毒洗手的方法刷洗双手、擦干或烘干	·刷手时不能弄湿隔离衣，隔离衣也不能污染水池

实施步骤	操作要点说明
4. 解开领口	·清洁的双手不能接触隔离衣的污染面，污染的袖口不可触及衣领、面部和帽子
5. 脱下衣袖 （1）右手伸入左手衣袖内，拉下衣袖过手（遮住手），再用衣袖遮住的左手在外面拉下右手衣袖 （2）用衣袖包住的双手松开腰带 （3）两手在袖内使袖子对齐，双臂逐渐退出	
6. 折叠挂衣　双手持衣领，将隔离衣两边对齐折好，挂在衣钩上	·隔离衣挂在污染区，污染面朝外；挂在潜在污染区，则清洁面朝外
7. 污衣送洗　需要换洗的隔离衣脱下后，将污染面向内折，卷好投入污物袋中	·隔离衣应每日更换，如有潮湿或内面污染，应立即更换

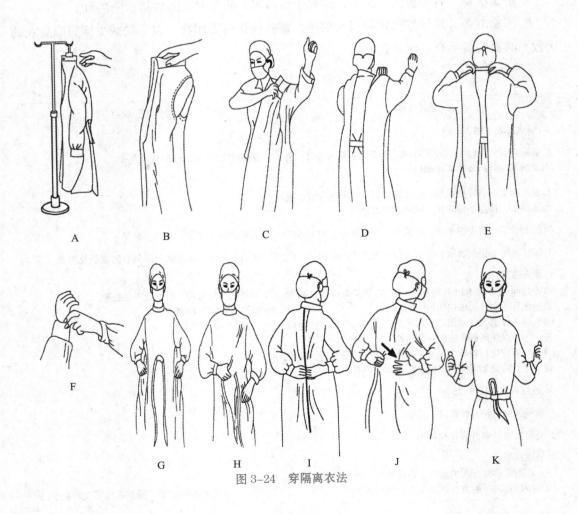

图 3-24　穿隔离衣法

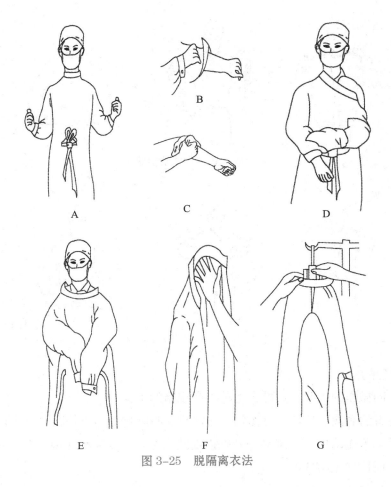

图 3-25 脱隔离衣法

【注意事项】

1. 穿隔离衣前应准备好操作中所需物品。

2. 穿隔离衣后，只限在规定区域内活动，不得进入清洁区。

（四）防护服的使用

接触甲类或按甲类传染病管理的传染病患者时须穿一次性的具有良好的防水、抗静电、过滤效果的防护服。防护服有分体和连体式。

1. 穿防护服 应遵循先穿下衣，再穿上衣，然后戴好帽子，最后拉上拉锁的顺序。

2. 脱防护服

（1）脱分体式防护服：脱上衣时应先将拉链拉开，向上提拉帽子，使帽子脱离头部，然后再脱袖子、上衣，将污染面向内放入医疗废物袋。脱下衣，由上向下边脱边卷，污染面向里，脱下后置于医疗废物袋（图 3-26）。

（2）脱联体防护服时：先将拉链拉到底，向上提拉帽子，使帽子脱离头部，再向下脱联体衣，由上向下边脱边卷，污染面向里直至全部脱下后放入医疗废物袋（图 3-27）。

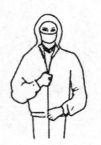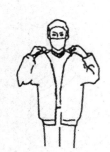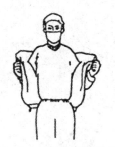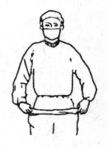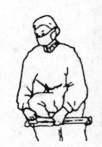

图 3-26 脱分体式防护服法

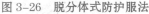

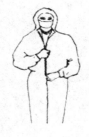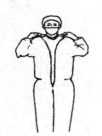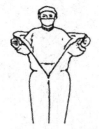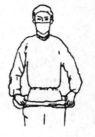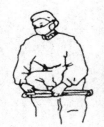

图 3-27 脱连体式防护服法

（五）手套的使用

应根据不同操作的需要，选择合适种类和规格的手套。

1. 接触患者的血液、体液、分泌物、排泄物、呕吐物及污染物品时，应戴清洁手套。

2. 进行手术等无菌操作，接触患者破损皮肤、黏膜时，应戴无菌手套（具体戴脱方法及注意事项见项目三无菌技术）。

3. 一次性手套应一次性使用。

（六）其他防护用品的使用

1. 帽子的使用　进入污染区和洁净环境前、进行无菌操作等时应戴帽子。分为布制帽子和一次性帽子。布制帽子应保持清洁，每次或每天更换与清洁。一次性帽子应一次性使用。被患者血液、体液污染时，应立即更换。

2. 防水围裙的使用　可能受到患者的血液、体液、分泌物及其他污染物质喷溅、进行复用医疗器械的清洗时，应穿防水围裙。分为重复使用的围裙和一次性使用的围裙。重复使用的围裙，每班使用后应及时清洗与消毒。遇有破损或渗透时，应及时更换。一次性使用围裙应一次性使用，受到明显污染时应及时更换。

3. 鞋套的使用　从潜在污染区进入污染区时和从缓冲间进入负压病室时应穿鞋套。鞋套应具有良好的防水性能，并一次性应用。应在规定区域内穿鞋套，离开该区域时应及时脱掉。发现破损应及时更换。

（七）避污纸的使用

避污纸为备用的清洁纸片。其使用目的是保持双手或物品不被污染，以省略消毒程序。如用清洁的手取用污染物品时，垫着避污纸可避免手被污染；用污染的手取用清洁物品时，垫着避污纸可避免物品被污染。

取避污纸时，应从页面抓取，不可掀页撕取（图3-28），以保持一面为清洁面；避污纸用后应立即丢入污物桶内，集中焚烧处理。

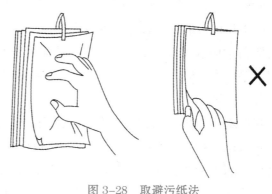

图3-28 取避污纸法

项目五 医院消毒供应中心

医院消毒供应中心是医院无菌器材、敷料、用品等的供应部门，其工作质量直接影响医疗护理质量和患者的安危。因此，要求供应中心工作人员掌握现代科学的消毒灭菌方法，并严格执行供应中心的各项规章制度，以保证医疗器械的绝对无菌和各种治疗物品的齐全完好，保证全院急救、治疗、护理工作的顺利进行。

一、设置与布局

医院消毒供应中心应接近手术室、产房和临床科室，或与手术室有物品直接传递专用通道，不宜建在地下室或半地下室。周围环境应保证清洁、无污染源，区域相对独立，内部通风、采光良好。

（一）建筑布局

建筑布局分为辅助区域和工作区域。辅助区域包括工作人员更衣室、值班室、办公室、休息室、卫生间等。工作区域包括去污区、检查、包装区及灭菌区（含独立的敷料制备区或包装间）和无菌物品存放区。

1. 工作区域物品由污染到洁净，不交叉、不逆流，空气流向为由洁净到污染。去污区应保持相对负压，检查、包装及灭菌区应保持相对正压。

2. 去污区、检查、包装区及灭菌区和无菌物品存放区之间应设实际屏障。

3. 去污区与检查、包装区及灭菌区之间应设洁、污物品传递通道；并分别设人员出入缓冲间（带）。

4. 缓冲间（带）应设洗手设施，采用非手触式水龙头开关。无菌物品存放区内不应设洗手池。

5. 检查、包装区及灭菌区的专用洁具间应采用封闭式设计。

6. 工作区域的天花板、墙壁应无裂隙，不落尘，便于清洗和消毒；地面与墙面踢脚及所有阴角均应为弧形设计；电源插座应采用防水安全型；地面应防滑、易清洗、耐腐蚀；地漏应采用防反溢式；污水应集中至医院污水处理系统。

（二）设备设置

1. 清洗消毒设备及设施 医院根据消毒供应中心的规模、任务及工作量，合理配置，并且符合国家相关标准或规定。配有污物回收器具、分类台、手工清洗池、压力水枪、压力气枪、超声清洗装置、干燥设备及相应清洗用品及配备机械清洗消毒设备。

2. 检查、包装设备 配有带光源放大镜的器械检查台、包装台、器械柜、包装材料切割机、医用热封机及清洁物品装载设备等。

3. 灭菌设备及设施 配有压力蒸汽灭菌器、无菌物品装、卸载设备等。根据需要配备灭菌蒸汽发生器、干热灭菌和低温灭菌装置。各类灭菌设备应符合国家相关标准，并设有配套的辅助设备。

4. 储存、发放设施 配备无菌物品存放设施及运送器具等。

5. 个人防护用品 根据工作岗位的不同需要，配备相应的个人防护用品，包括圆帽、口罩、隔离衣或防水围裙、手套、专用鞋、护目镜、面罩等。去污区应配置洗眼装置。

二、工作内容

消毒供应中心各区的工作内容如下：

（一）去污区

1. 回收 需要回收的可复用器械和物品直接置于封闭的容器中，由消毒供应中心集中回收处理；被朊毒体、气性坏疽及原因不明的传染病病原体污染的诊疗器械、器具和物品，使用者应双层封闭包装并标明感染性疾病名称，由消毒供应中心单独回收处理。回收车等回收工具每次使用后应清洗、消毒，干燥备用。

2. 分类 在去污区进行诊疗器械、器具和物品的清点、核查，并根据器械物品材质、精密程度等进行分类处理。

3. 清洗 清洗步骤包括冲洗、洗涤、漂洗、终末漂洗。应根据物品特性选择机械清洗或手工清洗。

4. 消毒 清洗后的器械、器具和物品应进行消毒处理。方法首选机械热力消毒，也可采用75%乙醇、酸性氧化电位水或取得国务院卫生行政部门卫生许可批件的消毒药械进行消毒。

5. 干燥 不应使用自然干燥方法进行干燥，应选择干燥设备进行干燥处理。穿刺针、手术吸引头等管腔器械，应使用压力气枪或 95% 乙醇进行干燥处理；无干燥设备的及不耐热器械、器具和物品可使用消毒的低纤维絮擦布进行干燥处理。

（二）检查、包装区

1. 器械检查与保养 应对干燥后的每件器械、器具和物品进行检查。为延长物品的使用期限，应做好各类物品的保养工作。如搪瓷类物品应避免碰撞，以防脱瓷生锈；玻璃类物品应稳拿轻放，防止磕碰；橡胶类物品要防冷防热，防止与酸碱物质接触，以免侵蚀变质；金属类物品应涂油保护，以防锈蚀；毛织、布类物品应防火、防霉、防蛀、勤晒。

2. 包装 包括装配、包装、封包、注明标识等步骤。包装前应依据器械装配的技术图示，核对器械的种类、规格和数量，对拆卸的器械应进行组装。器械包重量不宜超过 7kg，敷料包重量不宜超过 5kg。纺织品包装材料应一用一清洗，无污渍，灯光检查无破损。灭菌前注明物品名称、包装者、灭菌器编号、灭菌批次、灭菌日期和失效日期等内容。

（三）灭菌区

由专人负责，根据欲灭菌物品的不同，选择适宜、有效的灭菌方法，达到最佳灭菌效果，且不损坏灭菌物品的性能。方法有压力蒸汽灭菌、快速压力蒸汽灭菌、干热灭菌、环氧乙烷灭菌、过氧化氢等离子体低温灭菌及低温甲醛蒸汽灭菌等。

（四）无菌物品存放区

1. 储存 灭菌后物品应分类、分架存放在无菌物品存放区。一次性使用无菌物品应去除外包装后，进入无菌物品存放区。物品存放架或柜应距地面高度 20～25cm，离墙 5～10cm，距天花板 50cm。物品放置应固定位置，设置标识。

2. 无菌物品发放 无菌物品发放时，应遵循先进先出的原则。发放时应确认无菌物品的有效性。植入物及植入性手术器械应在生物监测合格后，方可发放。运送无菌物品的器具使用后，应清洁处理，干燥存放。

复习思考

1. 护理人员在预防及控制感染方面所担负的职责是什么？

2. 请举例说明：在无菌技术操作时，哪些属于无菌区、非无菌区、无菌物品？

3. 医务人员在什么情况下应洗手？在什么情况下应进行手的消毒？

4. 如何在普通病房为某伤寒患者设置一个隔离单位？

5. 论述供应室在预防医院感染中的地位。

扫一扫，看课件

模块四

护理安全

【学习目标】

掌握保护患者与医护人员安全的相关规程、护理职业暴露的相关防护措施。

熟悉影响患者安全的因素，保护具、辅助器使用的目的及操作中的注意事项。

了解化疗药物损伤的防护、负重伤防护、医院暴力防护的相关措施。

社会的不断进步与医疗卫生事业的发展对护理事业提出了越来越高的要求，医疗护理安全也越来越受到人们的重视。其中护理安全包含了患者安全、护理职业安全。护理安全管理是提高护理质量的首要保证。护士在确保患者安全的同时，还应做好个人职业防护，保障护理职业安全。

📚 案例导入

实习生小王，进入临床实习已经 3 个月。这天，小王跟随带教老师为一名患者进行肌肉注射操作，在注射完成拔出针头后，采用双手回套针帽时不小心将自己的左手食指扎伤。小王非常担心、害怕。

问题：

（1）小王被刺伤后应该怎样处理？

（2）分析小王发生针刺伤的原因，在今后的工作中应如何防范锐器伤？

项目一 患者安全

患者安全关乎人民群众生命健康，是医疗质量管理的底线和核心内容。护理人员应在护理工作的各个环节把好安全关，努力为患者提供一个安全的治疗和休息环境，以满足患者的安全需要。护理活动中与患者安全相关的因素包括患者自身、护士及医院环境。

一、患者与患者安全

（一）感觉功能

良好的感觉功能是帮助个体了解周围环境，识别和判断自身行动安全性的必要条件。任何一种感觉障碍均会不同程度地影响患者辨别周围环境中存在或潜在的危险因素，而使患者受到伤害。

（二）年龄

年龄会影响个体对周围环境的理解和感知能力，也会影响个体采取相应的自我保护行为。如新生儿及婴儿缺乏自我保护能力；儿童好奇心强，喜欢探索新事物，容易发生意外事件；老年人各器官逐渐衰退，也容易受到伤害。

（三）目前的健康状况

健康状况不佳，容易使人发生意外和受到伤害。如疾病可使人身体虚弱、行动受限而发生跌伤，严重时可使人意识丧失而受伤；免疫力低下者则易发生感染；情绪障碍（如焦虑等）时，也易使人无法预警环境中的危险而发生伤害。

患者常因疾病诊断和促进康复所需，接受了一系列检查与治疗，而某些特殊的诊疗手段可能给患者带来安全风险。

二、护士与患者安全

护士是护理活动的主要执行者。护士整体素质的高低、护理人力资源配备情况是影响患者安全的重要因素之一。当护士专业素质未达到护理职业的要求时，就有可能因行为不当或过失，造成患者身心伤害。充足的人力资源配备有利于及时满足患者的基本需求和病情监测，减少患者安全不良事件的发生。

三、医疗环境与患者安全

（一）医院管理

目前，国际社会普遍认为，医疗过程中发生错误的原因除人为因素外，主要是不科学的操作和流程的系统性原因。患者安全管理工作在推进健康中国建设、保障医疗质量安全、构建和谐医患关系方面具有重要意义，国家卫健委办公厅发布了关于进一步加强患者安全管理工作的通知（国卫办医发〔2018〕5号），要求医院通过不断完善管理制度和流程，从系统、整体层面避免患者安全不良事件。包括以下措施：

1. 进一步提高对患者安全管理工作的重视程度 围绕当前医疗服务过程中患者安全问题集中的重点领域、重点部门、重点环节、重点人群，按照"预防为主，系统优化、全员参与、持续改进"的原则，大力推进患者安全管理工作。

2.明确患者安全管理工作任务 构建"政府主导、社会协同、公众参与"的患者安全工作格局。充分发挥政府主导作用，健全患者安全相关管理制度体系。

3.认真落实患者安全管理主要工作措施 包括十项主要工作措施：完善患者安全组织管理与制度体系，广泛开展患者安全教育培训，加强医疗机构内患者安全组织管理，全面落实患者安全各项规章制度，以多部门合作推动医院管理系统不断改进，加强重点领域、重点部门、重点环节的患者安全管理，着力推进患者用药安全，营造积极的医院安全文化，鼓励患者参与患者安全活动，开展患者安全相关科学研究和国际交流合作。

（二）医院物理环境

医院的基础设施、设备性能及物品配置是否完善规范，也是影响患者安全的因素。此外，熟悉的环境能促进人与人的沟通与交流，从而获得各种信息与帮助，增加安全感；反之，陌生的环境易使人产生焦虑、害怕、恐惧等心理反应，因而缺乏安全感。

项目二　患者安全相关规程

一、患者身份辨识

患者身份辨识是指医务人员在医疗活动中对患者身份进行评估、核实、确认等，以确保正确的诊疗活动实施于正确的患者的过程。准确识别患者身份是保证医疗护理安全的前提，是执行各种检查、治疗等诊疗活动中的重要步骤。

（一）目的

患者身份辨识能使医务人员正确识别与确认患者，确保对正确的患者实施正确的诊疗活动，防止差错、事故发生，保证医疗护理安全。

（二）辨识内容

患者身份辨识内容包括：床号、姓名、性别、出生年月、住院号、门诊号。

（三）患者身份辨识管理制度

1.每项医疗行为都必须查对患者身份，至少同时使用姓名、年龄等两项或两项以上的信息核对患者身份，禁止仅以床号作为患者身份辨识的依据。对能有效沟通的患者实施双向核对法，即：先告知患者身份辨识的重要性，以便其认真配合辨识工作。鼓励并邀请患者参与患者身份核对，要求患者在接受操作前，当护士进行患者身份核对时能准确、清楚陈述自己的姓名，确认无误后方可执行操作。

2.住院患者统一佩戴手腕带作为患者身份标识，手腕带上的信息需填写完整，字迹清晰可辨，告知佩戴腕带的患者和其家属，不能随意移除腕带。特别是ICU、新生儿科、手术室、急诊抢救，以及意识不清、不同语种或语言等无法有效沟通的患者，采用腕带作为身份辨识的标记的同时，还需请患者家属参与核对。

3. 为住院患者悬挂床头卡或床尾卡，卡上注明患者的床号、姓名、性别、住院号、护理级别、过敏史等，作为患者身份标识牌用以确认患者身份。

4. 建立标本采集、给药、输血或血制品、发放特殊饮食、诊疗活动时患者身份确认的制度、方法和核对程序。职能部门定期对患者身份辨识工作进行督导、检查、总结、反馈，制定改进措施。

5. 为无名患者进行诊疗活动时，须双人核对。用电子设备辨识患者身份时，仍需口语化查对。

（四）患者身份辨识规程

1. 确定患者身份辨识时机 患者入院时；患者进行检查前、中、后；患者进行各项治疗前、中、后；病室与手术室交接患者时；手术前、后；患者转科交接时；患者转床时；患者出院时。

2. 确定患者身份辨识内容 对患者进行身份辨识时，核对姓名、年龄、性别、住院号等内容；新生儿身份辨识内容包括床号、母亲姓名及住院号、婴儿性别、身长、体重、出生日期与时间。

3. 选择患者身份辨识方式 在对患者的诊疗活动中，至少同时使用姓名、年龄两项及两项以上的信息核对患者身份，对不同患者人群选择相应的患者身份辨识方式。

（1）普通住院患者：患者在办理入院进入病区后，护士根据入院介绍书、患者本人及家属提供的确切信息填写手腕带，并由两名护士双人核对腕带信息无误后予佩戴手腕带。护士填写患者一览表和床头卡，内容包含姓名、性别、年龄、床号、过敏史等。

（2）急诊、门诊患者：意识清醒的患者予建立腕带，医务人员必须与患者和（或）家属核对患者信息；意识不清的患者且无家属或陪护到场时，予建立临时腕带（标注门诊号、性别、初步诊断等），待患者病情平稳、意识清醒后，及时补充患者信息、更换腕带。

（3）特殊患者人群：①意识不清、昏迷、无自主能力、语言交流障碍患者：入院后由患者家属填写患者详细信息，护士邀请患者家属参与核对患者腕带信息，确认无误后予患者佩戴腕带。②新生儿：胎儿娩出后，由助产士将新生儿抱给母亲确认性别，并口头复述一遍，助产士盖新生儿脚印和产妇拇指印于病历留存。助产士核对产妇的姓名、年龄、住院号，确认无误后填写新生儿床头卡和两个腕带，分别系在新生儿的手腕和脚踝部，松紧以可伸入婴儿一指为宜，床头卡佩戴在新生儿包被外。

4. 检查核实患者身份 检查患者腕带、床头卡、一览表等的识别信息是否与患者身份一致；患者腕带标识不清晰时，予重新更换腕带，填入腕带的识别信息必须经两名医务人员核对。

二、防坠床

在临床护理工作中，经常会遇到一些意识模糊、身体虚弱、肢体功能障碍等具有潜在坠床风险的患者。作为护理人员，应综合考虑患者及家属的各方面情况，采取一些防范措施，降低坠床风险。

（一）患者坠床的常见危险因素

1. 家属及患者

（1）疾病的影响：脑梗死、中毒等疾病引起患者意识、精神、视觉、肢体功能障碍是发生坠床的主要原因。

（2）年龄：年龄过小对危险没有清楚的认识；对于老年患者，年龄越大生活自理能力越低下。

（3）遵医行为差：患者及家属对医护人员的告知未引起足够的重视。

（4）照顾不周：患者无家属照顾，或长期聘请一名护工照顾 24 小时，长期打疲劳战，在中午及夜间护理人力资源较薄弱的时段就容易发生坠床。

2. 医护人员方面

（1）健康宣教不到位：医护人员紧缺，经常超负荷工作，对患者及家属的防坠床健康宣教不到位。

（2）风险防范意识差：护士的临床经验欠缺，不能采取积极、有效的高风险防范措施。

3. 硬件设施方面　病区设施、设备简陋，没有配备床栏等防护设施。

（二）患者坠床的防范措施

1. 坠床风险评估　患者入院后，护士对其行入院评估的同时，按照坠床跌倒危险因素评分表对患者进行坠床危险评分，分数越高证明患者发生坠床危险性越高。对有坠床风险的患者，应在床旁放置"小心坠床"等醒目标识（图4-1）以警示各级工作人员、患者及家属，便于病区医生、护士、清洁工、家属及同病室的患者在该患者活动时能给予协助或警告，并及时通知护理人员，以防止坠床发生。

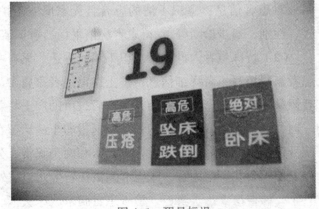

图 4-1　醒目标识

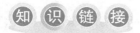

坠床高风险评估的内容

1. 最近一年曾有不明原因坠床

2. 意识障碍（意识丧失，癫痫史，意识混乱，无方向感）

3. 视力障碍

4. 活动障碍、肢体偏瘫

5. 年龄（>65 岁，<7 岁，或孕妇）

6. 体能虚弱

7. 头晕、眩晕、体位性低血压

8. 服用影响意识或活动的药物

9. 住院中无家人或其他人员陪伴

10. 认知能力下降

2. 一般措施　加强巡视，及时发现并满足患者需要；固定好床、轮椅、便椅的轮子；指导患者正确用药，告知用药后的反应，用药后加强观察。

3. 环境预防　提供足够灯光，将呼叫器、物品置于患者易取处；对于高风险患者加以床护栏，并增加巡视的次数，密切交接班。

4. 健康教育

（1）患者活动时需有人陪伴，一旦出现头晕或眼花等不适症状，不要过度紧张或随意活动；对于有意识不清并躁动不安的患者，应加床档（图4-2 多功能床、图4-3 半自动床），并有家属陪伴。

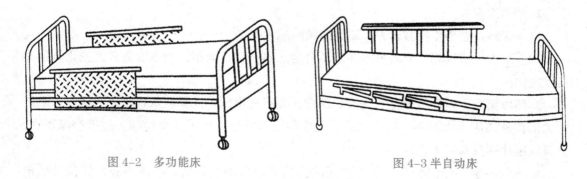

图 4-2　多功能床　　　　　　　　　　　图 4-3 半自动床

（2）对于极度躁动的患者，可应用约束带实施保护性约束。

（3）嘱患者床上活动时要小心，做力所能及的事情，如有需要可以让护士帮助。

（4）指导患者着合适的鞋及衣裤；指导床上使用便器方法；指导患者渐进下床，不做突然变换体位的动作，以免引起血压快速变化，造成一过性脑供血不足，引起晕厥。

三、防跌倒

患者跌倒，常造成患者创伤甚至生命危险，导致一系列合并症，延长患者的住院天数，增加患者痛苦及其家庭负担，还会成为医患关系不和谐、引起医疗纠纷的隐患。因此，对住院患者预防跌倒的管理具有重要意义。

（一）跌倒的原因

1. 疾病因素　患者有不同程度的认知障碍（意识错乱、判断力受损）；患者肌力受损、活动能力下降、肢体功能障碍，出现步态不稳等；患者腹泻或尿频，增加如厕次数；手术或外伤因素。

肌力程度常分为 0 ～ 5 级：

0 级　完全瘫痪、肌力完全丧失。

1 级　可见肌肉轻微收缩但无肢体运动。

2 级　可以移动肢体但不能抬起。

3 级　肢体能抬离床面但是不能抗阻力。

4 级　能抗阻力运动但肌力减弱。

5 级　肌力正常。

机体活动能力常分为 0 ～ 4 度：

0 级　完全能独立，可自由活动。

1 级　需要使用设备或器械，如拐杖、轮椅。

2 级　需要他人帮助、监护和教育。

3 级　既需要有人帮助，也需要设备或器械。

4 级　完全不能独立，不能参加活动。

2. 个人因素

（1）年龄：老年（岁数越大，跌倒的风险越大）。

（2）个人日常选择：衣着鞋子穿着不合身、不合脚；老年人起夜次数多或变化体位时动作太快。

3. 环境因素　地面不平整、太滑、潮湿，光线亮度低，或突然从昏暗变为明亮，电灯开关的位置离床头太远等；门、把手、卫生间没有安装扶手等安全设施；过道有障碍物，家具或医疗用具布局欠合理等。

4. 药物因素　任何会产生下列作用的药物，如镇静、降糖、心律不齐、体位性低血压、认知功能减退等，都会增加患者跌倒的概率。

5. 医护人员因素

（1）风险意识淡薄：对跌倒高风险的患者评估不到位，风险防范意识较差。

（2）措施不到位：对预防跌倒的措施宣教不到位，落实欠缺。

（3）监督不力：对措施的落实缺乏效果评价，督察力度不够。

（三）防范措施

1. 针对所有的患者

（1）对所有入院患者分发跌倒预防宣教手册并宣讲措施。

（2）向患者介绍病室环境，介绍使用呼叫铃和房间的照明设施等。

（3）指导患者活动时穿合适的鞋子（防滑、合脚）和衣裤。

（4）告知患者睡前少饮水，排空膀胱，减少夜间如厕次数。

（5）告知患者行动不方便或头晕时主动寻求家属或医务人员的帮助，呼叫器置于患者随手可及处。

2. 针对跌倒高危患者

（1）及时评估患者（入院时、转交接时、病情发生变化时、跌倒后）。对评估属于高危风险的患者，在患者床头挂醒目的警示标志，提醒所有医护人员密切观察。

（2）增加巡视次数，将患者安排在离护士站较近的地方，以便观察。

（3）患者卧床时随时将床栏拉起。

（4）患者走动时，需要有人在旁边协助。

3. 环境设施

（1）保证病室内有充足的光线。

（2）保持地板干净，不潮湿。

（3）危险环境有警示标识，有潜在危险的障碍物要移开。

（4）锁好床、轮椅、便椅的轮子，呼叫器、床栏等处于完好备用状态；过道、楼梯、厕所安装扶手。

4. 用药 减少使用易导致跌倒药品，如降压药、肌肉松弛药。告知患者服用药物的副作用，增加患者的防范意识，指导患者及时汇报药物的副作用。

5. 辅助器的应用 辅助器是为患者提供保持身体平衡和身体支持物的器材，是维持患者安全的护理措施之一。

（1）拐杖：是提供给短期或长期残障者离床时使用的一种支持性辅助用具（图4-4）。患者使用拐杖走路的方法：①两点式：走路顺序为同时出右拐和左脚，然后出左拐和右脚。

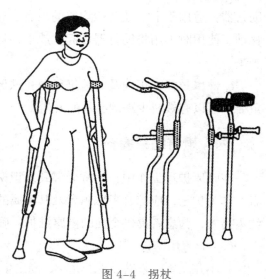

图4-4 拐杖

②三点式：两拐杖和患肢同时伸出，再伸出健肢。③四点式：为最安全的步法，先出右拐杖，而后左脚跟上，接着出左拐杖，右脚再跟上，始终为三点着地。④跳跃法：常为永久性残疾者使用，其方法为：先将两侧拐杖先前，再将身体跳跃至两拐杖中间处。

（2）手杖：手杖是一种手握式的辅助用具，常用于不能完全负重的残障人或老年人。手杖应由健侧手臂用力握住（图4-5）。

手杖长度的选择需符合以下原则：肘部在负重时能稍微弯曲；手柄适于抓握，弯曲部与髋部同高，手握手柄时感觉舒适。

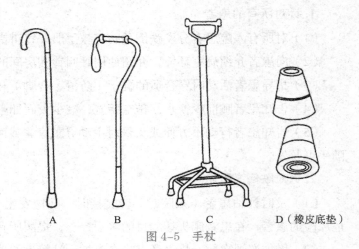

图4-5 手杖

手杖可为木制或金属制。手杖底部可为单脚或四脚（图4-5手杖），四脚比单脚稳定性强，常用于步态极为不稳的患者或地面不平时。手杖底部的橡胶底垫应有吸力、弹性好、有凹槽、宽，这样才能加强手杖的摩擦力和稳定性，以防跌倒。

（3）助行器：是一种四边形的金属框架，自身轻，可将患者保护其中，有些还有脚轮。其支撑面积大，稳定性好，适用于上肢健康，下肢功能较差的患者。①步行式助行器：适用于下肢功能轻度损害的患者。使用时双手提起两侧扶手同时向前放于地面，然后双腿迈步跟上（图4-6）。②轮式助行器：适用于上下肢功能均差的患者。有轮脚，易于推行移动。使用时不用将助行器提起、放下，且用力下压可自动刹车。

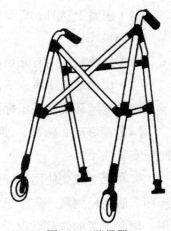

图4-6 助行器

6.健康教育　正确及时地进行防止跌倒的健康教育非常重要，可以有效减少跌倒事件的发生。

四、患者约束安全

在临床护理工作中，经常会遇到意识模糊、躁动、行动不便等具有潜在安全隐患的患者。作为护士，应综合考虑患者及其家属的生理、心理及社会等方面，采取必要的保护性约束措施，为患者提供全面的健康维护，确保患者的安全，提高患者的生活质量。

（一）适用范围

1.小儿患者　未满6岁的儿童，易发生坠床、撞伤、抓伤等意外或不配合治疗的行为。

2. 坠床发生概率高者 如麻醉后未清醒者、意识不清、躁动不安、失明、痉挛或年老体弱者。

3. 实施某些特殊手术者 如白内障术后者。

4. 精神病患者 如躁狂者、自伤者。

5. 易发生压疮者 如长期卧床、极度消瘦、虚弱者。

6. 皮肤瘙痒者 包含全身与局部瘙痒者。

（二）使用原则

1. 知情同意原则 使用前向患者及家属解释使用保护具的原因、目的、种类及方法，取得患者和家属的同意与配合。如非必须，尽可能不用。

2. 短期使用原则 保护具只能短期使用，确保患者安全。

3. 随时评价原则

（1）满足患者身体的基本需要，患者安全、舒适，无血液循环障碍、皮肤破损、撞伤等并发症及意外发生。

（2）患者及家属了解保护具使用的目的并能够积极配合；各项检查、治疗及护理措施能顺利进行。

（三）常用保护具的使用

1. 床档 见防坠床。

2. 约束带 主要用于保护躁动的患者，限制身体或约束失控肢体活动，防止患者自伤或坠床。

（1）宽绷带：常用于固定手腕及踝部。使用时，先用棉垫包裹手腕部或踝部，再用宽绷带打成双套结，套在棉垫外，稍拉紧，确保肢体不脱出，松紧以不影响血液循环为宜，然后将绷带系于床缘（图4-7、图4-8）。

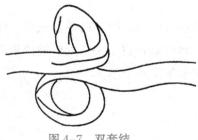
图4-7 双套结

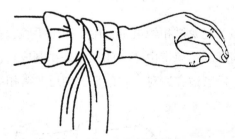
图4-8 宽绷带约束

（2）肩部约束带：用于固定肩部，限制患者坐起。肩部约束带用宽布制成，宽8cm，长120cm，一端制成袖筒。使用时，将袖筒套于患者两侧肩部，腋窝衬棉垫。两袖筒上的细带在胸前打结固定，将两条较宽的长带系于床头。必要时亦可将枕头横立于床头，将大单斜折成长条，做肩部约束（图4-9、图4-10）。

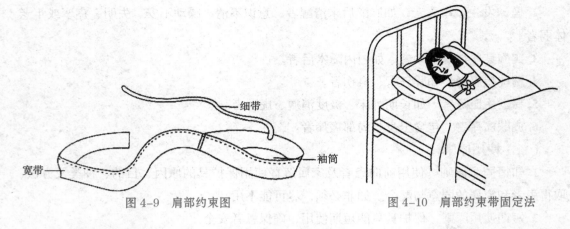

图 4-9　肩部约束图　　　　　　　　　图 4-10　肩部约束带固定法

（3）膝部约束带：用于固定膝部，限制患者下肢活动。膝部约束带用宽布制成，宽
10cm，长 250cm，宽带中部相距 15cm 分别钉两条双头带。使用时，两膝之间衬棉垫，将
约束带横放于两膝上，宽带下的两头带各固定一侧膝关节，然后将宽带两段系于床缘。亦
可用大单进行膝部固定（图 4-11、图 4-12）。

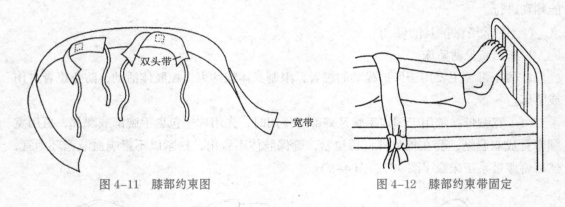

图 4-11　膝部约束图　　　　　　　　　图 4-12　膝部约束带固定

（4）尼龙搭扣约束带：用于固定手腕、上臂、踝部及膝部。操作简单、安全，便于洗
涤和消毒。约束带由宽布和尼龙搭扣制成。使用时，将约束带置于关节处，被约束部位衬
棉垫，松紧适宜，对合约束带上的尼龙搭扣后将带子系于床缘（图 4-13）。

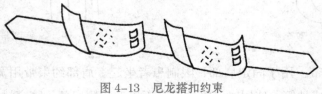

图 4-13　尼龙搭扣约束

3. 支被架　主要用于肢体瘫痪或极度虚弱者，防止被盖压迫肢体而造成不舒适或足下
垂。也可用于灼伤患者采用暴露疗法需保暖时（图 4-14）。

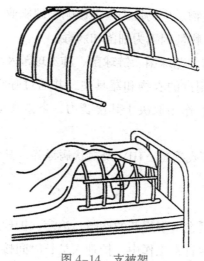

图 4-14　支被架

（四）注意事项

1.使用保护具时，保持肢体及各关节置于功能位，协助患者经常变换体位。

2.使用约束带时，首先应取得患者及家属的知情同意。使用时，要垫衬垫，固定松紧适宜，定时松解，每 2 小时放松约束带一次。注意观察受约束部位的末梢循环情况，每 15 分钟观察一次，发现异常及时处理。

3.呼叫器置于患者易触及处，方便患者能及时与医护人员取得联系。

4.记录保护具使用的原因、时间、部位、每次观察结果、相应的护理措施及解除约束的时间。

项目三　护理职业暴露

一、概念

职业暴露是指：从业人员由于职业关系而暴露在有害因素中，从而有可能损害健康或危及生命的一种情况。

护理职业暴露是指：护士在从事诊疗、护理活动过程中，接触有毒、有害物质或病原微生物，以及受到心理社会因素的影响而损害健康或危及生命的状况。

二、护理职业危害因素

（一）生物性因素

生物性因素是指医务人员在从事规范的诊断、治疗、护理及检验等工作过程中，意外沾染、吸入或食入的病原微生物。生物性因素是影响护理职业安全最常见的职业性有害因素。护理职业危害中主要的生物性因素为细菌和病毒。

1. 细菌 常见的致病菌有葡萄球菌、链球菌、肺炎球菌及大肠杆菌等，广泛存在于患者的各种分泌物、排泄物及用过的衣物和器具中，并通过呼吸道、消化道、血液及皮肤等途径感染护士。细菌的致病作用取决于其侵袭力、毒素类型、侵入机体的数量及侵入途径。

2. 病毒 常见的病毒有肝炎病毒、HIV 及冠状病毒等，其传播途径以呼吸道和血液传播较常见。

（二）化学性因素

化学性因素是指医务人员在从事规范的诊断、治疗、护理及检验等工作过程中，通过多途径接触到的化学物质。在日常工作中，护理人员长时间接触多种消毒剂、抗肿瘤化疗药物、麻醉废气等，可造成身体不同程度的损伤。

1. 常用消毒剂 如甲醛、过氧乙酸、含氯消毒剂等，可刺激皮肤、眼睛及呼吸道，造成皮肤过敏、流泪、恶心、呕吐等症状。经常接触还会引起结膜灼伤、喉头水肿和痉挛、化学性肺炎等。长期接触可造成肝脏损害和肺纤维化，甚至还会损害中枢神经系统，表现为头痛及记忆衰退。

2. 常用化疗药物 如环磷酰胺、阿霉素、丝裂霉素、氟尿嘧啶等。长期接触化疗药物，在防护不当的情况下可通过皮肤接触、吸入等途径给护士带来一些潜在危害。如白细胞下降、致癌、致畸及脏器损害等。

3. 麻醉废气 短时间吸入麻醉废气可引起护士头痛、注意力不集中、应变能力差及烦躁等症状；长时间吸入，可以产生慢性氟化物中毒、遗传性影响及对生育功能的影响等。

4. 其他 体温计、血压计、水温计等是常用的护理操作用具，其中汞是最易接触到的有毒物质。漏出的汞若处理不当，可对身体产生神经毒性和肾毒性。

（三）物理性因素

1. 锐器伤 是最常见的职业性有害因素之一，其中污染的针刺伤是导致血源性传播的最主要因素，最常见、危害最大的是乙型肝炎、丙型肝炎和艾滋病。同时，针刺伤也可对护士造成极大的心理伤害，产生焦虑和恐惧。

2. 负重伤 在日常护理工作中，护士的劳动强度较大，特别是在为患者翻身、搬运患者的过程中，当用力不当或姿势不正确时，就容易造成腰部肌肉扭伤，引发腰椎间盘突出。长时间站立和走动还可以引起下肢静脉曲张等。

3. 放射性损伤 在日常护理工作中，护士也常接触到紫外线、激光等放射性物质，如防护不当，可导致不同程度的皮肤、眼睛受损等不良反应。在为患者进行放射性诊断或治疗的过程中，如果自我防护不当，会造成机体免疫功能障碍，严重者可导致血液系统功能障碍或致癌。

4. 温度性损伤 常见的温度性损伤有热水瓶、热水袋所致的烫伤；易燃易爆物品如氧气、乙醇所致的烧伤；各种电器的使用，如红外线烤灯、频谱仪及高频电刀所致的灼伤。

（四）心理、社会因素

随着医学模式的转变，护理工作不只是单纯的执行医嘱，同时还承担着教育、科研、协调等工作，护理人力资源不足，护士工作量长期处于超负荷的状态。同时，由于某些患者及家属对护理工作存在偏见，致使医护关系紧张。因此，长期的超负荷工作及紧张的工作气氛，容易引发一系列的心理健康问题。

项目四 护理职业防护

护理职业防护是指在护理工作中，针对各种护理职业危害因素采取有效措施，以保护护士免受职业性有害因素的危害，或将危害降到最低程度。

一、锐器伤防护

锐器伤是常见的一种职业损伤，是一种由医疗锐器，如注射器针头、缝针、各种穿刺针、手术器械、碎玻璃及安瓿等造成的意外伤害。

（一）引起锐器伤的锐器种类

1. 玻璃类 主要有药瓶、安瓿、输液瓶、器皿、体温计等。

2. 金属类 注射器针头，各种穿刺针、套管针和手术时使用的缝合针、刀片、利器等。

（二）发生锐器伤的原因

1. 医院管理因素 医院对实习生、新入职人员、在职医护人员开展的安全防护培训不到位；考虑到成本支出，科室的防护用品储备不足。

2. 护士因素

（1）自我防护意识淡薄：护理人员对锐器伤的危害性认识不到位，缺乏防护意识。如护士在接触患者的血液、体液时未采取防护措施。

（2）操作不规范和技术不熟练：护士在操作时未按规范进行或操作不熟练均容易造成锐器伤。如徒手掰安瓿，未按规范使用利器盒，手术器械传递、摆放不规范等。

（3）身心疲劳：护理工作量及工作压力过大容易造成护士身心俱疲，在护理操作中精力不集中而容易意外误伤自己。

3. 患者因素 在工作中有可能遇到一些极度不配合的患者（如意识不清、精神病患者等），护士在操作中容易因紧张致操作失误。操作中患者突然躁动也可能使利器损伤护理人员。

（三）锐器伤的预防措施

1.建立锐器伤防护制度，提高自我防护意识

（1）强化并完善制度：严格执行各项护理规章制度及操作常规，强化并落实防护措施，规范操作行为，培养良好的职业素质。

（2）规范操作：在进行侵袭性诊疗和护理操作过程中，按操作规范进行，切忌为节约时间不按操作规程进行。

2.规范防护措施，纠正易引起锐器伤的危险行为

（1）抽吸药液后单手套上针帽，禁止双手回套针帽，禁止用双手分离或回套污染的注射器与针头，禁止用手弄直或折弯针头。

（2）制订完善的手术器械摆放和传递规定，督促手术器械护士按操作规范进行；禁止用手直接接触或传递锐器。

（3）禁止直接徒手掰开安瓿，必须用砂轮划痕后再垫以纱布后掰开安瓿。

（4）严格管理医疗废物，锐器不应与其他医疗废物混放。禁止直接接触医疗废物。

（5）充分了解高危患者情况。有可能接触患者的血液、体液的诊疗和护理操作时必须戴手套，操作完后立即脱去手套，按六步洗手法用流动水洗手，必要时进行手消毒。如手部皮肤有破损时，在进行有可能接触患者的血液、体液的诊疗和护理操作时必须戴双层手套。

3.使用具有安全装置的护理器材

（1）采用真空采血系统采集血液标本。

（2）静脉用药时最好使用三通给药，使用可来福接头、一次性无针头输液管路等无针连接系统。

（3）采用具有安全保护装置的用品，如自动毁形的安全注射器、安全型静脉留置针等。

（4）使用砂轮或安瓿启瓶器开启安瓿。

4.加强护士的健康管理　护士在工作中发生锐器伤后，应立即按规范做好局部处理，并根据具体情况决定是否进行再处理。

5.减少护士的工作强度和心理压力　实行弹性排班制，增加治疗高峰期的人力配备，以减轻护士的工作压力，保障工作质量，减少锐器伤的发生。

6.严格执行医疗废物分类标准，管理好医疗废物　病区内应在操作处置场所设置足够的锐器回收器，以便于随手将使用后的锐器按规范放入耐刺、无渗漏的锐器盒里，不与其他医疗废物混放，而无需二次分拣。封存好的锐器回收器要有清晰的标志，锐器严格执行医疗垃圾分类标准，使用后的锐器直接稳妥安全地放入耐刺、防渗漏的利器盒。

7. 与患者沟通　加强与患者及家属的沟通，尽量取得最大程度的配合，必要时请他人协助或给予约束。

（四）锐器伤的紧急处理流程

1. 保持镇静，戴手套者按规范脱去手套。

2. 处理伤口：①立即用手从伤口的近心端向远心端挤出伤口血液，但禁止在伤口局部挤压，以免产生虹吸现象而将污染的血液吸入血管，增加感染机会；②用肥皂水或流动水反复冲洗伤口；③用 75% 乙醇或 0.5% 碘伏消毒并包扎伤口。

3. 填写锐器伤登记表，上报部门负责人、预防保健科及医院感染管理科。

4. 评估锐器伤，根据患者血液中含有病原微生物（如细菌、病毒）的多少和伤口、范围及暴露时间进行评估，并做好相应的处理。

5. 血清学检测与处理原则见表 4-1。

表 4-1　锐器伤后的血清学检测结果与处理原则

检测结果	处理原则
· 患者 HBsAg 阳性，受伤护士 HBsAg 阳性或抗 –HBs 阳性或抗 –HBc 阳性者	· 不需注射疫苗或乙肝免疫球蛋白（HBIg）
· 受伤护士 HBsAg 阴性，或抗 –HBs 阴性且未注射疫苗者	· 24 小时内肌肉注射 HBIg200U 并注射疫苗。于受伤当天、第 3 个月、6 个月、12 个月随访和监测
· 患者抗 –HCV 阳性，受伤护士抗 –HCV 阴性者	· 于受伤当天、第 3 周、3 个月、6 个月随访和监测
· 患者 HIV 阳性，受伤护士 HIV 抗体阴性	· 经专家评估后可立即预防性用药，并医学观察 1 年 · 于受伤即刻、6 周、12 周、6 个月、12 个月检查 HIV 抗体 · 预防性用药的原则：若被 HIV 污染的针头刺伤，应在 4 小时内，最迟不超过 24 小时进行预防用药。可用逆转录酶抑制剂、蛋白酶抑制剂。若超过 24 小时，也应实施预防性用药

二、化疗药物损伤的防护

化学药物治疗是指对病原微生物和寄生虫所引起的感染性疾病以及肿瘤采用的使用化学药物治疗的方法。化疗药物在杀伤肿瘤细胞的同时，也可通过直接接触、呼吸道、消化道等途径给经常接触它的护士带来一定的危害。

（一）化疗药物损伤的原因

1. 在配置液体的过程中，由于瓶内压力过大，排气时出现药物的喷洒或针剂药瓶破碎而漏出药物。

2. 在注射药物过程中针头连接不紧密，导致药液外漏。

3. 用过的化疗药物空瓶或剩余药物处理不当，会污染操作环境或仪器设备。

4. 化疗患者的排泄物、分泌物、污染物（如患者的分泌物、呕吐物、唾液、尿液等）均含有低浓度的化疗药物，如处理不当，护士也可接触到化疗药物。

（二）化疗药物损伤的预防措施

1. 配置化疗药物的环境要求　在条件允许的情况下，应设专门的化疗药物配药间，并配空气净化装置，有条件的医院应设置化疗药物配置中心。

2. 配备专业人员　化疗药物配置室应配备经过药学基础、化疗药物操作规程及废弃物处理等专门培训，并通过专业理论和技术考核的护士。化疗护士应定期检查肝肾功能、血常规等，妊娠期和哺乳期护士应避免接触化疗药物。

3. 化疗药物配置时的防护（表4-2）

表4-2　化疗药物配置时的防护措施与要求

措施	要求
操作前准备	·配药时穿长袖低渗透的隔离衣，戴帽子、口罩、护目镜、聚氯乙烯手套、一副乳胶手套
正确打开安瓿	·打开安瓿前轻弹颈部，掰开安瓿时应垫纱布，避免药液外漏，或玻璃划破手套
规范地稀释和抽取药物	·稀释、抽吸药液时，应插入双针头，以排除瓶内压力，防止针栓脱出造成污染 ·抽取药液后，先将瓶内的空气排尽，不能将药物排在空气中 ·抽取药液时用一次性注射器，所抽药液不超过注射器容量的四分之三为宜 ·抽出的药液放入垫有聚乙烯薄膜的无菌盘内备用
操作后的处理	·操作后，用水冲洗和擦洗操作台。脱去手套后彻底冲洗双手并进行沐浴

4. 化疗药物给药时的防护

（1）静脉给药时应戴手套。

（2）确保注射器及静脉接头处连接紧密，以防药物外漏。

5. 化疗药物污染的处理　如药物外溢，应标明污染范围，避免他人接触；如药物溢到桌面或地上，应立即用吸水毛巾、纱布吸附；若为粉剂则用湿纱布擦拭，并用肥皂水擦洗污染表面，再用75%乙醇擦拭。

6. 集中处理化疗废弃物和污染物

（1）接触过化疗药物的用品（一次性注射器、针头、安瓿等），使用后必须放置在防刺破、无渗漏的专用仪器中封闭处理

（2）所有污物（包括用过的一次性的防护衣、帽），必须焚烧处理。

（3）非一次性物品（如隔离衣、裤等）应与其他物品分开放置，并经过高温处理。

（4）接触48小时内接受过化疗药物治疗患者的分泌物、呕吐物、血液时，必须穿隔离衣、戴手套；被药物或患者体液污染过的床单等应单独清洗，患者使用过的马桶等要用消毒剂彻底清洗。

（5）混有化学药物的污水，先在医院内的污水处理系统中加以处理，再排入城市污水系统。

（三）遭受化疗药物暴露后的处理流程

如眼睛、皮肤不慎直接接触到化学药物时，可采取下列处理流程：

1. 迅速脱去手套和隔离衣。

2. 立即用肥皂水或清水清洗污染部位的皮肤。

3. 眼睛被污染时，应用清水或等渗洁眼液冲洗眼睛。

4. 记录接触情况，必要时就医治疗。

三、负重伤防护

负重伤是指护士由于职业关系经常需要搬动重物，当身体负重过大或用力不合理时，所致的肌肉、骨骼或关节的损伤。

（一）负重伤的原因

1. 工作强度大 临床护理人员的工作强度较大，如搬运患者、协助患者翻身、下床等。如果再加上用力不当等原因，均可导致腰部损伤、下肢静脉曲张、腰椎间盘突出等负重伤的发生。

2. 长期蓄积性损伤 护士在进行护理操作过程中，弯腰、扭转动作较多，对腰部的损伤较大，长期蓄积可导致腰部负荷进一步加重。

（二）负重伤的预防

1. 加强锻炼，提高身体素质 适当加强腰部锻炼可预防负重伤的发生，如太极、游泳、瑜伽等，这些运动可增加肌肉的柔韧性、关节的活动度，防止发生负重伤。

2. 保持正确的工作姿势 如站立或坐位时，尽可能保持腰椎伸直；弯腰时，应将两脚分开，减轻腰部负荷；搬重物时，先伸直腰部，再屈髋下蹲，随后挺腰将重物搬起。

3. 经常变换姿势 护理人员在临床护理工作中，应避免长期保持一种姿势，要定时变换体位，以缓解肌肉、骨骼、关节的压力，减轻负荷。

4. 适当使用劳动保护具 在工作中，护理人员可配戴腰围等保护用具以加强腰部的稳定性。

5. 促进下肢血液循环 长时间的站立工作可导致下肢静脉回流受阻而引发下肢静脉曲张。为预防下肢静脉曲张的发生，护理人员应注意以下几点：

（1）避免长时间保持一种姿势，经常变换体位、姿势，促进下肢血液循环。

（2）久站时，可让双下肢轮流支撑身体重量，可适当做踮脚的动作，减少静脉血液淤积。

（3）工作间歇可适当抬高下肢，促进血液回流。

（4）穿弹力袜，可促进下肢血液回流，减轻下肢疲劳感。

6.良好的生活习惯 提倡睡硬板床；从事劳动时，避免长时间弯腰或减少弯腰次数；减少提重物的时间及重量。

7.合理饮食

（1）多食含钙、铁、锌丰富的食物，如牛奶、骨头汤、西红柿等。

（2）增加蛋白质的摄入，如多食鱼、肉、蛋、豆制品等。

（3）多食含维生素 B、维生素 E 丰富的食物，如杂粮、花生、芝麻等。

四、医院暴力防护

世界卫生组织对医院工作场所暴力（简称医院暴力）的定义是指卫生人员在其工作场所受到辱骂、威胁和攻击，从而造成对其安全、幸福和健康的明确或含蓄的挑战。医院暴力分为心理暴力和身体暴力两种。

1.心理暴力 是指故意用力反对他人或集体，导致对身体、脑力、精神、道义和社会发展的损害，包括口头辱骂、侮辱、威胁、攻击、折磨和言语的骚扰。

2.身体暴力 是指以体力攻击导致身体的损害，包括打、踢、推、咬等暴力行为。

（一）原因分析

1.患者或家属方面 是医院暴力重要的原因。

（1）患者及家属期望值过高，当患者的结局达不到自己的期望值时，就会出现负面情绪。

（2）患者维权意识增强。

（3）少数患者谋求不正当利益。

2.医方原因

（1）部分医务人员缺乏人文精神和服务意识，医疗服务存在缺陷，医患沟通不到位。

（2）科室内部、科室之间的不团结，不协调。

（3）人员培训不到位，缺乏自我保护意识，法律意识淡薄。

（二）预防措施

1.树立以患者为中心的服务理念 强化人性化服务意识，真诚面对，尽可能满足患者要求，提高护士综合素质，严格执行各项规章制度，加强工作责任心，加强护患沟通，对待患者一视同仁。

2.良好的言行 护士应规范自己的言行，不做不该做的事，不说不该说的话，避免伤害患者的自尊心。特别是在面临暴力事件时，不要刺激敌对患者，更不要同敌对者争论或辩论，以免暴力升级。

3. 对有纠纷苗头的患者 发现有纠纷苗头的患者要及时向主任、护士长反映，必要时报告上级部门；做好交接班，提示每班注意，避免矛盾升级；做好护理服务。

4. 识别危险因素

（1）潜在危险的人：精神疾病患者，滥用药物/酒精的患者及家属，穿奇装异服者，对医疗服务期望值较高者。

（2）潜在危险的地方：单独与患者工作时，灯光暗淡的场所，在医院内可获得钱和药物的地方。

（三）处理

1. 处理投诉或小事件

（1）寻找给对方平息怒气的机会，找一个比较安静的环境，坐下来，给对方递上一杯茶。

（2）保持平静的心态，先简单介绍自己，并表示会尽力处理好这件事。

（3）耐心地倾听，用笔记录对方描述的事情概要，询问了解关键环节。

（4）用积极的态度接受批评，如果抱怨是真实的，用这样的一些陈述句"非常理解你的心情""您提出的批评意见很正确"等，如果批评是无理的，问一些澄清性的问题。

（5）向他征询意见或建议并及时给予答复。

（6）如果行为持续存在，冷静地描述一些暴力的结果。

2. 出现严重医疗纠纷时

（1）电话报告科主任、护士长、纠纷办、保卫科，必要时报告院领导。

（2）对于医院内发生的恶性事件，如出现抢夺病历、打砸公共财物、围攻医务人员等，一定要及时上报相关部门，相关部门要负责维持正常医疗秩序。

（3）若患方对医疗行为存在疑问时，科室报告医务科并按相关规定封存病历及相关物品。

复习思考

1. 在配置化疗药物时，要做好哪些防护措施？化疗药物暴露后的处置流程是什么？

2. 简述患者身份辨识的时机、内容、方式。

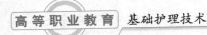
模块五
医疗护理文书

扫一扫，看课件

【学习目标】

掌握住院病历、出院病案的正确顺序，医嘱的种类，医嘱处理的注意事项。

熟悉医疗护理文书书写的管理要求及记录原则，出入液量记录单、特殊护理记录单的书写。

了解医疗护理文书的重要性，病室交班报告书写顺序及要求。

案例导入

消化内科住院患者王某，女。诊断：①慢性胃炎；②结肠息肉。经住院治疗后好转，于今日办理出院手续，家属向责任护士小莫提出要将患者住院期间的抽血化验报告单、胃肠镜病理检查报告等资料带出院。

问题：

护士小莫该如何解决家属提出的上述要求？

医疗护理文书（又称病历）是指医务人员在医疗活动过程中形成的文字、符号、图表、影像、切片等资料的总和，包括门（急）诊病历和住院病历。病历归档以后形成病案。医疗护理文书由医生和护士共同完成，记录了患者疾病发生、诊断、治疗、发展及转归的全过程，是医院和患者重要的档案资料，是现代医学的法定文件。因此，医疗护理文书必须书写规范并妥善保管，以保证其正确性、完整性和原始性。目前全国各医院医疗护理文书记录的方式不尽相同，但遵循的原则是一致的。

项目一 概 述

一、医疗护理文书的重要性

（一）提供患者的信息资料

医疗护理文书记录了患者的病情变化、诊断治疗及护理的全过程，是最原始的文书记录，方便医务人员及时、动态地了解患者的全面信息，是诊断、治疗、护理的重要参考依据，也保证了诊疗、护理工作的连续性和完整性。

（二）提供教学及科研的重要资料

完整的医疗护理文书是医学和护理教学的最好教材，是开展科研工作的重要资料，可供学生进行个案讨论及回顾性研究。同时，完整的原始记录，也为疾病调查、流行病学研究、传染病的管理提供了医学统计学资料，是卫生行政机构制定和实施政策的重要依据。

（三）提供评价依据

完整的医疗护理文书可反映医院的医疗护理质量，是医院工作和科学管理水平的重要标志之一，也是医务人员服务质量和技术水平的体现。

（四）提供法律依据

完整的医疗护理文书具有重要的法律作用，当发生医疗纠纷、进行伤残处理等情况时，在调查处理的过程中，都要将病案记录作为依据加以判断，以明确医院及医护人员有无法律责任。

二、医疗护理文书的管理要求

为加强医疗机构病历管理，保障医疗质量与安全，维护医患双方的合法权益，国家卫计委 2013 年修订并颁发了《医疗机构病历管理规定（2013 版）》。本教材以下相关内容主要参考本规定。

（一）管理要求

1. 医疗护理文书应按规定放置，记录或使用后必须放回原处。

2. 注意保持医疗护理文书的清洁、整齐、完整，防止破损、污染、拆散、丢失，收到化验单等检验报告单应在 24 小时内归入病历。

3. 除涉及对患者实施医疗护理活动的专业人员及医疗服务监控人员外，其他任何机构和个人不得擅自查阅患者的病历。

4. 患者本人或其委托代理人、死亡患者法定继承人或者其代理人有权要求借阅或复印病历，但必须履行申请手续，由医院指定部门或者专（兼）职人员负责受理复制病历资料的申请。受理申请时，申请人应当提供有关证明材料。批准后按照医疗护理文书复印过程办理。医疗机构可以为申请人复制的资料有：门（急）诊病历和住院病历中的体温单、医嘱单、住院志（入院记录）、手术同意书、麻醉同意书、麻醉记录、手术记录、病重（病危）患者护理记录、出院记录、输血治疗知情同意书、特殊检查（特殊治疗）同意书、病理报告、检验报告等辅助检查报告单、医学影像检查资料等病历资料。

5. 因医疗活动需要将住院病历或复印件带离病区时，应当由病区指定专人负责携带与保管。

6. 门（急）诊病历原则上由患者负责保管。医疗机构建有门（急）诊病历档案室或者已建立门（急）诊电子病历的，经患者或者其法定代理人同意后可以由医疗机构负责保管，保存时间自患者最后一次就诊之日起不少于15年。住院病历由医疗机构负责保管，保存时间自患者最后一次住院出院之日起不少于30年。病区交班报告本由病区保存1年，以备查阅。

7. 发生医疗事故纠纷时，应于医患双方对病历共同进行确认，签封病历复制件。封存的病历由负责医疗质量监控部门或者专（兼）职人员保管。

（二）病历的排列顺序

病案按规定顺序排列，使其规格化、标准化，便于管理和查阅。

1. 住院期间病历排列顺序

（1）体温单（按时间先后倒排）。

（2）医嘱单（按时间先后倒排）。

（3）入院记录。

（4）病程记录（术前讨论记录、手术同意书、麻醉同意书、麻醉术前访视记录、手术安全核查记录、手术清点记录、麻醉记录、手术记录、麻醉术后访视记录、术后病程记录等）。

（5）病重（病危）患者护理记录。

（6）出院记录。

（7）死亡记录。

（8）知情同意书［输血治疗知情同意书、特殊检查（特殊治疗）同意书等］。

（9）会诊记录。

（10）病危（重）通知书。

（11）检查检验结果（病理资料、辅助检查报告单、医学影像检查资料）。

（12）门诊病历。

2. 出院（转院、死亡）病历排列顺序

（1）住院病案首页。

（2）入院记录。

（3）病程记录（术前讨论记录、手术同意书、麻醉同意书、麻醉术前访视记录、手术安全核查记录、手术清点记录、麻醉记录、手术记录、麻醉术后访视记录、术后病程记录等）。

（4）出院记录。

（5）死亡记录。

（6）死亡病例讨论记录。

（7）知情同意书［输血治疗知情同意书、特殊检查（特殊治疗）同意书等］。

（8）会诊记录。

（9）病危（重）通知书。

（10）检查检验结果（病理资料、辅助检查报告单、医学影像检查资料等）。

（11）体温单（按时间先后顺排）。

（12）医嘱单（按时间先后顺排）。

（13）病重（病危）患者护理记录。

三、医疗护理文书记录原则

（一）及时

医疗护理文书记录必须及时，不可提前或拖延，更不能漏记，使记录资料保持最新。如因抢救急重症患者未能及时记录时，有关医护人员应当在抢救结束后6小时内据实补记，并注明抢救完成时间和补记时间。

（二）客观、准确、真实

医疗护理文书记录的内容必须准确、真实，不可主观臆断，描述应详细、客观。记录者必须是执行者。记录时间应为实际给药、治疗、护理的时间，而不是事先安排的时间。

（三）完整

医疗护理文书的眉栏、页码、各项记录必须逐项填写完整，避免遗漏，记录者应签全名，以明确职责。医疗护理文书不得随意拆散、损坏或外借，以免丢失。如患者出现病情恶化、拒绝接受治疗护理或者自杀倾向、意外、外出请假、并发症先兆等特殊情况，应详细记录并及时汇报、及时交接班等。

（四）规范

1.医疗护理文书记录应使用红、蓝（黑）墨水钢笔或签字笔，字体清楚、端正，不出格、不跨行，也不得涂改、剪贴，或滥用简化字，以保持文书的整洁。如有错误，应在相应文字上画双横线，就近书写正确文字并签全名。如为电子记录，则按统一要求打印后，由相关医务人员手写签名。

2.病历书写应规范使用医学术语，文字工整，字迹清晰，表述准确，语句通顺，标点正确。

3.病历书写应当使用中文，通用的外文缩写和无正式中文译名的症状、体征、疾病名称等可以使用外文。

4.病历书写一律使用阿拉伯数字书写日期和时间，采用24小时制记录。

5.护理文件均可以采用表格式，以节约书写时间，使护理人员有更多时间和精力为患者提供直接的护理服务。

项目二 常用护理文书及护理相关文书

案例导入

患者，男性，31岁，因右下腹腹痛12小时于2017年10月7日步行入院，体温38.2℃，脉搏98次/分，呼吸22次/分，血压119/74mmHg。诊断：急性阑尾炎。遵医嘱给予止痛、抗感染等保守治疗无效，10月9日11：00转入胃肠外科继续治疗，15：00患者做好术前准备，送手术室行阑尾切除术，过程顺利，术后安返病房，体温37.5℃，脉搏88次/分，呼吸18次/分，血压102/70mmHg，给予多功能心电监护，遵医嘱继续给予抗感染、止血等治疗，留置导尿管通畅，引出淡黄色尿液约350mL。

问题：

（1）护士该如何完成该患者的护理记录单？

（2）针对该患者如何书写病室交班报告？

护理文书是护理人员对患者的病情观察和实施护理的原始文字记载。常用的护理文书包括体温单、特别护理记录单和病区交班报告等；根据患者的特殊情况，可有单纯的体温记录单、血压记录单、出入液量记录单、翻身记录单、氧疗记录单等；根据专科特色可以有各种专科护理记录单，如手术清点记录单、精神科护理记录单、产程图等。此外，由医生开注的医嘱单多数需要护士处理与执行，是重要的护理相关文书。随着我国经济建设的迅速发展和现代医学模式的转变，以及人们对医疗保健需求的日益增长，认真、客观地填写各类护理文书已成为护理人员必须掌握的基本技能。

护理文书书写要求必须遵循医疗护理文书记录的基本原则，即及时、准确、真实、客观、完整、规范。为切实减轻临床护士书写护理文书的负担，使护士有更多时间和精力为患者提供直接护理服务，密切护患关系，提高护理质量，2010年始，国家卫生计生委（原卫生部）决定在医疗机构内推行表格式护理文书。

一、体温单

体温单是由护士填写的重要护理文书，用于记录患者的体温、脉搏、呼吸及其他情况，如患者入院、手术、分娩、转科、出院、死亡时间，血压、体重、大小便、出入量、药物过敏等信息。住院期间体温单排列在病历的最前面，以便于查阅（记录要求详见模块六项目五体温单的绘制）。

二、医嘱单及其处理

医嘱是指医生在医疗活动中下达的医学指令，是医生拟定治疗、检查计划的书面嘱咐，也是护士执行治疗等工作的重要依据，还是护士完成医嘱前后的查核依据。目前，各医院医嘱的书写方法不尽一致，有的直接写在医嘱单上，有的直接输入计算机。

（一）医嘱的内容

医嘱的内容包括：①患者姓名、科别、床号、住院病历号（或病案号）等基本信息及页码；②护理常规、护理级别、饮食、体位、药物（注明剂量、用法、时间等）、各类检查及治疗、术前准备等医嘱的起始日期和时间、停止日期和时间；③医师签名；④临时医嘱还有执行时间、执行护士签名。

（二）医嘱的种类

1. 长期医嘱 指自医生开写医嘱起，至医嘱停止，有效时间在 24 小时以上的医嘱。如一级护理、心血管内科护理常规、低盐饮食、硝苯地平缓释片 20mg Bid。当医生注明停止时间后医嘱失效（附表 5–1）。

2. 临时医嘱 有效时间在 24 小时以内，应在短时间内执行，有的需要立即执行（st），通常只执行一次，如阿托品 0.5mg H st，要求立即执行的"st"医嘱，需在 1 ~ 5 分钟内执行。有的需在限定时间内执行，如会诊、手术、检查、X 线摄片及各项特殊检查等。另外，出院、转科、死亡等也列入临时医嘱（附表 5–2）。

3. 备用医嘱 根据病情需要执行的医嘱。分为长期备用医嘱和临时备用医嘱两种。

（1）长期备用医嘱（prn）：指有效时间在 24 小时以上，必要时用，两次执行之间有时间间隔，由医生注明停止日期后方失效。如哌替啶 50mg im q8h prn。

（2）临时备用医嘱（sos）：仅在 12 小时内有效，必要时使用，只执行一次，过期未执行则失效。如：地西泮 5mg sos。

4. 特殊医嘱 写在临时医嘱单上

（1）需一日内连续用药数次者，如奎尼丁 0.2mg q2h×5 次。

（2）每天一次需要连续执行数天的医嘱，如痰培养 qd×3d。

（三）医嘱的处理

1. 长期医嘱的处理 医生开写长期医嘱于长期医嘱单上，注明日期和时间，并签上全名。护士将长期医嘱单上的医嘱分别转录至各种执行单上（如服药单、注射单、治疗单、输液单、饮食单等），转录时必须注明执行的具体时间并签全名。定期执行的长期医嘱应在执行卡上注明具体的执行时间。护士执行长期医嘱后应在长期医嘱执行单上注明执行时间，并签全名，不归入病历。

2. 临时医嘱的处理 医生开写临时医嘱于临时医嘱单上，注明日期和时间，并签上全名。需要立即执行的医嘱，护士执行后，必须注明执行时间并签上全名。有限定执行时间的临时医嘱，护士应及时转录至临时治疗本或交班记录本上。会诊、手术、检查等各种申请单应及时送到相应科室。

3. 备用医嘱的处理

（1）长期备用医嘱的处理：由医生开写在长期医嘱单上，必须注明执行时间，如哌替啶 50mg im q8h prn。护士每次执行后，在临时医嘱单内记录执行时间并签全名，以供下一班工作人员参考。

（2）临时备用医嘱的处理：由医生开写在临时医嘱单上，12 小时内有效。如：地西泮 5mg sos，过时未执行，则由护士用红笔在该项医嘱栏内写"未用"。

4. 停止医嘱的处理 停止医嘱时，应把相应执行单上的有关项目注销，同时注明停止日期和时间，并在医嘱单原医嘱后，填写停止日期、时间，最后在执行者栏内签全名。

5. 重整医嘱的处理 凡长期医嘱单超过 3 张，或医嘱调整项目较多时需要重整医嘱。重整医嘱时，由医生进行，在原医嘱最后一行下面划一红横线，在红线下用蓝（黑）钢笔填写"重整医嘱"，再将红线以上有效的长期医嘱，按原日期、时间的排列顺序转录红线下。转录完毕核对无误后签上全名。当患者手术、分娩或转科后，也需要重整医嘱，即在原医嘱最后一项下面划一红横线，并在其下用蓝（黑）钢笔填写"术后医嘱""分娩医嘱""转入医嘱"等，然后再开写新医嘱，红线以上的医嘱自行停止。医生重整医嘱后，由当班护士核对无误后在整理之后的有效医嘱执行者栏签上全名。

6. 计算机在医嘱处理中的应用 随着医疗水平和信息技术的快速发展，"计算机管理系统普遍应用于医院"已成为医院现代化管理的基础。医院信息系统（HIS）的作用就是利用电子计算机和通信设备，为医院所属部门提供患者诊疗信息和行政、财务、药品管理的收集、存储、处理、提取和数据交换。在医院各计算机运行子系统中，医嘱处理子系统占据了重要的地位。医嘱处理计算机化，改变了护士处理、查对医嘱的方式，避免了纸质医嘱处理时人工转抄各种执行单的失误，还减轻了填写各种医嘱报表的烦琐工作，节省了护士工作时间和护理人力资源；更重要的是通过规范化的录入界面、格式化的数据形式以及系统内部的质量控制，设置错误提示警告，保证了医嘱录入以及医嘱处理的真实性、准确性、完整性、及时性，有利于提高医疗护理质量，防止差错事故的发生。

（1）医嘱的录入：医生通过医生工作站直接录入医嘱，并下达护士工作站。

（2）医嘱的处理

①提取医嘱：处理医嘱的护士录入工作代码及个人密码，进入护士工作站系统后提取医生录入的医嘱（图 5–1）。

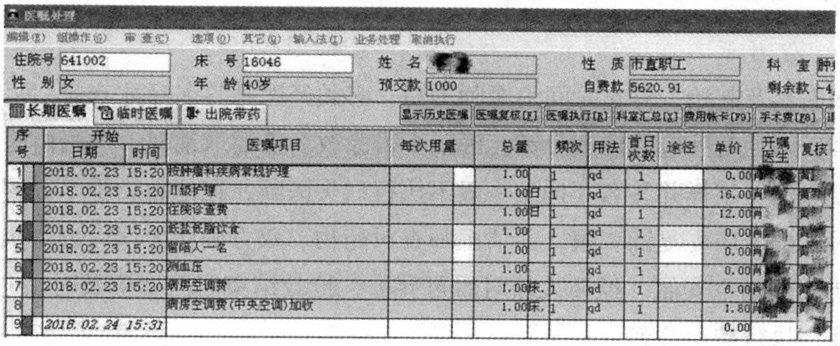

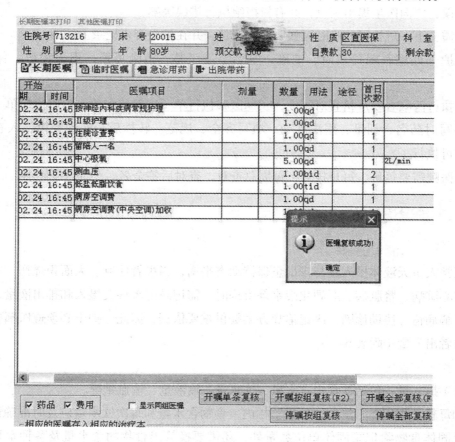

图 5–1 医嘱处理界面

②核对医嘱：先双人核对医嘱，核对内容包括医嘱类别、内容及执行时间等。无误后方可确认执行（图 5–2）。对有疑问的医嘱及时向医生查询，严防盲目执行医嘱。

图 5–2 核对医嘱

③执行医嘱：医嘱汇总生成后，中心药房根据网络信息摆药，分发针剂；处理医嘱护士通过各自的终端机直接打印当天各种药物治疗单，包括注射、口服、输液等长期医嘱治疗单并执行。

（四）注意事项

1. 医嘱内容及起始、停止时间由医师书写，必须经医师签名后才有效，每项医嘱只包含一个内容，下达时间应具体到分钟。医嘱不得涂改。需要取消时，应当由医生使用红色墨水标注"取消"字样并签名。护士一般不执行口头医嘱，在抢救、手术过程中医生下达口头医嘱时，护士应先复诵一遍，并请医师查对药物、双方确认无误后方可执行。且应保留抢救中所用药物空安瓿，经两人核对后再弃去，抢救结束后医生应及时（6小时内）据实补写医嘱，执行护士签名。

2. 处理多项医嘱时，应先急后缓，即首先应判断须执行医嘱的轻重缓急，合理安排执行顺序。先执行临时医嘱，再执行长期医嘱。

3. 对有疑问的医嘱，处理时应先与主管医生联系，了解清楚后方可执行。护士发现医嘱有错误，应向医生提出更改，并有权拒绝执行错误医嘱。

4. 需交下一班执行的临时医嘱要交代清楚，并在护士交班记录上注明。

5. 护士处理医嘱要及时、准确，签名字迹工整、清晰可辨，不得涂改，保持页面整洁。

6. 执行医嘱者要严格查对制度，长期医嘱执行单（注射治疗单、口服治疗单、输液卡等）抄写时药名、剂量、用法准确，填写齐全、规范。转抄后，必须经第二人查对确认后，方可执行。

7. 医嘱需要每班、每日核对，每周总查对，查对后签全名。

三、护理记录单

（一）出入液量记录

正常人每天液体摄入量与排出量保持动态平衡，当患者休克、大面积烧伤、大手术后或患有心脏病、肾脏病、肝硬化腹水等疾病时，需记录患者昼夜摄入和排出液量，为临床医生了解病情、协助诊断、决定治疗方案提供重要依据，因此，护士必须遵医嘱要求准确记录患者出入量（附表5-3）。

1. 内容与要求

（1）摄入量：包括饮食中含水量、饮水量、输液量、输血量等。

①每餐食物记在入量的"项目"栏内，食物含水量和每次饮水量应及时准确记录实入量。凡固体食物除记录固体单位数量外，还需要换算出食物的含水量及各种水果含水量（表5-1、表5-2）。

表5-1　医院常用食物含水量表

食物	单位	原料重量（g）	含水量（mL）	食物	单位	原料重量（g）	含水量（mL）
米饭	1中碗	100	240	藕粉	1大碗	50	210
大米粥	1大碗	50	400	鸭蛋	1个	100	72
大米粥	1小碗	25	200	馄饨	1大碗	100	350
面条	1中碗	100	250	牛奶	1大杯	250	217
馒头	1个	50	25	豆浆	1大杯	250	230
花卷	1个	50	25	蒸鸡蛋	1大碗	60	260
烧饼	1个	50	20	牛肉		100	69
油饼	1个	100	25	猪肉		100	29
豆沙包	1个	50	34	羊肉		100	59
菜包	1个	150	80	青菜		100	92
水饺	1个	10	20	大白菜		100	96
蛋糕	1块	50	25	冬瓜		100	97
饼干	1块	7	2	豆腐		100	90
煮鸡蛋	1个	40	30	带鱼		100	50

表5-2　各种水果含水量表

水果	重量（g）	含水量（g）	水果	重量（g）	含水量（g）
西瓜	100	79	葡萄	100	65
甜瓜	100	66	桃子	100	82
西红柿	100	90	杏子	100	80
萝卜	100	73	柿子	100	60
李子	100	68	香蕉	10.	60
樱桃	100	67	橘子	100	54
黄瓜	100	83	菠萝	100	86
苹果	100	68	柚子	100	85
梨子	100	71	广柑	100	88

②输液及输血量：准确记录相应时间液体输入量。

（2）排出量：包括小便、呕吐量、出血量、大便量、各种引流液量等。除大便记录次数外，液体以"mL"为单位记录。为准确记录尿量，对昏迷患者或需要密切观察尿量和尿比重的患者，最好留置导尿管；也可用称重法计算尿量；对难以测量的排出量，可以根据规定量液体浸润棉织物的状况进行估算，此外还需观察其颜色及性质，并记录于病情栏内。

2. 记录方法

（1）眉栏填写：用蓝（黑）钢笔填写记录单的眉栏项目及页码。

（2）记录时间：记录同一时间的摄入量和排出量，在同一横格上开始记录；对于不同时间的摄入量和排出量，应各自另起一行记录。

（3）小结或总结：每班在下班前均需做出入液量小结；24小时就患者的液体出入量做一次总结，用红钢笔在次晨7时记录的下面一格上下各画一横线，将24小时总结的液体出入量记录在划好的格子上，需要时应分类总结，同时记录于体温单底栏的相应栏内。

（二）病重（病危）患者护理记录单

病重（病危）患者的护理记录适用于所有病重、病危患者，以及病情发生变化、需要监护的患者。做好护理记录便于及时全面掌握患者情况，观察治疗或抢救后的效果（附表5-4）。

1. 记录内容　包括患者科别、姓名、年龄、性别、床号、住院病历号（或病案号）、入院日期、诊断、记录日期和时间，根据专科特点需要观察、监测的项目以及采取的治疗和护理措施、护士签名、页码等。危重患者的记录内容应根据相应专科的特点进行书写，以简化、实用为原则。

2. 记录方法和要求

（1）眉栏填写：用蓝（黑）钢笔填写眉栏项目及页码。

（2）生命体征的记录：及时准确地记录患者的体温、脉搏、呼吸、血压、意识状态等，详细记录患者的病情变化，治疗、护理措施以及效果评价，每次记录后应签全名。计量单位应写在标题栏内，记录栏内只填写数字。常规时间测量生命体征的数值除绘制在体温单上，还应记录在特别护理记录单上。

（3）出入液量的记录：同前述出入液量记录要求。

（4）病情观察、治疗和护理措施的记录：病情及处理栏内要详细记录患者的病情变化、治疗、护理措施以及效果，并签全名。不宜转抄医生的记录。

（5）小结和总结：分别于每班结束时就患者的总出入液量、病情、治疗、护理等做一次小结或总结，以便下一班快速、全面掌握患者的情况。

（6）保存要求：患者出院或死亡后，危重患者护理记录单应归入病案保存。

四、病室交班报告

病室交班报告是值班护士书写的书面交班报告，其记录内容是其值班期间整个科室及患者的病情动态变化情况（附表 5-5）。通过阅读病室交班报告，接班护士可全面掌握整个病区的患者情况、明确需要继续观察的问题和实施的护理，做到心中有数，便于开展工作。交班护士应在经常巡视和了解患者病情的基础上认真书写病室交班报告。书写内容应全面、真实、简明扼要、重点突出。写完后，注明页数并签全名。

（一）书写格式与要求

1. 眉栏填写　用蓝（黑）钢笔或签字笔填写眉栏各项，如病区、日期、时间、患者总数、入院、出院、转出、转入、手术、分娩、病危、死亡人数。

2. 书写顺序

（1）先写离开病室的个体：即出院、转出、死亡者。

（2）再写进入病室的个体：即新入院或转入的患者。

（3）最后写本班重点护理的个体：即手术、分娩、危重及有异常情况、做特殊检查或治疗的患者。

3. 特殊标记　对新入院、转入、手术、分娩的患者，在诊断的下方分别用红色墨水笔注明"新""转入""手术""分娩"，危重患者用红色标记"※"。

（二）书写内容

1. 出院、转出、死亡患者　出院者写明离开时间；转出者注明转往的医院、病区及转出时间；死亡者简要记录抢救过程及死亡时间。

2. 新入院及转入患者　应写明入院（转入）时间、方式（步行、平车、轮椅）、主要症状及体征、给予的治疗、护理措施及效果等。

3. 危重患者、有异常情况以及做特殊检查或治疗的患者　写明生命体征、意识、病情动态、特殊的抢救、治疗、护理措施及效果、生活护理情况、饮食护理等，下一班需要重点观察和注意的事项。预检查和待行特殊治疗的患者应写明需要注意的事项。

4. 手术及分娩患者　对准备进行手术的患者应写明术前准备和术前用药情况等。对当天手术患者需要写明麻醉方式、手术名称及过程、麻醉清醒时间，回病房后的生命体征、伤口、引流、排尿及镇痛药使用情况。产妇写明胎次、产式、产程、分娩时间、会阴切口及恶露等情况，自行排尿时间、新生儿性别及评分。

5. 老年、小儿及生活不能自理患者　应报告生活护理情况，如口腔护理、压疮护理及饮食护理。

6. 其他　还要报告上述患者的心理状态和需要接班者重点观察及完成的事项。夜间记录应注明患者的睡眠情况。

为减少护士书写时间，有的省市的书面交班报告采用索引格式（附表 5-6）。

附：补充说明

传统护理记录要求：日间 7 时始用蓝（黑）钢笔记录，夜间 19 时始用红钢笔记录。

《病历书写基本规范》规定[①]，病历书写应当使用蓝黑墨水、碳素墨水。有的省市据此相应要求：护理记录不分日、晚间，一律用蓝黑墨水或碳素墨水笔记录，仅药物过敏、临时备用医嘱的"未用"等特殊情况用红笔醒目注明。

本教材介绍的是各文书书写的基本要求。护理文书书写的细节要求，在临床具体实施中还需参考国家卫健委的病历书写基本要求及各医院所在省市卫生计生委的补充规定。

复习思考

1. 简答题

长期备用医嘱和临时备用医嘱的处理有何不同？

2. 案例分析题

谢某，男，38 岁。因发现颜面、双下肢浮肿伴尿少、气促 3 天入院，诊断：肾病综合征。医嘱：一级护理，优质蛋白饮食，低流量吸氧，急查肾功能、血常规、尿常规、胸部 X 线片、心电图，记录 24 小时出入量，0.9% 氯化钠溶液 100ml+ 泮托拉唑 80mg ivdrip，qd；强的松 35mg qd。

请思考：

（1）属于长期医嘱的是什么内容？如何执行？

（2）属于临时医嘱的是什么内容？如何执行？

（3）记录 24 小时出入量，应包含哪些内容？

---

① 《医疗机构病历管理规定(2013 年版)》，国卫医发〔2013〕31 号，2014 年 1 月 1 日起施行。

附表 5-1 长期医嘱单（范例）

长期医嘱单

姓名：李×× 　科别：呼吸内科　　床号：10 床　　住院病历号：××××

开　始					停　止			
日期	时间	医　嘱	医师签名	护士签名	日期	时间	医师签名	护士签名
2018-2-11	09：11	按呼吸内科疾病常规护理	吕××	王××				
	09：11	Ⅰ级护理	吕××	王××	2018-2-14	10：50	吕××	周××
	09：11	低盐低脂清淡饮食	吕××	王××				
	09：11	测血压 tid	吕××	王××				
	09：35	0.9% 氯化钠注射液 100mL　静滴 注射用多索茶碱　　0.3g　q12h	吕××	王××				
	09：35	孟鲁司特钠片 10mg/ 片　　　qn	吕××	王××				
2018-2-14	10：50	Ⅱ级护理	吕××	周××				

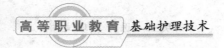

附表 5-2　临时医嘱单（范例）

临时医嘱单

姓名：陆××　　科别：心血管内科　　床号：35 床　　住院病历号：××××

日期	时间	医　嘱	医师签名	执行护士签名	执行时间
2018-2-17	11：42	血 24A 全套 +ABO 定型　st	黎××	林××	2018-2-17 11：50
	11：42	尿 25A 全套	黎××	林××	2018-2-17 11：50
	11：42	粪便常规 + 隐血	黎××	林××	2018-2-17 11：50

第　　页

附表 5-3　出入量记录单（范例）

出入量记录单

姓名：王×× 　科别：泌尿外科 　床号：12 床 　住院病历号：××××

日期	时间	入　量		出　量		签名
		项目	量（mL）	项目	量（mL）	
2018-2-20	07：30	水	120	尿液	250	余××
	07：50	小米粥（1 小碗）	200			余××
	08：10	0.9% 氯化钠溶液 注射用头孢他啶	100			余××
	09：00	5% 葡萄糖溶液 维生素 C	250			余××
	10：45			尿液	300	余××
	12：15	馄饨（1 大碗）	350			余××
	12：35	香蕉（1 个）	60			余××
	13：12			尿液	200	余××

第　页

附表 5-4　护理记录单（范例）

护理记录单

科别：神经外科　姓名：孙×× 　年龄：68岁　性别：男　住院病历号：××××　入院日期：2018-2-19　诊断：脑出血

床号：2床

日期 时间	意识	体温 ℃	脉搏 次/分	呼吸 次/分	血压 mmHg	血氧饱和度 %	吸氧 L/min	入量 名称	入量 mL	出量 名称	出量 mL	出量 颜色性状	皮肤情况	管路护理	病情观察及措施	护士签名
2018-2-20 15：30	昏迷	38.8	95	22	139/92	99	3			尿液	350	黄色，无沉渣		胃管及尿管均通畅、固定好	患者发热，遵医嘱给予冰敷大动脉处理	刘××
16：00	昏迷	38.0	90	21	135/85	99	3	营养液	250				完好		患者体温较前下降，予撤出冰块、冰敷皮肤完好。予鼻饲营养液，过程顺利	刘××
17：00	昏迷	37.8	91	21	135/86	100	3									刘××
18：00	昏迷	37.8	91	21	135/86	100	3						完好			刘××

第 1 页

本表为参考表，医院应当根据本院各专科特点设定记录项目。

病室护理交班报告

附表 5-5 病室交班报告（范例）

病室　内科

日期 2012 年 3 月 2 日

病人动态 床号、姓名、诊断	白班	晚班	夜班
	总数：40　入院：1　转入：1　转出：1　出院：1　死亡：1　手术：　分娩：　病危：　病重：20　特级护理：　一级护理：20	总数：40　入院：　转入：　转出：　出院：　死亡：　手术：　分娩：　病危：　病重：20　特级护理：　一级护理：20	总数：40　入院：　转入：1　转出：　出院：　死亡：　手术：　分娩：　病危：　病重：20　特级护理：　一级护理：20
5床　张永　支气管哮喘	患者好转，于今 9：00 出院。		
11床　吴旭　肺炎	患者因并发肺脓肿于今 9：00 转胸外科。		
21床　刘武　冠心病　心衰	患者于 11：15 突发急性左心衰，出现咳大量粉红色泡沫痰，面色苍白，大汗淋漓，立即给予酒精湿化吸氧、强心、利尿、镇静等抢救处理，11：30 出现心律 30 次/分，呼吸微弱，血压测不到，立即给予肾上腺素及呼吸兴奋剂等药物静脉注射，11：45 心电监护呈一直线，瞳孔散大，呼吸停止，对光反射消失，各种反射消失，持续 15 分钟后无效果，立即给予心肺复苏，持续 15 分钟后无效。失，抢救无效于 12：00 死亡。		
8床　姜平　支气管炎　新	患者，男性，56 岁，因咳嗽、咳痰 3 天行入院，诊断为支气管炎。入院后遵医嘱给予抗感染、化痰、止咳等处理，患者精神欠佳，食欲欠佳，自诉经处理后症状稍好转。已行健康宣教及协助生活护理。清继续观察病情变化。	患者精神欠佳，仍有咳嗽、咳痰，自诉较前好转，未诉其他不适。已安静入睡。请继续观察病情变化。	患者夜班期间断入睡，仍咳嗽，咳痰。已留取大小便及痰标本。
	签名：李霞	签名：刘星	签名：肖灵

护士长签名：龙珍

95

病室护理交班报告

病室 内科　　　　　　　　　　　　　　　　　　　　　　　　日期 2012 年 3 月 2 日

病人动态 / 床号、姓名、诊断	白班	晚班	夜班
（病房统计）	总数：40　入院：1　出院：1　转入：1　转出：1 手术：　分娩：　病危：1　病重：20　死亡：1 特级护理：　一级护理：20	总数：40　入院：　出院：　转入：　转出： 手术：　分娩：　病危：　病重：20　死亡： 特级护理：　一级护理：20	总数：40　入院：　出院：　转入：1　转出： 手术：　分娩：　病危：　病重：20　死亡： 特级护理：　一级护理：20
15床　宋文 肺心病 ※	患者病情及一般情况详见护理记录单。	患者病情及一般情况详见护理记录单。	患者病情及一般情况详见护理记录单。
22床　李云 胸痛查因	患者拟明日 9：00 行冠脉造影检查，已交代注意事项，给以心理支持。	患者情绪稳定，入睡安静。	患者夜间睡眠尚好，今晨测生命体征平稳。
	签名：李霞	签名：刘星	签名：肖灵

护士长签名：龙珍

附表 5-6 索引武病室交班报告（范例）

病室护理交班报告

日期 2017 年 3 月 2 日

病室 普外

班次	原有	现有	出院	转出	死亡	入院	转入	手术	分娩	病危	病重	特护	一级护理	心理行为障碍
白班	34	33	1	1		1		1		1		1	12	跌倒高危：11床
晚班	33	33								1		1	12	压疮高危：20床
夜班	33	33								1		1	12	

项目	床号	姓名	诊断	白班（A班）	晚班（P班）	夜班（N班）
出院	10	刘凤	急性阑尾炎	9:00 出院		
转出	23	林芳	胆囊炎	11:00 转心内科		
入院	12	彭玉	胃炎	9:30 步行入院	病情稳定	病情稳定
手术、病危	20	胡航	胆石症	13:20 术毕返回病房，病危患者，病情详见护理记录单。	病危患者，病情详见护理记录单。	病危患者，病情详见护理记录单。
检查	26	王涛	直肠癌	行肠镜检查，于15:00返回病房。	无特殊。	无特殊。
	15	袁迅	甲亢	高热，17:00体温39.3℃，请注意监测体温变化。	体温逐渐下降，23:00体温38.5℃。	本班体温正常，7:00体温37℃。

护士长：　　　刘群　　　签名：张霞　　　签名：王叶　　　签名：董琪

扫一扫，看课件

模块六

生命体征的观察与护理

【学习目标】

　　掌握生命体征的正常值及其生理变化，异常生命体征的观察及护理，测量生命体征的注意事项。

　　熟悉体温计和血压计的清洁、消毒及检查方法。

　　了解电子体温计、电子血压计的种类及构造。

　　生命体征是体温、脉搏、呼吸及血压的总称。它受大脑皮质控制，是机体内在活动的一种客观反映，是衡量机体身心状况的可靠指标。正常人生命体征在一定范围内相对稳定，变化很小且相互之间存在内在联系。而在病理情况下，其变化极其敏感。护士通过认真仔细地观察生命体征，可以获得患者生理状态的基本资料，了解机体重要脏器的功能活动情况，了解疾病的发生、发展及转归，为预防、诊断、治疗及护理提供依据。因此，正确掌握生命体征的观察与护理技术是临床护理中极为重要的内容之一。

项目一　体温的观察与护理

案例导入

　　患者，男性，60岁，有高血压病史，一年来全身乏力，食欲不佳，腹胀。今晨头晕、恶心、发热并呕出咖啡样物体600mL，家属紧急送往医院，平车入病房，护士测量生命体征。

　　问题：

　　（1）护士应如何给该患者测量体温？

　　（2）该患者体温过高时，应如何对患者进行护理？

一、正常体温及生理变化

（一）体温的形成

体温是由三大营养物质糖类、脂肪、蛋白质氧化分解而产生的。三大营养物质在体内氧化时释放能量，并转化为热能以维持体温。体温反映了机体新陈代谢的状况，也是机体发挥各项正常功能的必备条件之一。

正常人的体温相对恒定，它通过大脑和丘脑下部的体温调节中枢的调节和神经体液的作用，使产热和散热保持动态平衡。在正常生理状态下，体温升高时，机体通过减少产热和增加散热来维持体温相对恒定；反之，当体温下降时，则产热增加而散热减少，使体温仍维持在正常水平。

（二）产热与散热

1. 产热过程 机体的产热过程是细胞新陈代谢的过程。主要的产热部位是肝脏和骨骼肌。

2. 散热过程 人体以物理方式散热。最主要的散热部位是皮肤，呼吸、排便也能散发部分热量。散热方式有辐射、传导、对流和蒸发四种。

（1）辐射：指热由一个物体表面通过电磁波的形式传至另一个与它不接触物体表面的一种方式。它是人体安静状态下及处于低温环境中的主要散热形式。辐射散热量同皮肤与外界环境的温差及机体有效辐射面积等有关。

（2）传导：指机体的热量直接传给同它接触的温度较低的物体的一种散热方式。传导散热量与物体接触面积、温差大小及导热性有关。由于水的导热性能好，临床上常采用冰袋、冰帽、冰（凉）水湿敷为高热患者物理降温，这就是利用传导散热的原理。

（3）对流：对流是传导散热的一种特殊形式，是指通过气体或液体的流动来交换热量的一种散热方式。对流散热受气体或液体流动速度、温差大小的影响，它们之间成正比关系。

（4）蒸发：蒸发是水分由液态转变为气态，同时带走大量热量的一种散热方式。蒸发散热受环境温度和湿度的影响。临床上对高热患者常采用乙醇拭浴方法，通过乙醇的蒸发，起到降温作用。

当外界温度低于人体皮肤温度时，机体大部分热量可通过辐射、传导、对流等方式散热，当外界温度等于或高于人体皮肤温度时，蒸发就成为人体唯一的散热形式。

（三）体温的生理变化

1. 正常体温 临床上常以口腔、直肠、腋窝等处的温度来代表体温。在三种测量方法中，直肠温度最接近于人体深部温度，日常工作中，采用口腔、腋下温度测量更为常见、方便。成人体温平均值及正常范围见表6-1。

表6-1　成人体温平均值及正常范围

部位	平均温度	正常范围
口温	37.0℃（98.6 ℉）	36.3 ～ 37.2℃（97.3 ～ 99.0 ℉）
肛温	37.5℃（99.5 ℉）	36.5 ～ 37.7℃（97.7 ～ 99.9 ℉）
腋温	36.5℃（97.7 ℉）	36.0 ～ 37.0℃（96.8 ～ 98.6 ℉）

温度可用摄氏温度（℃）和华氏温度（℉）来表示。摄氏温度与华氏温度的换算公式为：

$$℉ = ℃ \times 9/5 + 32$$

$$℃ = （℉ - 32） \times 5/9$$

2. 生理变化　体温可随昼夜、年龄、性别、活动、药物等出现生理性变化，但其变化的范围很小，一般不超过 0.5 ～ 1.0℃。

（1）昼夜：正常人体温在 24 小时内呈周期性波动，清晨 2 ～ 6 时最低，午后 2 ～ 8 时最高。体温的这种昼夜周期性波动称为昼夜节律。

（2）年龄：由于基础代谢水平的不同，各年龄段的体温也不同。儿童、青少年的体温高于成年人，而老年人的体温低于青、壮年。新生儿尤其是早产儿，由于体温调节功能尚未发育完善，调节功能差，因而其体温易受环境温度的影响而变化，因此对新生儿应加强护理，做好防寒保暖措施。

（3）性别：成年女性的体温平均比男性高 0.3℃。女性的基础体温随月经周期呈规律性的变化，在排卵前体温较低，排卵日最低，排卵后体温升高，这与体内孕激素水平周期性变化有关，孕激素具有升高体温的作用，因此在临床上可通过连续测量基础体温了解月经周期中有无排卵和确定排卵日期。

（4）活动：剧烈肌肉活动（劳动或运动）可使骨骼肌紧张并强烈收缩，产热增加，导致体温升高。临床上测量体温应在患者安静状态下进行，小儿测温时应防止其哭闹。

（5）药物：麻醉药物可抑制体温调节中枢或影响传入路径的活动并能扩张血管，增加散热，降低机体对寒冷环境的适应能力。因此对手术患者术中、术后应注意保暖。

此外，情绪激动、紧张、进食、环境温度的变化等都会对体温产生影响，在测量体温时，应加以考虑。

二、异常体温的观察与护理

（一）体温过高

体温过高指机体体温升高超过正常范围。病理性体温过高包括发热和过热。发热可分为感染性发热和非感染性发热两大类。感染性发热较多见，主要由病原体引起；非感染性发热由病原体以外的各种物质引起，目前越来越引起人们的重视。过热是由于体温调节障碍、散热障碍、产热器官功能异常等导致，是被动性体温升高。

1. 临床分级 以口腔温度为例，发热程度可划分为低热、中等热、高热、超高热，见表 6-2。

表 6-2 发热程度划分

热度	温度范围
低热	37.3 ～ 38.0℃（99.1 ～ 100.4 ℉）
中等热	38.1 ～ 39.0℃（100.6 ～ 102.2 ℉）
高热	39.1 ～ 41.0℃（102.4 ～ 105.8 ℉）
超高热	41℃以上（105.8 ℉以上）

2. 发热过程及表现 一般发热过程包括三个时期。

（1）体温上升期：此期特点是产热大于散热。主要表现为疲乏无力、皮肤苍白、干燥无汗、畏寒，甚至寒战。体温上升可有骤升和渐升两种方式。骤升是指体温突然升高，在数小时内升至高峰，常见于肺炎球菌性肺炎、疟疾等。渐升是指体温逐渐上升，数日内上升到最高点，常见于伤寒等。

（2）高热持续期：此期特点是产热和散热在较高水平趋于平衡，体温维持在较高状态。主要表现为面色潮红、皮肤灼热、口唇干燥、呼吸脉搏加快、头痛头晕、食欲下降、全身不适、软弱无力。此期可持续数小时、数天甚至数周。

（3）退热期：此期特点是散热大于产热，体温恢复至正常水平。主要表现为大量出汗、皮肤潮湿。体温下降可有骤退和渐退两种方式，骤退常见于大叶性肺炎。渐退常见于伤寒等。体温骤退者由于大量出汗，体液大量丧失，易出现血压下降、脉搏细速、四肢厥冷等虚脱现象，应密切观察，加强护理。如果体温突然下降，脉搏、呼吸增快，全身症状加重，则是病情恶化的表现。若体温下降，症状减轻，则表示病情好转，趋向正常。

3. 常见热型 各种体温曲线的形态称为热型。某些发热性疾病具有独特的热型，加强观察有助于对疾病的诊断。由于各种退热措施的应用，使热型变得不典型。常见热型（图 6-1）有以下四种：

（1）稽留热：体温持续在 39 ～ 40℃，达数天或数周，24 小时波动范围不超过 1℃。常见于肺炎球菌性肺炎、伤寒等。

（2）弛张热：体温在 39℃以上，波动幅度较大，24 小时内温差达 1℃以上，体温最低时仍高于正常水平。常见于败血症、风湿热等。

（3）间歇热：高热与正常体温交替出现。体温骤然升高至 39℃以上，持续数小时或更长，然后下降至正常或正常以下，经过一个间歇，体温又升高，并反复发作。常见于疟疾等。

（4）不规则热：发热无一定规律，且持续时间不定。常见于流行性感冒、肿瘤性发热等。

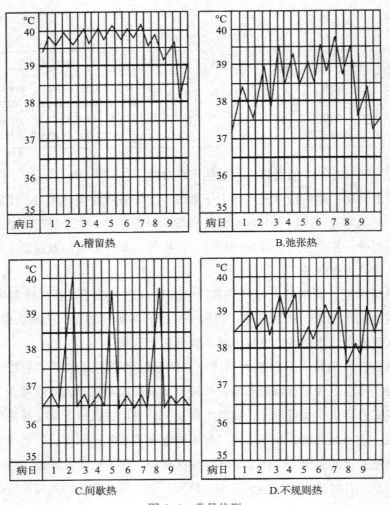

图6-1 常见热型

4. 体温过高的护理

（1）降温：可选用物理降温或药物降温方法。物理降温有局部和全身冷疗两种方法。体温超过39℃，可采用冷毛巾湿敷、冰袋、化学致冷袋等局部冷疗方法；体温超过39.5℃，可采用温水拭浴、乙醇拭浴等全身冷疗方式，达到降温目的（具体要求见模块十二冷、热疗法）。药物降温是应用退热药而达到降温的目的。使用药物降温时应注意药物的剂量，尤其对年老体弱及心血管疾病者应防止出现虚脱。实施降温措施30分钟后应复测体温，并做好记录和交班。

（2）促进患者舒适：①休息：可减少能量的消耗，有利于机体康复。高热者需卧床休息，低热者可酌情减少活动，适当休息。②口腔护理：发热时由于唾液分泌减少，口腔黏膜干燥，且抵抗力下降，有利于病原体生长、繁殖，易出现口腔感染。应在晨起、餐后、睡前协助患者漱口，保持口腔清洁。③皮肤护理：退热期常大量出汗，应及时擦干汗液，更换衣服和床单，防止受凉，保持皮肤的清洁、干燥。对持续高热者，应协助其改变体位，防止压疮、肺炎等并发症出现。

（3）补充营养和水分：给予高热量、高蛋白、高维生素、易消化的流质或半流质食物。鼓励少量多餐，以补充高热的消耗，提高机体的抵抗力。鼓励患者多饮水，以每日3000mL为宜，以补充高热消耗的大量水分，并促进毒素和代谢产物的排出。对不能进食的患者，遵医嘱给予静脉输液或鼻饲，以补充水分、电解质和营养物质。

（4）加强病情观察：①观察生命体征，定时测体温，高热时应每4小时测量一次，待体温恢复正常3天后，改为每日1～2次。注意患者发热类型、程度及经过，及时注意呼吸、脉搏和血压的变化。②观察是否出现寒战、淋巴结肿大、出血、肝大、脾大、结膜充血、关节肿痛及意识障碍等伴随症状。③观察发热的原因及诱因是否消除。④观察治疗效果，比较治疗前后全身症状及实验室检查结果。⑤观察饮水量、饮食摄取量、尿量及体重变化。

（5）心理护理：①体温上升期，患者突然发冷、发抖、面色苍白，此时患者会产生紧张、不安、害怕等心理反应。护理中应经常探视患者，耐心解答各种问题，尽量满足患者的需要。②高热持续期，应注意尽量解除高热带给患者的身心不适，尽量满足患者的合理要求。③退热期，满足患者舒适的心理，注意清洁卫生，及时补充营养。

（6）健康教育：教会患者及家属正确测量体温的方法、简易的物理降温方法，并告知患者及家属休息、营养、饮水、清洁的重要性。

（二）体温过低

体温过低指体温低于35℃以下。常见于早产儿及全身衰竭的危重患者。

1. 原因

（1）散热过多：长时间暴露在低温环境中，使机体散热过多、过快。

（2）产热减少：重度营养不良、极度衰竭，使机体产热减少。

（3）体温调节中枢受损：中枢神经系统功能不良，如颅脑外伤、脊髓受损；药物中毒，如麻醉剂、镇静剂；重症疾病，如败血症、大出血等。

（4）体温调节中枢发育不完善：新生儿尤其是早产儿体温调节中枢发育不完善，产热不足，体表面积相对较大，散热较多，导致体温不升。

2. 临床分级 见表6-3。

表6-3　体温过低的临床分级

轻度	32.1～35.0℃（89.8～95.0 ℉）
中度	30.0～32.0℃（86.0～89.6 ℉）
重度	＜30.0℃（86.0 ℉），瞳孔散大，对光反射消失
致死温度	23.0～25.0℃（73.4～77.0 ℉）

3. 临床表现　发抖、血压降低、心跳、呼吸减慢、皮肤苍白冰冷、躁动、嗜睡、意识障碍甚至出现昏迷。

4. 体温过低的护理

（1）环境温度：提供合适的环境温度，维持室温在24～26℃。

（2）保暖措施：给予毛毯、棉被、电热毯、热水袋，添加衣服，防止体热散失。给予热饮，提高机体温度。

（3）加强监测：观察生命体征，持续监测体温的变化，至少每小时测量1次，直至体温恢复至正常且稳定。同时注意呼吸、脉搏、血压的变化。

（4）病因治疗：去除引起体温过低的原因，使体温恢复正常。

（5）积极指导：教会患者避免导致体温过低的因素，如营养不良、衣服穿着过少、供暖设施不足等。

三、体温的测量

（一）体温计的种类

1. 水银体温计　又称玻璃体温计，分口表、肛表、腋表3种（图6-2水银体温计）。

2. 电子体温计　采用电子感温探头来测量体温，测得的温度直接由数字显示，读数直观，测温准确，灵敏度高。

3. 可弃式体温计　为单次使用的体温计，其构造为一含有对热敏感的化学指示点薄片，测温时点状薄片随机体的温度而变色，显示所测温度，可测口温、腋温。

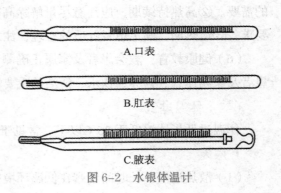

A.口表

B.肛表

C.腋表

图6-2　水银体温计

（二）体温计的消毒与检查

1. 体温计的消毒方法

（1）水银体温计消毒法：将使用后的体温计放入盛有消毒液的容器中浸泡，5分钟后取出，清水冲洗，用离心机将体温计的水银柱甩至35℃以下，再放入另一消毒容器中浸泡30分钟，取出后用冷开水冲洗，擦干后放入清洁容器中备用。注意口表、肛表、腋表应分别消毒和存放。

（2）电子体温计消毒法：仅消毒电子感温探头部分，消毒方法应根据制作材料的性质选用不同的消毒方法，如浸泡、熏蒸等。

2. 体温计的检查 在使用新体温计前或定期消毒体温计后，应对体温计进行检查，保证其准确性。

方法：将全部体温计的水银柱甩至 35℃ 以下，于同一时间放入已测好的 40℃ 以下的水中，3 分钟后取出检查；若误差在 0.2℃ 以上、玻璃管有裂痕、水银柱自行下降，则不能使用；合格体温计用纱布擦干，放入清洁容器内备用。

（三）水银体温计测量体温法

【目的】

1. 判断体温有无异常。

2. 动态监测体温变化，分析热型及伴随症状。

3. 协助诊断，为预防、治疗、康复和护理提供依据。

【评估】

1. 了解患者的年龄、病情、意识、治疗情况，心理状态及合作程度。

2. 有无进食、运动等影响体温测量准确性的因素。

【计划】

1. 患者准备

（1）体位舒适、情绪稳定。

（2）测量体温前 30 分钟，无剧烈运动、进食、冷热饮、冷热敷、洗澡、坐浴、灌肠等活动。

2. 用物准备

（1）体温计：已消毒、检查过的完好无损体温计，盛放于专用清洁容器内。

（2）其他：体温计回收盒，有秒针的表，记录本、笔。若测肛温，另备润滑油、棉签、卫生纸。

【实施】

实施步骤	操作要点说明
1. 核对解释 携用物至床旁，再次核对	·清点、检查体温计（无破损、水银柱在 35℃ 以下）
2. 测量	·酌情选用合适的测温方法
➤ 测量口温 （1）将口表水银端斜放于舌下热窝（图 6-3） （2）嘱患者闭唇，含住口表，用鼻子呼吸，勿用牙齿咬 （3）测量的时间为 3 分钟	·测量方便，注意防止交叉感染 ·舌下热窝靠近舌动脉，是口腔中温度最高的部位

实施步骤	操作要点说明
➢ 测量腋温 （1）擦干腋下汗液，将体温计水银端放至腋窝深处并紧贴皮肤（图6-4） （2）屈臂过胸，夹紧 （3）测量的时间为10分钟	· 测量方法安全 · 腋下有汗，影响所测体温的准确性 · 不能合作者应协助完成
➢ 测量肛温 （1）患者侧卧、俯卧、屈膝仰卧位，暴露测温部位（图6-5） （2）润滑肛表水银端，插入肛门3～4cm （3）测量的时间为3分钟	· 准确但不方便 · 便于插入及避免擦伤或损伤肛门及直肠黏膜
3. 取表　取出体温计，用消毒纱布擦拭	
4. 读数、记录　先记录在记录本上，再绘制在体温单上	
5. 整理　协助患者穿衣、裤，取舒适体位	
6. 消毒　消毒体温计	· 防止交叉感染

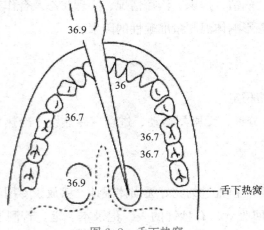

图6-3　舌下热窝

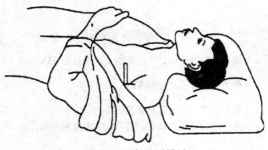

图6-4　腋温测量法

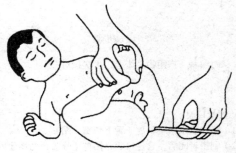

图6-5　肛温测量法

【注意事项】

1. 测温前后清点体温计数量，并检查有无破损。甩体温计时要用腕部的力量，切忌把体温计放在热水中清洗，以免引起爆裂。

2. 避免影响体温测量的各种因素，运动、进食、冷热饮、冷热敷、沐浴、坐浴或灌肠者，应间隔30分钟后再测量相应部位的体温。

3. 婴幼儿、精神异常、昏迷、口腔疾患、口鼻手术、张口呼吸者禁忌测量口温。腋下有创伤、手术、炎症及腋下出汗较多者，肩关节受伤或消瘦夹不紧体温计者不宜测量腋温。直肠或肛门手术、腹泻者禁忌测量肛温；心肌梗死患者不宜测肛温，以免刺激肛门引起迷走神经反射，导致心动过缓。

4. 婴幼儿、危重患者、躁动患者使用水银体温计测温时，应设专人守护，防止意外。

5. 测口温时，若患者不慎咬破体温计时，首先应及时清除玻璃碎屑，以免损伤唇、舌、口腔、食管、胃肠道黏膜，再口服蛋清或牛奶，以延缓汞的吸收。若病情允许，可食用粗纤维食物，加速汞的排出。

6. 当发现体温测量值与病情不符时，应更换体温计重新测量，测量时专人守护。

【健康教育】

1. 向患者及家属解释体温监测的重要性，学会正确测量体温的方法，以保证测量结果的准确性。

2. 介绍体温的正常值及测量过程中的注意事项。教会其对体温的动态观察，提供体温过高、体温过低的护理指导，增强自我护理能力。

（四）电子体温计的使用

1. 电子体温计由温度传感器、液晶显示器、纽扣电池、专用集成电路及其他电子元器件组成。能快速准确地测量人体体温，与传统的水银玻璃体温计相比，具有读数方便、测量时间短、测量精度高、能记忆并有蜂鸣提示的优点，尤其是电子体温计不含水银，对人体及周围环境无害，特别适合于家庭、医院等场合使用。常用的电子体温计有额温计、红外线温度计、耳温计、数字体温计等。

2. 体温计使用前，应先用酒精对体温计头部进行消毒。按压开关，蜂鸣器发出蜂鸣音，时间约2秒钟，将探头置于测温部位，当体温计发出约5秒钟的蜂鸣提示声，这时体温计测量完毕，可以读取显示出的体温值。

3. 体温计具有自动关机功能，将在测量结束后10分钟内自动关机。

项目二　脉搏的观察与护理

📖 案例导入

　　患者，男性，60岁，有高血压病史，一年来全身乏力，食欲不佳，腹胀。今晨头晕、恶心、发热并呕出咖啡样物体600mL，家属紧急送往医院，平车入病房，医嘱予测量生命体征。

　　问题：

　　（1）如何测量该患者的脉搏？

　　（2）脉搏短绌的患者应怎么测量？

一、正常脉搏及生理变化

（一）脉搏的产生

当心脏收缩时，左心室将血射入主动脉，主动脉内压力骤然升高，动脉管壁随之扩张。当心脏舒张时，动脉管壁弹性回缩。这种动脉管壁随着心脏的舒缩而出现周期性的起伏搏动而形成动脉脉搏，临床简称为脉搏。

（二）正常脉搏及其生理变化

1. 脉率　指每分钟脉搏搏动的次数（频率）。正常成人在安静状态下脉率为60～100次/分。脉率受诸多因素影响而引起变化。

（1）年龄：脉率随年龄的增长而逐渐减低，到老年时轻度增加。年龄越小，脉率越快，新生儿可达130～140次/分。

（2）性别：女性脉率比男性稍快，通常相差5次/分。

（3）体型：身材细高者常比矮壮者的脉率慢。

（4）活动、情绪：运动、兴奋、恐惧、愤怒、焦虑使脉率增快；休息、睡眠则使脉率减慢。

（5）饮食、药物：进食、使用兴奋剂、浓茶或咖啡能使脉率增快；禁食、使用镇静剂、洋地黄类药物能使脉率减慢。

2. 脉律　指脉搏的节律性。它反映了左心室的收缩情况，正常脉律跳动均匀规则，间隔时间相等。但正常小儿、青年和一部分成年人中，可出现吸气时增快，呼气时减慢的情况，称为窦性心律不齐，一般无临床意义。

3. 脉搏的强度　即触诊时血液冲击血管的一种感觉。脉搏的强弱取决于心搏出量、脉压、外周阻力和动脉壁的弹性等。

4. 动脉壁的情况 触诊时可感觉到动脉壁性质。正常动脉管壁光滑、柔软、富有弹性。

二、异常脉搏的观察与护理

（一）异常脉搏的评估

1. 脉率异常

（1）心动过速：成人脉率超过 100 次 / 分，称为心动过速（速脉）。常见于发热、甲状腺功能亢进、心力衰竭、血容量不足等。一般体温每升高 1℃，成人脉率约增加 10 次 / 分，儿童则增加 15 次 / 分。

（2）心动过缓：成人脉率少于 60 次 / 分，称为心动过缓（缓脉）。常见于颅内压增高、房室传导阻滞、甲状腺功能减退、阻塞性黄疸等。

2. 节律异常

（1）间歇脉：在一系列正常规则的脉搏中，出现一次提前而较弱的脉搏，其后有一较正常延长的间歇（代偿间歇），称间歇脉。常见于各种心脏病或洋地黄中毒患者。

（2）二联律、三联律：如每隔一个或两个正常搏动后出现一次期前收缩，则前者称二联律，后者称三联律。常见于各种器质性心脏病。

（2）脉搏短绌：在同一单位时间内脉率少于心率，称为脉搏短绌，简称绌脉。其特点是心律完全不规则，心率快慢不一，心音强弱不等。常见于心房纤颤的患者。

3. 强度异常

（1）洪脉：当心排出量增加，周围动脉阻力较小，动脉充盈度和脉压较大时，则脉搏强而大，称为洪脉。常见于高热、甲状腺功能亢进、主动脉瓣关闭不全等。

（2）细脉或丝脉：当心排出量减少，周围动脉阻力较大，动脉充盈度降低时，则脉搏弱而小，扪之如细丝，称细脉。常见于心功能不全、大出血、休克、主动脉瓣狭窄等，是一种危险现象。

（3）交替脉：指节律正常，而强弱交替出现的脉搏。主要由于心室收缩强弱交替出现而引起。为心肌损害的一种表现，常见于高血压心脏病、冠状动脉粥样硬化性心脏病等。

（4）水冲脉：脉搏骤起骤降，急促而有力。主要由于收缩压偏高，舒张压偏低使脉压增大所致。常见于主动脉瓣关闭不全、甲状腺功能亢进等。

（5）奇脉：吸气时脉搏明显减弱或消失称为奇脉。常见于心包积液和缩窄性心包炎，是心包填塞的重要体征之一。奇脉的产生主要与左心室搏出量减少有关。

4. 动脉壁异常 早期动脉硬化，表现为动脉壁变硬，失去弹性，呈条索状；严重时则动脉迂曲甚至有结节。

（二）异常脉搏的护理

1. 加强观察　观察脉搏的脉率、节律、强弱等；观察药物的治疗效果和不良反应；有起搏器者应做好相应的护理。

2. 休息与活动　指导患者增加卧床休息的时间，适当活动，以减少心肌耗氧量。必要时给予氧疗。

3. 准备急救物品和急救仪器　准备抗心律失常药物，除颤器处于完好状态。

4. 心理护理　稳定情绪，消除紧张、恐惧情绪。

5. 健康教育　指导患者进清淡易消化的饮食，戒烟限酒；善于控制情绪，勿用力排便；学会自我监测脉搏及观察药物的不良反应。

三、脉搏的测量

（一）测量的部位

浅表、靠近骨骼的大动脉均可作为测量脉搏的部位。常用诊脉部位见图 6-6。临床上最常选择的诊脉部位是桡动脉。

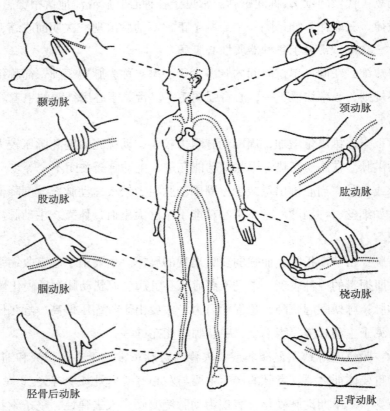

颞动脉　　颈动脉

股动脉　　肱动脉

腘动脉　　桡动脉

胫骨后动脉　　足背动脉

图 6-6　常用诊脉部位

（二）脉搏测量的方法

以桡动脉为例。

【目的】

1. 判断脉搏有无异常。

2. 动态监测脉搏变化，间接了解心脏状况。

3. 协助诊断，为预防、治疗、康复、护理提供依据。

【评估】

1. 患者的年龄、病情、治疗等情况。

2. 影响脉搏测量的因素。

3. 患者的心理状况、合作程度。

【计划】

1. 患者准备

（1）体位舒适、情绪稳定

（2）测量脉搏前30分钟，无剧烈运动、紧张、恐惧、哭闹等活动。

2. 用物准备　有秒针的表、记录本、笔、听诊器（必要时）。

【实施】

实施步骤	操作要点说明
1. 核对解释　携用物至床旁，再次核对	·确认患者，取得合作
2. 测量 （1）体位：使患者舒适地躺卧或端坐，手腕伸展 （2）护士以示指、中指、无名指的指端压在桡动脉处，按压力量适中，能清楚地测得脉搏为宜 （3）计数：正常脉搏测30秒，乘以2，即为脉率；异常脉搏、危重患者应测1分钟；脉搏细弱难以触诊时应测心率1分钟 （4）如发现细脉者，应由两名护士同时测量，一人听心率，一人测脉率（图6-7），由听心率者发出口令"起""停"，计时1分钟	·压力太小感觉不到脉搏搏动 ·心脏听诊部位可选择左锁骨中线内侧第5肋间隙处
3. 记录　先记录在记录本上，再绘制在体温单上	·脉搏短绌者，以分数形式记录，记录方式为心率/脉率次/分

【注意事项】

1. 若测脉率前患者有剧烈活动、紧张、恐惧等强烈情绪反应，应先休息30分钟，待安静、情绪稳定后再测量。

2. 偏瘫患者，应选择健侧肢体诊脉。

3. 不可用拇指诊脉，因拇指小动脉搏动较强，易与

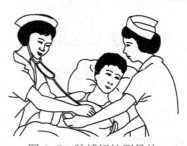

图6-7　脉搏短绌测量法

患者脉搏相混淆。

4. 测脉率同时应注意脉搏强弱、节律、动脉壁弹性等。

【健康教育】

1. 向患者及家属解释脉搏监测的重要性及正确的测量方法，并指导其对脉搏进行动态观察。

2. 教会患者自我护理的技巧，提高患者对异常脉搏的判断能力。

项目三　呼吸的观察与护理

一、正常呼吸及生理变化

机体在新陈代谢过程中，需要不断地从外界环境中摄取氧气，并把自身产生的二氧化碳排出体外，机体与环境之间所进行的气体交换过程，称为呼吸。呼吸是维持机体新陈代谢和生命活动所必需的基本生理过程之一，一旦呼吸停止，生命也将终结。

呼吸系统由呼吸道（鼻腔、咽、喉、气管、支气管）和肺两部分组成。

（一）正常呼吸

正常成人安静状态下呼吸频率为 16～20 次／分，节律规则，呼吸运动均匀无声且不费力。呼吸与脉搏的比例为 1：4。男性及儿童以腹式呼吸为主，女性以胸式呼吸为主。

（二）生理变化

1. 年龄　年龄越小，呼吸频率越快。

2. 性别　同年龄的女性呼吸比男性稍快。

3. 活动　剧烈运动可使呼吸加深加快；休息和睡眠时呼吸减慢。

4. 情绪　强烈的情绪变化，如紧张、恐惧、愤怒、悲伤、害怕等可刺激呼吸中枢，引起呼吸加快或屏气。

5. 血压　血压大幅度变动时，可以反射性地影响呼吸，血压升高，呼吸减慢减弱；血压降低，呼吸加快加强。

6. 其他　如环境温度升高，可使呼吸加深加快。

二、异常呼吸的观察与护理

（一）异常呼吸的观察

1. 频率异常

（1）呼吸过速：也称气促，指呼吸频率超过 24 次／分。见于发热、疼痛、甲状腺功能亢进等。一般体温每升高 1℃，呼吸频率增加 3～4 次／分。

（2）呼吸过缓：指成人呼吸低于 12 次 / 分。见于颅内压增高、巴比妥类药物中毒等。

2. 节律异常

（1）潮式呼吸：又称陈 – 施氏呼吸。是一种呼吸由浅慢逐渐变为深快，然后再由深快转为浅慢，再经一段呼吸暂停（5～20 秒）后，又开始重复以上过程的周期性变化，其形态犹如潮水起伏。潮式呼吸的周期可长达 30 秒至 2 分钟。多见于中枢神经系统疾病，如脑炎、脑膜炎、颅内压增高及巴比妥类药物中毒。产生机制是由于呼吸中枢的兴奋性降低，只有当缺氧严重，二氧化碳积聚到一定程度，才能刺激呼吸中枢，使呼吸恢复或加强，当积聚的二氧化碳呼出后，呼吸中枢又失去有效的兴奋，呼吸又再次减弱继而暂停，从而形成了周期性变化。

（2）间断呼吸：又称毕奥呼吸。表现为有规律的呼吸几次后，突然停止呼吸，间隔一个短时间后又开始呼吸，如此反复交替。即呼吸和呼吸暂停现象交替出现。其产生机制同潮式呼吸，但比潮式呼吸更为严重，预后更为不良，常在临终前发生。

3. 深度异常

（1）深度呼吸：又称库斯莫呼吸，是一种深而规则的大呼吸。见于糖尿病酮症酸中毒和尿毒症酸中毒等。

（2）浅快呼吸：是一种浅表而不规则的呼吸，有时呈叹息样。可见于呼吸肌麻痹、某些肺与胸膜疾病，也可见于濒死的患者。

4. 声音异常

（1）蝉鸣样呼吸：表现为吸气时产生一种极高的似蝉鸣样音响，产生机制是由于声带附近阻塞，使空气吸入发生困难。常见于喉头水肿、喉头异物等。

（2）鼾声呼吸：表现为呼吸时发出一种粗大的鼾声，由于气管或支气管内有较多的分泌物积蓄所致。多见于昏迷患者。

5. 形态异常

（1）胸式呼吸减弱，腹式呼吸增强：正常女性以胸式呼吸为主。由于肺、胸膜或胸壁的疾病，如肺炎、胸膜炎、肋骨骨折、肋骨神经痛等产生剧烈的疼痛，均可使胸式呼吸减弱，腹式呼吸增强。

（2）腹式呼吸减弱，胸式呼吸增强：正常男性及儿童以腹式呼吸为主。如由于腹膜炎、大量腹水、肝脾极度肿大、腹腔内巨大肿瘤等，使膈肌下降受限，造成腹式呼吸减弱，胸式呼吸增强。

6. 呼吸困难 是一个常见的症状及体征，患者主观上感到空气不足，客观上表现为呼吸费力，可出现发绀、鼻翼扇动、端坐呼吸，造成呼吸频率、深度、节律的异常。临床上可分为三种。

（1）吸气性呼吸困难：其特点是吸气显著困难，吸气时间延长，有明显的三凹征（吸气时胸骨上窝、锁骨上窝、肋间隙出现凹陷）。由于上呼吸道部分梗阻，气流不能顺利进入肺，吸气时呼吸肌收缩，肺内负压极度增高所致。常见于气管阻塞、气管异物、喉头水肿等。

（2）呼气性呼吸困难：其特点是呼气费力，呼气时间延长。由于下呼吸道部分梗阻，气流呼出不畅所致。常见于支气管哮喘、阻塞性肺气肿。

（3）混合性呼吸困难：其特点是吸气、呼气均感费力，呼吸频率增加。由于广泛性肺部病变使呼吸面积减少，影响换气功能所致。常见于重症肺炎、广泛性肺纤维化、大面积肺不张、大量胸腔积液等。

（二）异常呼吸的护理

1.密切观察病情 加强观察呼吸的频率、深度、节律、声音、形态有无异常；有无咳嗽、咳痰、咯血、发绀、呼吸困难及胸痛表现。观察药物的治疗效果和不良反应。

2.环境 提供舒适环境保持环境整洁、安静、舒适，室内空气流通、清新，温度、湿度适宜，有利于患者放松和休息。

3.饮食 选择营养丰富、易于咀嚼和吞咽的食物，注意水分的供给，避免过饱及产气食物，以免膈肌上升影响呼吸。

4.吸氧 必要时给予氧气吸入。

5.心理护理 维持良好的护患关系，稳定患者情绪，保持良好心态。

6.健康教育 戒烟限酒，减少对呼吸道黏膜的刺激；培养良好的生活方式；教会患者呼吸训练的方法，如缩唇呼吸、腹式呼吸等。

三、呼吸的测量

【目的】

1.判断呼吸有无异常。

2.动态监测呼吸变化，了解患者呼吸功能情况。

3.协助诊断，为预防、治疗、康复、护理提供依据。

【评估】

1.患者年龄、病情、意识、治疗等情况。

2.影响呼吸测量的因素。

3.患者心理状况、合作程度。

【计划】

1.患者准备 体位舒适，情绪稳定，保持自然呼吸状态。

2.用物准备 表（有秒针）、记录本、笔，必要时备棉花。

【实施】

实施步骤	操作要点说明
1. 核对解释 携用物至床旁，再次核对	·确认患者，取得合作
2. 协助取舒适体位	
3. 测量 护士保持诊脉手势，观察患者的胸腹部，一起一伏为一次呼吸	·避免引起患者紧张 ·女性以胸式呼吸为主；男性及儿童以腹式呼吸
4. 计数 正常情况下测 30 秒，异常呼吸，呼吸不规律或婴幼儿应测 1 分钟；呼吸微弱或危重患者呼吸不易观察时，用少许棉絮置于患者鼻孔前，观察棉花吹动情况，计数 1 分钟，以得到准确的结果	·正常测 30 秒，乘以 2，同时观察呼吸深度、节律、声音、形态及有无呼吸困难
5. 记录 先记录在记录本上，再绘制在体温单上	

【注意事项】

1. 呼吸受意识控制，因此测量呼吸前不必解释，在测量过程中不使患者察觉，以免紧张，影响测量的准确性。

2. 危重患者呼吸微弱，可用少许棉花置于患者鼻孔前，观察棉花被吹动的次数，计时应 1 分钟。

【健康教育】

1. 讲解呼吸监测的重要性。

2. 指导患者及家属正确测量呼吸。

3. 指导患者及家属能够识别呼吸的异常情况。

项目四 血压的观察与护理

📚 案例导入

患者，男性，60 岁，有高血压病史，一年来全身乏力，食欲不佳，腹胀。今晨头晕、恶心、发热并呕出咖啡样物体 600mL，家属紧急送往医院，平车入病房，医嘱予测量生命体征。

问题：

（1）如何测量该患者的血压？

（2）测量血压时，袖带缠得过紧和过松对血压有何影响？

（3）该患者有"高血压"病史，对患者进行健康教育应包括哪些内容？

一、正常血压及生理变化

（一）血压的形成

心血管系统是一个封闭的管道系统，在这个系统中足够量的血液充盈是形成血压的前提，心脏射血与外周阻力是形成血压的基本因素，同时大动脉的弹性贮器作用对血压的形成也有重要的作用。

（二）血压的概念

1.血压 指在血管内流动的血液对单位面积血管壁的侧压力。一般临床上所谓的血压是指动脉血压。一般以肱动脉血压为标准。

2.收缩压 当心室收缩时，血液对动脉管壁的侧压力最高，称为收缩压。

3.舒张压 当心室舒张时，动脉管壁弹性回缩，血液对动脉管壁的侧压力降至最低，称为舒张压。

4.脉压 收缩压与舒张压之差，称为脉压。

知 识 链 接

动脉血压保持相对稳定具有重要的生理意义。动脉血压是推动血液流动的驱动力，它必须达到一定的高度，并且保持相对稳定，才能保证全身各器官有足够的血液供应，各器官的代谢和功能活动才能正常进行。若动脉血压过低，则不能满足机体组织代谢的需要，导致组织缺血、缺氧，造成严重后果。若动脉血压过高，则心室射血所遇阻力过大，心肌后负荷加重，长期持续的高血压可致组织器官一系列病理生理改变，是脑卒中、冠心病的主要危险因素之一，是人类健康与生命的无形"杀手"。

（三）正常血压及生理变化

1.正常血压 正常成人安静状态下血压范围为：收缩压 90 ～ 139mmHg（12.0 ～ 18.5kPa），舒张压 60 ～ 89mmHg（8.0 ～ 11.8kPa），脉压为 30 ～ 40mmHg（4.0 ～ 5.3kPa）。（换算公式：1kPa=7.5 mmHg，1mmHg=0.133kPa）

2.生理变化

（1）年龄：随年龄的增长，收缩压和舒张压均有逐渐增高的趋势，但收缩压的升高比舒张压的升高更为显著。

（2）性别：女性在更年期前，血压低于男性；更年期后，血压升高，差别较小。

（3）昼夜和睡眠：血压呈明显的昼夜波动。表现为夜间血压最低，清晨起床活动后血压迅速升高。大多数人的血压凌晨 2 ～ 3 时最低，在上午 6 ～ 10 时及下午 4 ～ 8 时各有一个高峰，晚上 8 时后血压呈缓慢下降趋势。

（4）环境：寒冷环境，由于末梢血管收缩，血压可略有升高；高温环境，由于皮肤血管扩张，血压可略下降。

（5）体型：高大、肥胖者血压较高。

（6）体位：立位血压高于坐位血压，坐位血压高于卧位血压，这与重力引起的代偿机制有关。对于长期卧床或使用某些降压药物的患者，若由卧位改为立位时，可出现头晕、心慌、站立不稳甚至晕厥等体位性低血压的表现。

（7）身体不同部位：一般右上肢血压高于左上肢，右侧血压比左侧高 10 ～ 20mmHg。下肢血压高于上肢 20 ～ 40mmHg，其原因与股动脉的管径较肱动脉粗、血流量大有关。

（8）运动：运动时血压的变化与肌肉运动的方式有关，以等长收缩为主的运动，如持续握拳时，血压升高；以等张收缩为主的运动，如步行、骑自行车，在运动开始时血压有所升高，继而由于血流量重新分配和有效循环血量的改变，血压可逐渐恢复正常。

（9）其他：情绪激动、紧张、恐惧、兴奋、吸烟可使血压升高。饮酒、摄盐过多、药物对血压也有影响。

二、异常血压的观察与护理

（一）异常血压的观察

1. 高血压　收缩压≥ 140mmHg 和（或）舒张压≥ 90mmHg 称为高血压。由于高血压患病率高，且常引起心、脑、肾等重要脏器的损害，是医学界重点防治的疾病之一。中国高血压分类标准（2010 版），见表 6-4。

表 6-4　中国高血压分类标准（2010 版）

分级	收缩压（mmHg）		舒张压（mmHg）
正常血压	< 120	和	< 80
正常高值	120 ～ 139	和（或）	80 ～ 89
高血压	≥ 140	和（或）	≥ 90
1 级高血压（轻度）	140 ～ 159	和（或）	90 ～ 99
2 级高血压（中度）	160 ～ 179	和（或）	100 ～ 109
3 级高血压（重度）	≥ 180	和（或）	≥ 110
单纯收缩期高血压	≥ 140	和	< 90

若收缩压、舒张压分属不同等级，则以较高的分级为准。

2.低血压 收缩压低于 90 mmHg，舒张压低于 60mmHg 称为低血压。常见于休克、大量失血、心肌梗死。

3.脉压的变化

（1）脉压增大：常见于主动脉硬化、主动脉瓣关闭不全、甲状腺功能亢进。

（2）脉压减小：常见于心包积液、缩窄性心包炎、主动脉瓣狭窄、末梢循环衰竭。

（二）异常血压的护理

1.密切观察病情 对需密切观察血压者应做到"四定"，即定时间、定部位、定体位、定血压计；合理用药注意药物治疗效果和不良反应的监测；观察有无并发症的发生。

2.生活规律 良好的生活习惯是保持健康、维持正常血压的重要条件。如保证足够的睡眠、养成定时排便的习惯、注意保暖，避免冷热刺激等。

3.合理饮食 选择易消化、低脂、低胆固醇、低盐、高维生素、富含纤维素的食物。高血压患者应减少钠盐摄入，逐步降至 WHO 推荐的每人每日食盐 6g 的要求。

4.良好环境 提供适宜温度、湿度、通风良好、合理照明的整洁安静舒适环境。

5.控制情绪 精神紧张、情绪激动、烦躁、焦虑、忧愁等都是诱发高血压的精神因素，因此高血压患者，应加强自我修养，随时调整情绪，保持心情舒畅。

6.坚持运动 积极参加力所能及的体力劳动和适当的体育运动，以改善血液循环，增强心血管功能。鼓励高血压患者采用每周 3～5 次、每次持续 30 分钟左右、中等强度的运动，如步行、快走、慢跑、游泳、气功、太极拳等，应注意量力而行，循序渐进。

7.健康教育 教会患者测量和判断异常血压的方法；生活有度、作息有时、修身养性、合理营养、戒烟限酒。

三、血压测量

（一）血压计的种类与构造

1.血压计的种类 主要有水银血压计（图 6-8）、无液血压计（图 6-9）、电子血压计（图 6-10）3 种。

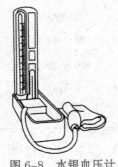
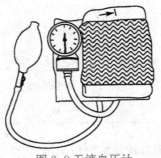
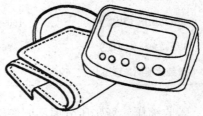

图 6-8　水银血压计　　　　图 6-9 无液血压计　　　　图 6-10 电子血压计

2.血压计的构造 由三部分组成。

（1）加压气球和压力活门：加压气球可向袖带气囊充气；压力活门可调节压力大小。

（2）袖带：由内层长方形扁平的橡胶气囊和外层布套组成。选用大小合适的气囊袖带，气囊袖带至少应包裹80%上臂。因袖带太窄，须加大力量才能阻断动脉血流，测得数值偏高；袖带太宽，大段血管受阻，测得数值偏低。袖带上有两根橡胶管，一根与加压气球相连，另一根与压力表相通。

3.血压计

（1）水银血压计：又称汞柱血压计。由玻璃管、标尺、水银槽三部分组成。在血压计盒盖内面固定一根玻璃管，管面上标有双刻度（标尺）0～300mmHg（0～40kPa），最小分度值分别为2mmHg或0.5kPa，玻璃管上端盖以金属帽与大气相通，玻璃管下端和水银槽（贮有水银60g）相连。水银血压计的优点是测得数值准确可靠，缺点是较笨重且玻璃管部分易破裂。

（2）无液血压计：又称弹簧式血压计、压力表式血压计。外形呈圆盘状，正面盘上标有刻度，盘中央有一指针提示血压数值。其优点是携带方便，缺点是可信度差。

（3）电子血压计：袖袋内有一换能器，有自动采样电脑控制数字运算及自动放气程序。数秒内可得到收缩压、舒张压、脉搏数值。其优点是操作方便，不用听诊器，省略放气系统，排除听觉不灵敏，噪音干扰等造成的误差，缺点是准确性较差。

（二）血压测量的方法

【目的】

1.判断血压有无异常。

2.动态监测血压变化，间接了解循环系统的功能状况。

3.协助诊断，为预防、治疗、康复、护理提供依据。

【评估】

1.患者年龄、病情、治疗等情况。

2.影响血压变化的因素。

3.患者心理状态、合作程度。

【计划】

1.环境准备 室温适宜、光线充足、环境安静。

2.患者准备 了解血压测量的目的、方法、注意事项及配合要点。体位舒适，情绪稳定，不要憋尿。测量前有吸烟、运动、情绪变化等，应休息15～30分钟后再测量。

3.用物准备 治疗盘内备：血压计、听诊器、记录本、笔。血压计玻璃管无裂损，刻度清晰，加压气球和橡胶管无老化、不漏气，袖带宽窄合适，水银充足、无断裂；听诊器橡胶管无老化、衔接紧密，传导正常。

【实施】

实施步骤	操作要点说明
1. 核对解释　携用物至床旁，再次核对	· 确认患者，取得合作
2. 协助取舒适体位　坐或卧位，坐位时肱动脉平第 4 肋软骨水平；仰卧位时肱动脉平腋中线水平	· 血压计的"0"点应与肱动脉、心脏处于同一水平，保证测量值的准确
3. 卷袖，露出上臂，伸直肘部，手掌向上	· 必要时脱袖，以免衣袖过紧影响血流，影响血压测量的准确性
4. 缠袖带　放平血压计于上臂旁，排尽袖带内空气，袖带中部对着肘窝，下缘距肘窝 2～3cm，平整无折的缠于上臂，松紧以能放入一指为宜	· 袖带过紧，血压测量值偏低；袖带过松或不平，血压测量值偏高 · 胸件勿塞入袖带内
5. 充气　打开水银槽开关，戴好听诊器，将听诊器胸件紧贴肱动脉搏动最明显处，一手固定，另一手关紧加压气球的阀门，用手握橡皮球，均匀充气，充气至肱动脉搏动音消失，再升高 20～30mmHg（图 6-11）	· 充气不可过快过猛，以免水银溢出或患者感到不适 · 充气不足或过度会影响测量结果
6. 放气听音读数 （1）渐松加压气球阀门缓缓放气，使水银柱缓慢下降，速度以每秒下降 4mmHg 左右为宜 （2）注意听听诊器中肱动脉搏动声，同时并注意水银柱刻度	· 放气太慢，舒张压偏高；放气太快，听不清声音变化 · 听到第一声搏动声时，水银柱所指刻度即为收缩压。当搏动声突然变弱或消失，此时水银柱所指刻度即为舒张压 · 读数时测量者视线与水银柱的弯月面保持同一水平。视线过低，读数偏高；反之，读数偏低
7. 整理 （1）血压计：排尽袖带内余气，拧紧阀门，解开袖带，将血压计右倾 45°关闭水银槽开关，防止水银倒流；将袖带卷好，连同橡皮球一同放入血压计盒内的固定位置，关闭血压计盒盖 （2）协助患者取舒适体位	· 使水银全部返回水银槽，避免外溢
8. 记录　分数式表示，收缩压 / 舒张压 mmHg	

【注意事项】

1. 注意测压装置（血压计、听诊器）、测量者、受检者、测量环境等因素引起血压测量的误差，以保证测量血压的准确性。定期检测、校对血压计。

2. 对需密切观察血压者，应做到"四定"，即定时间、定部位、定体位、定血压计，有助于测定的准确性和对照的可比性。为偏瘫患者测量血压时应选择健侧。

3. 发现血压听不清或异常，应将袖带内的气体驱尽，使水银柱降至"0"点，稍待片刻，再进行测量。必要时，做双侧对照。

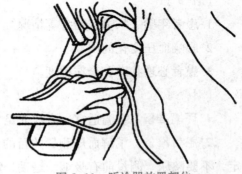

图 6-11　听诊器放置部位

4. 中国高血压防治指南（2010 版）对血压测量的要求：应相隔 1～2 分钟重复测量，取 2 次读数的平均值记录。如果收缩压或舒张压的 2 次读数相差 5mmHg 以上，应再次测量，取 3 次读数的平均值记录。首诊时要测量两上臂血压，以后通常测量较高读数一侧的上臂血压。

【健康教育】

1. 向患者及家属解释测量血压的正常值和测量过程中的注意事项。

2. 教导患者正确使用血压计和测量血压方法，帮助患者创造在家中自测血压的条件，以便患者掌握自己血压的动态变化。

3. 教会患者正确判断降压效果，及时调整用药。

4. 指导患者采用合理的生活方式，提高自我保健能力。

四、电子血压计的使用

（一）测量前的准备工作

1. 患者准备 同水银血压计测压前的患者准备。

2. 用物准备 将电子血压计机身和臂带连接好，并装上电池（也可使用电源）。

（二）测量

1. 移开手臂处的衣物，将臂带套入左上臂，使软管朝下指向小臂，确保臂带底部距离肘关节约两个手指宽度，手臂放松，手掌张开，不要握拳。臂带尽量与肌肤接触，如较难实现，可只穿着薄内衣进行测量，不可穿毛衣等较厚的衣服，以免影响血压测量值。

2. 臂带佩戴舒适即可，松紧度以能放进一个手指头为准，并将软管的位置调到手臂正中间。

3. 测量血压时，身体坐直，手臂平放于桌面，手心向上，臂带与心脏保持同一水平高度，按下开关键即可进行血压测量，电子血压计会自动加压，一键操作，测量完显示血压值，并用语音播报出来。

4. 记录测量的血压值。

5. 取下袖带，按开关键关闭电源。

项目五　体温单绘制

体温单主要用于记录患者的生命体征及其他情况，内容包括患者的出入院、手术、分娩、转科或死亡时间，体温、脉搏、呼吸、血压、大便次数、出入量、身高、体重等，住院期间体温单排在病历的最前面，以便于查阅。

一、眉栏

1. 用蓝（黑）钢笔填写患者姓名、年龄、性别、科别、床号、入院日期及住院病历号等项目。

2. 填写"日期"栏时，每页第 1 天应填写年、月、日，其余 6 天只写日。如在 6 天中遇到新的年度或月份开始，则应填写年、月、日或月、日。

3. 填写"住院天数"栏时，从患者入院当天为第 1 天开始填写，直至出院。

4. 填写"手术（分娩）后天数"栏时，用红钢笔填写，以手术（分娩）次日为第 1 天，依次填写至第 14 天为止。若在 14 天内进行第 2 次手术，则将第 1 次手术日数作为分母，第 2 次手术日数作为分子进行填写。

二、40～42℃横线之间

1. 填写内容　用红钢笔在 40～42℃横线之间相应的时间格内纵向填写患者入院、转入、手术、分娩、出院、死亡时间等，除了手术不写具体时间外，其余均采用 24 小时制，精确到分钟。

2. 填写要求

（1）入院、转入、分娩、出院、死亡等项目后写"于"或划一竖线，其下用中文书写时间。如"入院于十时二十分"。

（2）手术不写具体手术名称和具体手术时间。

（3）转入时间由转入病区填写，如"转入于二十时三十分"。

三、体温、脉搏曲线的绘制和呼吸的记录

1. 体温曲线的绘制

（1）口温以蓝点"●"表示，腋温以蓝叉"×"表示，肛温以蓝圈"○"表示。

（2）每一小格为 0.2℃，将实际测量的度数，用蓝笔绘制于体温单 35～42℃的相应时间格内，相邻温度用蓝线相连。

（3）物理或药物降温 30 分钟后应重测体温，测量的体温以红圈"○"表示，划在物理降温前温度的同一纵格内，并用红虚线与降温前的温度相连，下次测得的温度用蓝线仍与降温前温度相连。

（4）体温低于 35℃时，为体温不升，应在 35℃线以下相应时间纵格内用红钢笔写"不升"，不再与相邻温度相连。

（5）若患者体温与上次温度差异较大或与病情不符时，应重新测量，重测相符者在原体温符号上方用蓝笔写上一小写英文字母"v"（verified，核实）。

（6）若患者因拒测、外出进行诊疗活动或请假等原因未能测量体温时，则在体温单40～42℃横线之间用红钢笔在相应时间纵格内填写"拒测""外出"或"请假"等，并且前后两次体温断开不相连。

（7）需每两小时测一次体温时，应记录在 q2h 体温专用单上。

2. 脉搏、心率曲线的绘制

（1）脉率以红点"●"表示，心率以红圈"○"表示。

（2）每一小格为 4 次 / 分，将实际测量的脉率或心率，用红笔绘制于体温单相应时间格内，相邻脉率或心率以红线相连，相同两次脉率或心率间可不连线。

（3）脉搏与体温重叠时，先画体温符号，再用红笔在外画红圈"○"。如系肛温，则先以蓝圈表示体温，其内以红点表示脉搏。

（4）脉搏短绌时，相邻脉率或心率用红线相连，在脉率与心率之间用红笔画线填满。

3. 呼吸的记录

（1）将实际测量的呼吸次数，以阿拉伯数字表示，免写计量单位，用红钢笔填写在相应的呼吸栏内，相邻的两次呼吸上下错开记录，每页首记呼吸从上开始写。

（2）使用呼吸机患者的呼吸以 ® 表示，在体温单相应时间内顶格用黑笔画 ®。

四、底栏

底栏的内容包括血压、入量、尿量、大便次数、体重、身高及其他等。数据以阿拉伯数字记录，免写计量单位，用蓝（黑）钢笔填写在相应栏内。

1. 血压　以毫米汞柱（mmHg）为单位填入。新入院患者应记录血压，根据患者病情及医嘱测量并记录。

（1）记录方式：收缩压 / 舒张压。

（2）一日内连续测量血压时，则上午血压写在前半格内，下午血压写在后半格内；术前血压写在前面，术后血压写在后面。

（3）如为下肢血压应当标注。

2. 入量　以毫升（mL）为单位，记前一日 24 小时的总入量在相应的日期栏内，每天记录 1 次。

有些体温单中入量和出量合在一栏内记录，则将前一日 24 小时的出入总量填写在相应日期栏内，分子为出量、分母为入量。

3. 尿量

（1）以毫升（mL）为单位，记前一日 24 小时的尿液总量，每天记录 1 次。

（2）导尿以"C"表示；尿失禁以"※"表示。例如："1500/C"表示导尿患者排尿1500mL。

4. 大便次数

（1）记前一日的大便次数，每天记录 1 次。

（2）未解大便以 "0" 表示；大便失禁以 "※" 表示；人工肛门以 "☆" 表示；灌肠以 "E" 表示，灌肠后排便以 E 作分母、排便作分子表示，例如，"1/E" 表示灌肠后排便 1 次；"1²/E" 表示自行排便 1 次，灌肠后又排便 2 次。

5. 体重 一般新入院患者当日应测量体重并记录，根据患者病情及医嘱测量并记录。病情危重或卧床不能测量的患者，应在体重栏内注明"卧床"。

6. 身高 以 "cm" 为单位填入，一般新入院患者入院当日应测量身高并记录。

7. "其他"栏作为机动 根据病情需要填写，如特殊用药、腹围、药物过敏试验、记录管路情况等。使用 HIS 系统等医院，可在系统中建立可供选择项，在相应空格栏中予以体现。

8. 页码用蓝（黑）钢笔逐页填写

随着现代科学技术的飞速发展，医院信息化的普及，部分医院陆续开始使用电子体温单。电子体温单采用信息录入、储存、查询、打印等一系列电子信息自动化程序，只要键入的信息准确无误，则版面清晰完整、美观，绘制准确规范，而且具有预警系统，最大限度地帮助护理人员及时采取护理措施并认真记录；也避免了手绘体温单出现的画图不准确、字迹潦草、涂改、错填、漏填、信息不符、续页时间序号错误等问题。同时电子体温单也面临着打印成本、数据的安全性和保密性、程序设计缺陷等方面的问题，还需不断改进和完善，使临床护理工作更加及时、准确、有效，以便更能满足现代医疗护理发展的需求。

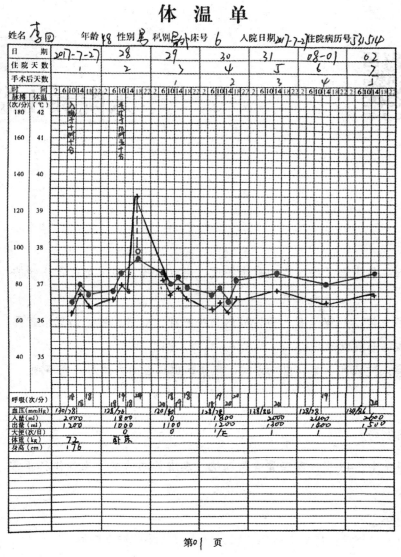

图 6-12 体温单范例

复习思考

1. 简述测量生命体征时的注意事项。

2. 高热患者应如何护理？

3. 简述为高血压患者测量血压时的注意事项。

4. 患者，男性，62 岁，因房颤住院治疗，心率 114 次／分，心率脉率不一致，此时，应如何给患者测脉率、心率？

扫一扫，看课件

模 块 七

入院和出院护理

【学习目标】

　　掌握一般患者入病区后的初步护理，患者出院后病床单位及用物的处理，平车运送患者的方法与注意事项。

　　熟悉急诊、危重患者入病区后的初步护理，分级护理，出院前护理，轮椅运送患者的方法与注意事项。

　　了解入院程序、患者出院方式、担架运送患者的方法与注意事项。

案例导入

　　邓先生，45岁，因胫骨骨折入院。患者神志清楚，生命体征正常，需手术治疗。

　　问题：

　　（1）护士接待患者入院后，可以初步采取哪些护理措施？

　　（2）护士平车推送邓先生至 CT 室检查，有哪些注意事项？

　　（3）术后应给予邓先生几级护理？有哪些注意要点？

　　患者经门诊或急诊医生初步诊查后，如需要住院观察、检查和治疗，就需要经过入院程序住院；经过住院治疗和护理后，患者疾病稳定、好转、痊愈或其他原因需要出院或转院，就需要办理出院手续。现代医学模式明确提出了护理专业人员要为患者提供全面整体化护理服务的要求，做好患者入院和出院护理工作，有利于建立良好的护患关系，也是将整体护理原则贯穿始终的具体表现。

项目一　入院护理

入院护理是指患者经门诊或急诊医生诊查后，需要住院做进一步的观察、检查和治疗时，经诊查医生建议并签发住院证后，由护士为患者提供的一系列护理工作。

入院护理的目的包括：协助患者了解、熟悉医院环境，帮助患者尽快适应医院生活；评估并满足患者的各种合理需求；实施个别化、整体化的护理，维护患者身心安全与舒适；做好健康教育。

一、入院程序

入院程序是指门诊或急诊患者根据医生签发的住院证，自办理入院手续至进入病区的过程。

（一）办理入院手续

患者或家属凭住院证到住院处办理入院手续，详细填写有关登记表格以便日后查询。住院处工作人员通知相关病区值班护士，做好迎接新患者的准备。

（二）实施卫生处置

住院处要根据患者的病情，妥善安排其理发、沐浴、更衣、剪指（趾）甲等必要的卫生处置，危重、分娩、体质虚弱者除外。传染病或可疑传染病者则应在隔离室处置。

（三）护送患者入病室

根据入院患者的病情及身体情况，护士或相关人员携病历在家属的协助下，选用合适的方式陪送患者至病房。能步行者可扶助步行，不能行走者视病情用轮椅或平车护送。如系重症患者，在护送途中应注意保暖，不中断输液或给氧。护送外伤者应注意体位，保证安全。送至病房后，护士或相关人员应向病区值班护士当面交接患者病情、所采取或需要采取的护理措施、患者的个人卫生情况及物品。

二、患者入病房后的初步护理

（一）一般患者入院后的初步护理

1. 准备病床单位及用物　接住院处通知后，值班护士应立即根据病情需要安排床位，传染病患者应安置在隔离室以便抢救或隔离。将备用床改为暂空床，若患者直接送去手术室急诊手术后再回病室则需改铺麻醉床。备齐患者所需用物，如痰杯、面盆等。

2. 迎接新患者　值班护士应诚挚热情地接待患者至指定床位，妥善安置患者，协助患者佩戴腕带标识。

3. 通知医生 必要时协助查体，及时执行医嘱。通知营养室准备膳食，按"分级护理"要求护理患者。

4. 进行入院护理评估 为患者测量体温、脉搏、呼吸、血压和体重，根据需要测量身高。对患者健康状况进行评估，了解患者身心需要，耐心听取并解答患者的咨询。在24小时内完成入院护理记录，必要时制订护理计划。

5. 填写住院病历和有关护理表格

（1）填写入院登记、诊断卡（挂一览表上）、床头（尾）卡（置于床尾牌内）。

（2）填写体温单眉栏各项目。在体温单40～42℃之间相应栏内红笔纵向填写入院时间。

（3）按入院病历排列顺序，夹在病历夹内。

6. 介绍与指导 向患者及家属介绍病区环境、住院规则及有关制度，指导患者尽快适应患者角色，遵守住院规则与探视制度；了解自己的主治医生、护士；指导其留取常规检验标本的方法。

7. 观察与配合治疗 密切观察患者病情，掌握动态变化情况，及时配合治疗或协助抢救。

（二）急症、重危患者的入院初步护理

1. 通知医生 护士接到入院通知后，立即通知相关医生做好抢救准备。

2. 准备急救物品和急救设备 护士尽快准备抢救室的床单位，在床上加铺中单，备齐急救药品、设备器材，如氧气、吸引器、输液器具等。

3. 安置患者，进行护理评估 将患者安置在准备好的抢救室或危重病室，为患者佩戴腕带标识。患者进入病室后应立即测量体温、脉搏、呼吸、血压，在医生没有到位之前，护士应根据病情及时给氧、吸痰、止血，以赢得宝贵的抢救时间。昏迷患者、婴幼儿患者或沟通障碍者，须暂留陪送人员，以便询问了解病史。

4. 配合救治 密切观察患者病情，积极配合医生进行抢救，并做好护理记录。

三、分级护理

分级护理是指患者在住院期间，医护人员根据患者病情和（或）自理能力进行评定而确定的护理级别。通常分为四个护理级别，即为特级护理、一级护理、二级护理、三级护理。分级护理的适用对象和临床护理要求见表7-1。

表 7-1 不同护理级别的适用对象和临床护理要求

护理级别	适用对象	临床护理要求
特别护理	1. 维持生命，实施抢救性治疗的重症监护患者 2. 病情危重，病情随时可能发生变化需要进行监护、抢救的患者 3. 各种复杂或大手术后严重创伤或大面积烧伤的患者	1. 24 小时专人护理，严密观察病情及生命体征变化，根据病情制定护理计划 2. 根据医嘱正确实施治疗、给药措施 3. 保持水、电解质平衡，遵医嘱准确记录液体出入量 4. 根据患者病情，做好基础和专科护理，如皮肤、口腔、气道、管道护理等，严防并发症 5. 保持患者舒适和功能体位
一级护理	1. 病情趋向稳定的重症患者 2. 病情不稳定或随时可能发生变化的患者 3. 手术后或治疗期间需要严格卧床的患者 4. 自理能力重度依赖的患者	1. 至少每小时巡视患者一次，密切观察病情变化，根据医嘱进行治疗 2. 根据病情测量生命体征 3. 根据患者病情，正确实施基础和专科护理措施 4. 提供相关的健康指导
二级护理	1. 病情稳定或未明确诊断前，仍需观察且自理能力轻度依赖的患者 2. 自理能力中度依赖的患者：仍需卧床者，病情稳定或处于康复期	1. 每 2 小时巡视患者 1 次，观察患者病情变化 2. 根据病情测量生命体征 3. 根据医嘱进行治疗 4. 提供相关的健康指导
三级护理	病情稳定或处于康复期，且自理能力轻度依赖或无需依赖的患者	1. 每 3 小时巡视患者 1 次，观察患者病情变化 2. 根据病情测量生命体征 3. 根据医嘱进行治疗 4. 提供相关的健康指导

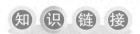

分级护理标志

为了更直观地了解患者的护理级别，及时观察患者病情和生命体征的变化，通常需要在护士站的患者一览表上的诊断卡和患者床头（尾）卡上，采用不同颜色的标识来表示患者的护理级别。一般特级和一级护理使用红色标识，二级护理使用黄色标识，三级护理使用绿色标识。

项目二 出院护理

出院护理是指患者经过住院期间的治疗和护理，病情好转、稳定、痊愈需要出院或者需要转院（科），或患者不接受医生的建议执意出院时，护理人员对其进行的一系列护理措施。

出院护理的目的包括：对患者进行出院指导，协助其尽快适应原来的工作和生活，患者能遵照医嘱按时接受治疗或定期复诊；指导患者办理出院手续；清洁、整理床单位。

一、出院前护理

护士根据医生开具的出院医嘱协助患者办理出院手续。

（一）停止治疗

根据医嘱，停止患者的一切长期治疗护理医嘱，注销治疗卡和各种执行单（治疗单、服药单）上的床号、姓名、药物名称等项目（用红笔划去），注明出院日期，撤去诊断小卡，在入院登记本上填写出院日期。

（二）通知患者及家属

通知患者及家属出院日期，如病情无明显好转、转院、自动离院的患者，护士可进行有针对性的安慰与鼓励，以缓解患者的焦虑。自动离院的患者要求患者或家属签名认可，并在出院医嘱上注明"自动出院"。

（三）健康教育

护理人员根据患者的情况，向患者及家属交代康复期注意事项，如饮食调理、康复治疗、定期复查、卫生习惯等。

（四）征求意见

征求患者和家属对医院护理、医疗等工作的意见，以便不断提高各项工作质量。

二、出院时护理

（一）执行出院医嘱

1.填写出院通知单，通知患者或家属到出院处办理出院手续。

2.执行出院医嘱，停止一切医嘱。用红笔在各种卡片如服药卡、治疗卡、护理卡或有关表格上填写"出院"字样，注明日期并签名。

3.撤去诊断卡及床头（尾）卡。

4.在体温单 40～42℃之间相应栏内红笔纵向填写出院时间。

5.填写出院患者登记本。

6.按医嘱到药房领药，发放给患者后告知用药方法及相关注意事项。

（二）整理医疗护理文件

1.填写出院护理评估单。

2.整理病历及有关医疗文件，及时交病案室归档。

（三）协助患者整理用物

1. 协助患者解除腕带标识，助其办齐出院手续。

2. 归还寄存的物品，收回患者所借物品并消毒处理。

3. 根据病情，用步行、轮椅或平车护送患者至病区外或医院门口。

三、出院后护理

出院患者用过的物品，都应进行彻底清洗消毒，传染患者应按终末消毒法处理。清理、消毒病室后，铺好备用床，准备迎接新患者。

项目三　患者运送法

凡是不能自行移动的患者，在患者入院、接受检查或治疗、转院或出院时，均需要护士根据患者情况选用不同的运送工具，如轮椅、平车或担架等进行运送。在转移和运送患者时，护士应正确运用人体力学原理，达到减轻自身疲劳和患者痛苦、提高工作效率、保证患者安全与舒适的目的。

一、运送目的与适用对象

（一）运送目的

1. 护送患者　护送不能自行移动或活动受限的患者出入院、检查、治疗、转院或出院。

2. 防止损伤　通过专业方法运送，防止患者运送途中受伤。

（二）适用对象

1. 长期卧床的患者。

2. 躯体活动受限、不能自主活动的患者。

3. 年老虚弱的患者。

二、运送工具与适用条件

（一）轮椅

轮椅是康复的重要工具，它不仅是肢体伤残者的代步工具，也是患者进行身体锻炼的重要帮手（图7-1）。具备以下条件的人都可使用轮椅：

1. 步行功能严重减退者，截瘫、骨折、瘫痪和痛证患者。

2. 遵医嘱禁止走动者，双下肢不能负重，因心脏疾患需减轻体力消耗者。

3. 脑性瘫痪。

4.年老体弱者。

5.肢体残缺、长期病和康复患者。

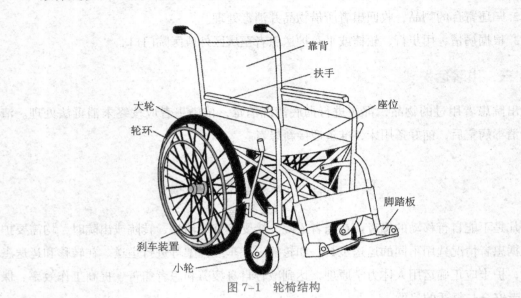

图 7-1 轮椅结构

（二）平车

平车作为院内患者转运的主要运输工具（图 7-2），已被广泛地应用于临床，它主要适用于院内护送不能起床的患者入院、做检查、治疗或进行手术。

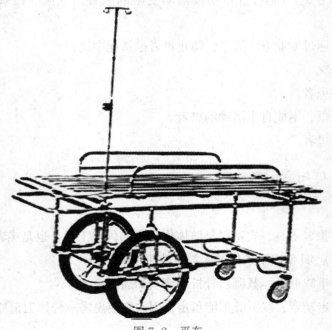

图 7-2 平车

（三）担架

担架是急救时运送患者最常用的工具。担架运送可以上、下楼梯，运送患者平稳舒适，对体位影响较小，不受地形道路等条件限制。它适用于急救现场运送路程长、病情重的伤员；受地形、道路等条件限制无法采用轮椅、平车运送法时。

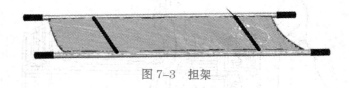

图 7-3　担架

三、运送方法

（一）轮椅运送法

【目的】

1. 护送患者　护送不能行走但能坐起的患者出入院、检查、治疗。

2. 帮助活动　促进血液循环和体力恢复，作为下地活动前的过渡。

【评估】

1. 环境评估　评估活动地面平滑程度，活动区域温度情况。

2. 用物评估　检查轮椅各部件的性能是否完好。

3. 患者评估　评估患者的病情、体重、意识状态、躯体活动能力及合作程度。

【计划】

1. 环境准备　环境宽敞，地面平坦，移开障碍物。

2. 患者准备　理解操作目的及注意事项，能主动配合。

3. 护士准备　具备操作相关知识与能力。

4. 用物准备　轮椅、别针，根据季节备毛毯，根据需要备软枕。

【实施】

1. 协助患者坐轮椅法

（1）检查：检查轮椅性能，将轮椅推至床旁。

（2）核对解释：核对床号、姓名等，向患者及家属说明目的和方法，取得患者信任与配合。

（3）放置轮椅：使轮椅椅背和床尾平齐，轮椅面向床头，拉起两侧扶手旁的车闸，以固定轮椅。

（4）协助患者：扶患者坐起，协助患者穿衣、穿鞋袜。

（5）下床：嘱患者双手置于护士肩上，护士双手环抱患者腰部，协助其慢慢下床。

（6）上轮椅：护士协助患者移向轮椅，嘱患者扶着轮椅的扶手，尽量靠后坐，勿向前倾身或自行下车，以免跌倒（图7-4）。

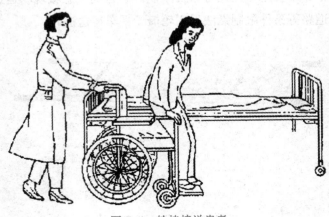

图7-4 轮椅接送患者

（7）翻踏板：翻转踏脚板，供患者踏脚。

（8）盖毛毯：需用毛毯的患者，则取出毛毯盖在患者身上，将毛毯上段向下翻折10cm围住患者颈部，于胸前将两侧毛毯并拢，用别针固定；将毛毯围住患者双臂，用别针固定；再用余下毛毯围好上身、下肢和双脚。

（9）整理：整理床单位，铺成暂空床。

（10）活动：确定患者无不适后，放松制动闸，推车行走。

2. 协助患者下轮椅法

（1）固定轮椅：轮将轮椅推至床尾，椅背与床尾平行或呈45°，固定轮椅。

（2）解释：向患者解释下车过程，取得患者配合。

（3）松毛毯：松开毛毯，取下别针。

（4）下轮椅：面对患者两腿前后放置并屈膝，让患者两手放于护士肩上，扶住患者腰部站起、转身坐向床缘。

（5）协助上床：协助患者脱去鞋子、外衣，躺卧舒适，盖好盖被。

（6）整理记录：整理床单位，轮椅推回原固定存放位置，洗手，记录。

【注意事项】

1. 注意安全 在推轮椅行进的过程中要注意安全，保持舒适坐位。推车下坡时减慢速度，过门槛时翘起前轮，使患者的头、背后倾，并嘱抓住扶手，以防发生意外。

2. 避免着凉 寒冷季节注意保暖。

3. 病情观察 轮椅运送过程中随时观察患者有无不适及病情变化。

（二）平车运送法

【目的】运送不能起床的患者去手术室、治疗室或做特殊检查等。

【评估】

1. 环境评估 地面平滑程度及室内外温度等情况。

2. 用物评估 检查平车各部件的性能是否完好。

3. 患者评估 患者的病情、体重、躯体活动能力、病损部位、导管、输液装置、意识状态及合作程度。

【计划】

1. 环境准备 环境宽敞平坦。

2. 患者准备 理解平车运送的目的及注意事项，能主动配合。

3. 护士准备 具备操作相关知识与能力。

4. 用物准备 平车（车上备床单、枕头），根据季节备毛毯或棉被。如为骨折患者，应将木板垫于平车上，并将骨折部位固定稳妥；如为颈椎、腰椎骨折患者或危重症患者，应备有帆布中单或帆布兜。

【实施】

实施步骤	操作要点说明
1. 检查与核对　检查平车性能，将平车推至床旁；核对患者，向患者及家属解释操作目的、过程及配合注意事项	·骨折患者在车上垫木板
2. 安置导管　安置妥当患者身上的导管、输液装置等	·避免导管脱落、受压或液体反流
3. 搬运患者	·根据患者病情及体重，确定搬运方法
➤ 挪动法	·适用于能在床上配合的病人
（1）移开床旁桌、椅，松开盖被，协助患者穿好衣服	
（2）推平车紧靠床边，大轮靠床头，将制动闸制动	·患者上平车后头部枕于大轮端，防止头部转动过剧引起不适
（3）协助患者按上身、臀部、下肢顺序向平车挪动（图7-5）	·协助患者离开平车回床时，先移动下肢，再移臀部、上身
（4）患者躺好后，盖好盖被	
➤ 一人搬运法	·适用于患儿及病情许可，体重较轻者
（1）将平车推至床尾，使平车头部和床尾成钝角，搬运者站在钝角内的床边，将制动闸制动	
（2）松开盖被，协助患者穿好衣服	
（3）搬运者一臂自患者腋下伸至肩部外侧，一臂伸入患者股下，患者双臂交叉，依附于搬运者颈部并双手用力攀住搬运者（图7-6）	·搬运者双脚前后分开，扩大支撑面；屈髋屈膝，降低重心，便于转身
（4）搬运者托起患者，移步转身，上身略后倾，将患者轻轻放于平车上，盖好盖被	

实施步骤	操作要点说明
➤ 二人搬运法	·适用于不能活动、体重偏重的患者
（1）同单人搬运法（1）～（2）	
（2）搬运者甲、乙二人站在患者同侧床旁，协助患者将上肢交叉置于胸前	
（3）甲一手托住患者头、颈肩部，一手托住患者腰部；乙一手托住臀部，一手托住腘窝处（图7-7）	·身高较高者应站在患者头端，避免搬运时患者头部倒垂
（4）两人同时抬起患者至近侧床缘，再同时抬起向平车处移动，将患者放于平车中央，盖好盖被	
➤ 三人搬运法	·适用于不能活动、体重超重的患者
（1）同二人搬运法（1）～（2）	
（2）托住患者的头颈、肩背部，乙托住腰、臀部，丙托住腘窝、腿部（图7-8）	
（3）三人同时抬起患者，并使之身体稍向搬运者倾斜移至平车上，盖好被盖	
➤ 四人搬运法	·适用于颈椎、腰椎骨折和病情较重的患者
（1）同挪动法（1）～（2）	
（2）将帆布兜或中单放于患者腰、臀部	·帆布兜或中单能承受患者体重
（3）甲站于床头，托住患者的头与肩部，乙在床尾托住患者的两腿，丙和丁分别站在病床及平车的两侧。四人抓紧帆布兜或中单四角，同时抬起患者移至平车上方，轻轻将患者放在平车中央，盖好盖被（图7-9）	·颈椎损伤患者保持头部中立，并加以固定
4.整理床单位 铺成暂空床	
5.松闸 松开平车制动闸，推患者至目的地	

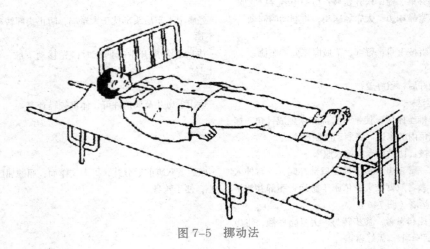

图7-5 挪动法

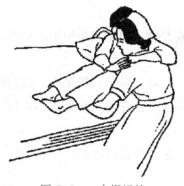

图 7-6　一人搬运法

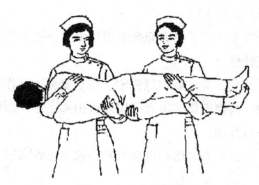

图 7-7　二人搬运法

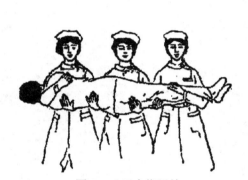

图 7-8　三人搬运法

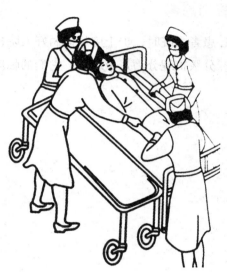

图 7-9　四人搬运法

【注意事项】

1.确保安全　搬运过程中,注意安全、舒适、保暖,动作轻稳。保持输液、输氧及引流管道通畅、固定。骨折患者搬运时应在车上垫木板,并做好骨折部位的固定;颅脑损伤、颌面部外伤及昏迷患者头偏向一侧;颈椎损伤患者保持头部中立,并加以固定。

2.保证舒适　多人搬运时,动作要协调一致;推车行进时,不可碰撞墙及门框,避免震动患者,损坏建筑物;上坡时患者头在前,下坡时头在后,以免患者头低垂而不适。

3.病情观察　运行过程中护士站于患者头侧,便于观察患者病情。

4.注意节力　护士操作时身体尽量靠近患者,两腿分开以扩大支撑面。

（三）担架运送法

担架使用方法同平车运送法,可采用二人或三人搬运法。因担架位置低,应先由两人抬起担架与床沿齐平,再搬运患者,搬运时尽量保持平稳,避免晃动。

【注意事项】

1. **注意体位** 患者仰卧于担架中央，颈下垫软枕或衣物。如为帆布担架，患者应俯卧并伸直脊柱。

2. **确保安全** 搬运过程中，注意安全，动作轻稳。患者四肢应在担架内，以防碰撞受伤。颈、胸椎损伤的患者应用硬板担架运送；颈椎受伤的患者应注意保持头中立位，防止头颈左右移动。

3. **病情观察** 运行过程中密切观察患者病情变化，保持呼吸道通畅。

复习思考

1. 患者入院时，护士应如何做好入院护理工作？

2. 分级护理分为几个级别？它们的临床护理要点分别是什么？

扫一扫，看课件

模 块 八
休息与卧位护理

【学习目标】

　　掌握促进休息和睡眠的护理措施，常用卧位的名称和姿势，协助患者翻身的注意事项，压疮的概念、预防及护理。

　　熟悉影响睡眠的因素，卧位的性质，常用卧位的适用范围，压疮发生的原因、好发部位、分期及临床表现。

　　了解休息、睡眠的定义，睡眠生理，常见睡眠障碍。

案例导入

　　患者李某，男性，45岁，近期因工作繁忙压力大，经常熬夜加班，昼夜颠倒，致使睡眠形态紊乱，自觉难以入睡，易醒多梦，身体疲倦，头痛，情绪低落。来医院就诊，希望失眠得以缓解。

　　问题：你作为病区护士应如何指导患者促进休息和睡眠？

项目一　休息的护理

　　休息是指在一定的时间内相对地减少活动，使人从生理和心理上得到松弛。它是人类最基本的生理需要之一，包括身体和心理两方面的放松。适当的休息可以使健康人消除疲劳、促进身心健康；可以使患者减轻病痛，促进疾病的康复。

一、休息

（一）休息的意义

休息对维持人体健康非常重要，有效的休息可以使身体放松，恢复精力和体力，还可以减轻个体心理压力，使人感到轻松愉快。反之，休息不足则会导致人体出现一系列身体和精神反应，如疲乏无力、注意力不集中，严重时可导致身心疾病的产生。

休息又是康复的必要手段。患者患病后除生理上的不适外，心理上也特别脆弱，加之陌生的环境、面孔和一些医疗操作，休息经常受到打扰，导致患者身心上更加不适而影响休息。因此，要求护理人员在患者住院期间为其建立一个有益休息的环境，促进疾病的恢复。良好的休息有助于患者减轻或消除疲劳，缓解精神压力；维持机体生理调节的规律性；促进机体正常的生长发育；减少能量的消耗，促进组织修复。

（二）休息的条件

1. 身体方面　身体舒适是保证有效休息的重要条件。当各组织器官功能良好，皮肤完整性好，关节肌肉活动正常，身体各部位皮肤清洁、无异味、无疼痛、无感觉异常、卧位舒适时，才能得到真正的休息。任何一方面出现异常或不适，都会直接影响休息的质量。

2. 心理方面　个体的心理和情绪状态也会影响休息的质量。个体患病时通常会伴有疾病带来的各种问题，如情绪、行为及日常生活形态方面的变化，这些都会直接影响患者的休息和睡眠形态。

3. 环境方面　医院的物理环境是影响患者休息的重要因素，环境性质可以决定患者的心理状态。如环境中的空间、温湿度、光线、色彩、声音、气味等对患者的休息、疾病的康复均有不同程度的影响。

4. 睡眠方面　睡眠是各种休息形式中最重要的、最自然的方式。睡眠的时间和质量是影响休息的重要因素。原发性睡眠障碍或住院后的继发性睡眠障碍都可以引起睡眠时间的不足或睡眠质量的下降，从而影响患者的休息和疾病的康复。

二、睡眠

（一）睡眠的生理

睡眠是一种周期性发生的知觉的特殊状态，由不同时相组成。睡眠时人对周围环境的反应能力降低，但并未完全消失，只是对周围环境相对地不做出反应。人们在睡眠中对特殊刺激会产生选择性的知觉，甚至被惊醒，是否被惊醒则与刺激源的音量、强度及刺激源对个人是否有特殊意义有关。如：婴儿的啼哭可以唤醒他的母亲，但电话铃声却不能。

1. 睡眠的发生机制

（1）被动发生学说：人在觉醒状态下，中枢神经系统内某些中枢，例如脑干网状结构的感觉传入冲动维持着一定的紧张性活动，使中枢保持于觉醒状态。当传入的冲动减少时，这些中枢的紧张性活动减弱，从而使觉醒状态停止，产生睡眠。简而言之，觉醒的停止导致了睡眠的发生因此睡眠是被动的。

（2）主动发生学说：围绕有无特定的睡眠中枢而存在两种观点：巴甫洛夫学派认为并不存在睡眠的特定中枢，睡眠是大脑皮层的抑制过程扩散到一定程度和范围时产生的。另一种看法认为睡眠是脑内某些特殊部位活动的结果（目前最为人们广泛接受）。

2. 睡眠的时相 睡眠是一种循环发生的周期现象，一般每天一个周期。根据睡眠过程中脑电图、眼电图和肌电图的描述，睡眠可分为慢波睡眠和快波睡眠两个时相。睡眠过程中两个时相交替进行。

（1）慢波睡眠：又称正相睡眠或非快速眼球运动睡眠。特点是伴有慢眼球运动，全身肌肉松弛，但肌肉仍有一定的紧张度。肌电图显示其张力高于快波睡眠期，但比清醒时低。在慢波睡眠中，机体的耗氧量下降，但脑的耗氧量不变，腺垂体分泌的生长激素明显增多。因此，慢波睡眠可以促进个体生长和体力的恢复，特别是对肌肉和软骨组织的生长尤为重要。

慢波睡眠分为四个时期：①入睡期（Ⅰ期）。为清醒与睡眠之间的过渡时期，易被唤醒。此期是睡眠周期中最浅的一期，只维持几分钟，在这一期，人体的生理活动速度及新陈代谢逐渐减慢。脑电图显示低电压 α 节律，频率为 8 ～ 12 次/秒。②浅睡期（Ⅱ期）。在这一期，仍可听见外界声音，同样易被唤醒，此期进入中等深度睡眠，持续 10 ～ 20 分钟。身体的功能活动继续减慢，肌肉逐渐放松。脑电图出现快速、宽大的梭形波，频率为 14 ～ 16 次/秒。③中度睡眠期（Ⅲ期）。在这一期，人体的肌肉完全放松，身体很少移动，很难被唤醒，此期进入沉睡阶段，持续 15 ～ 30 分钟。心跳缓慢，呼吸均匀，血压下降，但均在正常范围内。脑电图显示梭形波与 δ 波交替出现。④深度睡眠期（Ⅳ期）。在这一期，人体的身体完全松弛且无法移动，极难被唤醒，此期是睡眠最深的阶段，持续 10 ～ 15 分钟。腺垂体开始分泌生长激素，蛋白质消耗减少，人体组织愈合加快。脑电图出现缓慢而高的 δ 波，频率为 1 ～ 2 次/秒。

（2）快波睡眠：又称异相睡眠或快速眼球运动睡眠。入睡后约 90 分钟开始进入快波睡眠。此期的睡眠特点是：睡眠更深，极难唤醒；眼球出现阵发性快速运动，脑电波活跃，与觉醒时很难区分，肌电图反映肌张力极低，是各睡眠期中最低的。快波睡眠是正常人所必需的。在快波睡眠中，脑的耗氧量增加，脑血流量增多且脑内蛋白质合成加快。快波睡眠与幼儿神经系统的成熟有密切关系，其能够促进学习记忆和精力恢复。但此期腺垂体分泌生长激素减少。做梦是快波睡眠的特征之一，充满感情色彩的梦境可以舒缓人们的精神压力，让人们面对内心深处的感受，消除意识中令人忧虑的事情。因此，快波睡眠对精神和情绪上的平衡最为重要。快波睡眠期出现间断的阵发性表现可能引起某些疾病在夜间发作，如心绞痛、哮喘、阻塞性肺气肿缺氧等疾病发作。睡眠各阶段变化表 8-1。

表 8-1　睡眠各阶段特点

睡眠分期	特点	生理表现	脑电图特点
NREM 期 第一期	可被外界的声响或说话声音惊醒	全身肌肉松弛，呼吸均匀，脉搏减慢	低电压 α 节律，频率为 8 ～ 12 次 / 秒
第二期	进入睡眠状态但仍易惊醒	全身肌肉松弛，呼吸均匀，脉搏减慢，血压、体温下降	出现快速、宽大的梭状波，频率为 14 ～ 16 次 / 秒
第三期	睡眠逐渐加深需要巨大声响才能时期觉醒	全身肌肉松弛，呼吸均匀，脉搏减慢，血压、体温继续下降	梭状波与 δ 波交替出现
第四期	为深睡期，很难唤醒，可出现梦游和遗尿	全身松弛无任何活动，脉搏体温继续下降，呼吸缓慢均匀，体内大量分泌生长激素	缓慢而高的 δ 波，频率为 1 ～ 2 次 / 秒
REM 期	眼肌活跃眼球迅速转动，梦境往往在此期出现，很难唤醒	心率、血压、呼吸大幅度波动，肾上腺素大量分泌，除眼肌外全身肌肉松弛	呈不规则的低电压波形，与第 I 期相似

3. 睡眠的周期　人的睡眠是周期发生的，按照一定的睡眠时相顺序循环交替出现（图 8-1）。每一睡眠周期都含有从 60 ～ 120 分钟不等的有顺序的睡眠时相，平均是 90 分钟。成人平均每晚出现 4 ～ 6 个睡眠时相周期。在入睡后最初的 20 ～ 30 分钟，从慢波睡眠第 I 时相进入第 II、III 时相，再经过第 IV 时相，之后返回，睡眠者经过第 III 时相回到第 II 时相，再从第 II 时相进入异相睡眠，大约持续 10 分钟后，又进入第 II 时相。在睡眠周期的进程中，在任何一处把睡眠者唤醒，当继续睡眠时，他不会回到把他唤醒的那一睡眠时相中，而是从开头的最初状态开始。随着进入深夜，每一时相所用的时间量发生了变化。刚入睡时，慢波睡眠的第 III、IV 时相约占 90 分钟，异相睡眠持续不超过 30 分钟。进入深夜，异相睡眠会延长到 60 分钟，而慢波睡眠的第 III、IV 时相所占的时间则会相应地缩短。越接近睡眠后期，异相睡眠持续时间越长。睡眠时相周期在白天小睡时也会出现，但慢波睡眠和异相睡眠时间多少根据白天小睡的时间而定。上午小睡，是后半夜睡眠的延续，异相睡眠所占比例较大，慢波睡眠的时间减少。下午小睡，慢波睡眠比例增多。下午的睡眠会减少晚上睡眠时慢波睡眠的量。

值得指出的是，睡眠时一些时相对人体具有特殊的意义。在慢波睡眠的第 IV 时相（有时也包括第 III 时相）的睡眠中，体内可分泌大量的生长激素，其功能是促进合成作用，减少蛋白质的分解，加速受损组织的愈合，特别是对于软骨组织和肌肉组织的生长，是非常重要的。异相睡眠对精神和情绪上的平衡最为重要。因为这一时期的梦境都是生动的、充满感情色彩的，此梦境可减轻、缓解精神压力，使人将忧虑的事情从记忆中消除。

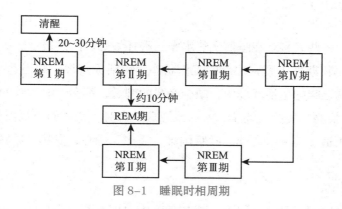

图 8-1 睡眠时相周期

（二）影响睡眠的因素

1. 年龄 健康人每晚睡眠的平均时数是 7.5 小时；随着年龄的增加，总睡眠时间减少，慢波睡眠第四期时相睡眠的时间减少；睡眠过程中醒来的次数增多；慢波睡眠第一、二期所占的睡眠时间增加。新生儿一天中大多处于睡眠状态，1 周以后为 16 ～ 20 小时；婴儿为 14 ～ 15 小时；幼儿为 12 ～ 14 小时；学龄儿童为 10 ～ 12 小时；青少年为 8 ～ 9 小时；成人一般为 7 ～ 8 小时；50 岁以上的中老年人平均为 7 小时。老年人睡眠的特点是早睡、早醒且中途觉醒较多。

2. 昼夜规律 人体的生理活动通常都是以一昼夜作为一个周期循环进行的，这就是昼夜性节律。昼夜性节律影响着人体主要生理和行为功能。睡眠一般发生在昼夜性节律的最低期。

3. 职业 体力劳动者比脑力劳动者需要的睡眠时间长；劳动强度大、工作时间长的人需要的睡眠时间长。

4. 环境 睡眠环境的变化可以改变睡眠状况，研究者发现，在新环境中慢波睡眠和异相睡眠的比例会有所变化，特点是异相睡眠减少，入睡时间延长，觉醒的次数增加等。

5. 药物 某些神经系统用药、抗高血压药、镇痛药、镇静药等均对睡眠有一定的影响。

6. 情绪 任何强烈的情绪，如焦虑害怕或感情上的痛苦等都会干扰原有的睡眠状况。住院患者由于对疾病的诊断、治疗感到焦虑、不安和恐惧，而产生心理压力等，也会影响其睡眠。

7. 食物 一些食物的摄入会改变睡眠状况。如 L- 色氨酸广泛存在于各种食物中，肉类、乳制品和豆类中含有较多 L- 色氨酸，这种物质能促进入睡，可缩短入睡时间，被认为是一种天然的催眠剂。对于睡眠不佳者，鼓励其睡前喝一杯热奶可以帮助入睡。饱饭后发困也是 L - 色氨酸的作用所致。再有，少量饮酒能促进放松和睡眠，但大量饮酒却会抑制异相睡眠。咖啡、浓茶会干扰睡眠，使人兴奋，故对于睡眠状况不好的人，避免在睡前

4～5小时饮用。

8. 个人习惯 一些人喜欢在睡前洗热水澡、喝杯牛奶、阅读报纸、听听音乐。

9. 生活方式 长期处于紧张忙碌的工作状态，生活无规律，缺乏适当的运动和休息，或者长期处于单调乏味的生活环境中，缺少必要的刺激，都会影响睡眠的质量。

10. 个体健康状况 疲劳、怀孕、术后或患病状态时，个体的睡眠需要量会明显增加；躯体疾病造成的不适、疼痛、心悸、呼吸困难、瘙痒、恶心、发热、尿频等症状均会影响睡眠。

（三）睡眠障碍

睡眠障碍是指睡眠量及质的异常，或在睡眠中出现某些临床症状，也包括影响入睡或保持正常睡眠能力的障碍。睡眠障碍分为器质性睡眠障碍和非器质性睡眠障碍，非器质性睡眠障碍包括睡眠失调和睡眠失常。

1. 失眠 失眠是临床上最常见的睡眠障碍，可见于下列情况：精神因素所致的失眠；躯体因素引起的失眠；环境因素引起的失眠；药物因素引起的失眠；大脑弥散性病变引起的失眠。

2. 发作性睡眠 是指不可抗拒的突然发生的睡眠并伴有猝倒症、睡眠瘫痪和入睡幻觉，这是一种特殊的睡眠失调，特点是控制不住的短时间的嗜睡。在发作性睡眠的人中约有70%的人会出现猝倒的现象，表现为肌张力部分或全部的失去，导致严重的跌伤；约有25%的人在发作性睡眠时有生动的、充满色彩的幻觉和幻听。

3. 睡眠过度 表现为过多的睡眠，可持续几小时到几天，对睡眠的要求控制不住，难以唤醒。头部受伤、脑血管病变和脑瘤患者常可出现睡眠过度，也可见于心理失调如忧郁的患者。

4. 睡眠呼吸暂停 是以睡眠中呼吸反复停顿为特征的一组综合征，每次停顿≥10秒，通常每小时停顿次数>20次，临床上表现为时醒时睡，并伴有低氧血症、高血压及肺动脉高压。睡眠性呼吸暂停可分为中枢性和阻塞性两种类型。中枢性呼吸暂停是由于中枢神经系统功能不良造成的，目前认为可能是与异相睡眠有关的脑干呼吸机转的失调所致，阻塞性呼吸暂停则出现在严重的、频繁的、用力的打鼾或喘息之后。

5. 睡眠剥夺 是睡眠时间和睡眠时相的减少或损失。根据对睡眠时相和时间剥夺的程度不同将其分为总睡眠剥夺、部分睡眠剥夺、选择性睡眠剥夺。能够逆转睡眠剥夺的唯一方式是恢复睡眠，其时间远远低于睡眠剥夺的时间。

6. 类睡状态 指主要发生于睡眠期间的意外行为，如觉醒混乱、部分觉醒或睡眠周期各时相间及睡眠到觉醒间转变的混乱。是儿童多见的睡眠问题。年龄较大孩子的类睡状态包括梦游症、夜惊、梦魇、夜间遗尿和夜间磨牙。如果成年人发生这些问题，则提示睡眠失调比较严重。

（1）梦游症：主要见于儿童，以男性多见。可能与遗传、性格、神经功能失调有关。研究表明梦游常发生在慢波睡眠的第Ⅲ、Ⅳ时相，此时精神上对梦的行为回忆是最弱的。在梦游期间，梦游者的全身功能是清醒时的最低水平。在梦游中或在第二天早晨把他唤醒，梦游者则不会记得所发生的事情。

（2）梦魇：表现为睡眠时出现噩梦，梦中见到可怕的景象或遇到可怕的事情。

（3）睡惊：表现为睡眠中突然惊醒，两眼直视，表情紧张恐惧，呼吸急促，心率增快，伴有大声喊叫、躁动不安，发作历时 1～2 分钟，发作后又复入睡，晨醒后对发作不能回忆。

（4）遗尿：指 5 岁以上的儿童仍不能控制排尿，在日间或夜间反复出现不自主的排尿。

三、促进休息和睡眠的护理措施

（一）满足患者身体舒适的需要，做好就寝前的准备工作

尊重患者的睡眠习惯，尽量满足睡前沐浴或热水泡脚、阅读书报等习惯。帮助自理受限的患者完成洗漱、排便等睡前个人卫生护理，协助采取舒适卧位，注意检查患者身体各部位引流管、伤口、牵引、敷料的情况，及时处理。对因疼痛影响睡眠者，遵照医嘱给予镇痛药。

（二）创造良好的休息睡眠环境

为患者创造安全、安静、舒适、整洁的休息环境。例如：进行各项操作和夜间巡视病房时做到"四轻"；使用床头灯或地灯，避免光线直接照射患者而影响睡眠；及时清理病室中的血、尿、便、呕吐物、排泄物等，避免异味对患者睡眠的影响。

（三）减轻患者的心理压力

轻松愉快的心情有助于睡眠，而焦虑、不安、恐惧、忧愁等情绪则会影响睡眠。护士要善于观察并及时发现和了解患者的心理变化，与患者共同讨论影响睡眠的原因，解决睡眠问题。如果患者入睡困难，护士应尽量转移患者对失眠问题的注意力，指导患者做一些放松活动来促进睡眠。

（四）合理使用药物

对使用安眠药的患者，护士应在安眠药的种类、性能、应用方法、对睡眠的影响及副作用方面给予指导，防止耐受性、习惯性的产生，并注意观察其在用药反应，发生戒断症状时及时报告医生并予以处理。

（五）合理安排护理措施

合理安排各项治疗、护理措施的实施时间。常规护理措施应尽量安排在白天，以减少

对患者休息和睡眠的干扰。

（六）做好健康教育

护士需与患者共同讨论、分析影响睡眠的因素，帮助患者消除影响睡眠的自身因素，建立良好的睡眠习惯。例如：合理安排日间活动，减少白天卧床时间并适当锻炼，晚间固定时间就寝，保证需要的睡眠时间；睡前可进食少量易消化的食物或热饮料，但应避免饮用咖啡、浓茶、可乐以及含酒精的刺激饮料，或摄入大量不易消化的食物；睡前可以通过选择短时间的阅读、听音乐或做放松操等方式促进睡眠，其中视听内容要轻松、柔和，避免身心受到强烈刺激而影响睡眠。

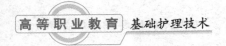

世界睡眠日

世界睡眠日（World Sleep Day）是为引起人们对睡眠重要性和睡眠质量的关注而定的。国际精神卫生和神经科学基金会于2001年发起了一项全球睡眠和健康计划，并将每年的3月21日，即春季的第一天定为"世界睡眠日"。2003年，中国睡眠研究会将"世界睡眠日"正式引入中国。

项目二 卧位护理

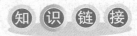

王某，男，52岁，持续寒战、高热，体温达39～40℃，咳嗽，咳痰伴胸痛。痰液呈现脓性黄绿色，有时带血并略带臭味。入院检查：体温39.5℃，脉搏108次/分，呼吸26次/分，血压158/90mmHg。拟诊断为左肺上叶肺脓肿。医嘱予以抗生素治疗，进行体位引流。

问题：

（1）该患者应取哪种体位进行引流？

（2）如何为该患者安置引流体位？

卧位即患者满足医疗护理需要和休息所采取的卧床姿势。护士要根据患者的病情与治疗需要为其调整相应的卧位。正确的卧位可增进患者的舒适度，达到治疗疾病、减轻症状、预防并发症及进行各种检查的目的。

一、卧位的性质

（一）根据卧位的自主性

卧位可分为主动卧位、被动卧位和被迫卧位三种。

1. 主动卧位　即患者身体活动自如，可根据自己的意图和舒适度改变体位。常见于轻症患者，如术前及恢复期患者。

2. 被动卧位　即患者自身无力变换体位，只能躺卧于他人安置的卧位。常见于极度衰弱、昏迷、瘫痪的患者。

3. 被迫卧位　患者意识清晰，也有变换卧位的能力，但由于疾病的影响或治疗的需要被迫采取的卧位。如哮喘引起呼吸困难的患者，常采取端坐位。

（二）根据卧位的平稳性

卧位可分为稳定性卧位、不稳定性卧位。

1. 稳定性卧位　身体支撑面大，重心低，平稳，如仰卧位。

2. 不稳定性卧位　身体支撑面小，重心较高，难以平稳，如姿势不正确的侧卧位。

（三）根据卧位时身体的姿势

卧位可分为仰卧位、侧卧位、俯卧位等。下面介绍的常用卧位主要依据此种分类。

二、常用卧位

（一）仰卧位

仰卧位又称平卧位，为一种最自然的躺卧姿势，也是胸部检查的体位。患者仰卧，头下放一软枕，两臂自然地放于身体两侧，两腿自然伸直。根据治疗或检查的需要，仰卧位可分为去枕仰卧位、中凹卧位（休克体位）、屈膝仰卧位三种类型。

1. 去枕仰卧位或薄枕仰卧位

（1）姿势：患者去枕仰卧，或头下垫以薄枕，头偏向一侧，两臂自然地放于身体两侧，两腿伸直并自然放平，枕头横立于床头（图8-2）。

（2）适用范围及原理：①昏迷或全身麻醉未清醒的患者，可避免呕吐物误入气道而引起窒息或肺部并发症；②椎管内麻醉或脊髓腔穿刺后的患者，可预防颅内压降低引起的头疼。

2. 中凹卧位（休克卧位）

（1）姿势：用垫枕抬高患者的头

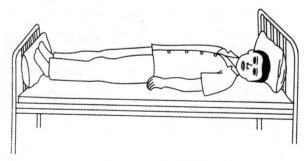

图 8-2　去枕仰卧位

胸部，与床成 10°～ 20°，抬高下肢与床成 20°～ 30°（图 8-3）。

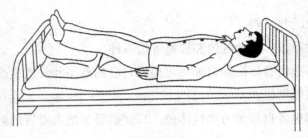

图 8-3　中凹卧位

（2）适用范围及原理：适用于低血容量性休克患者。抬高头胸部有利于保持患者气道通畅，改善通气功能，从而改善缺氧症状；抬高下肢有利于患者的下肢静脉回流，增加心排出量而使休克症状得到缓解。不适用于心源性休克患者。

3. 屈膝仰卧位

（1）姿势：患者仰卧，头下垫软枕。两臂自然地放于身体两侧，两膝屈起，并稍向外分开（图 8-4）。

（2）适用范围及原理：适用于胸腹部检查、导尿术、会阴冲洗等患者。该卧位可使患者的腹部肌肉放松，便于检查或暴露操作部位。

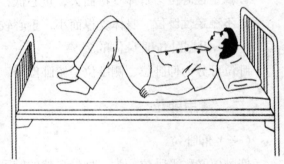

图 8-4　屈膝仰卧位

（二）侧卧位

1. 姿势　患者侧卧，臀部稍后移，两臂屈肘，一手放在枕旁，一手放在胸前，下腿稍伸直，上腿弯曲。为了使患者舒适，可在两腿之间、胸腹部、后背部放置软枕以扩大支撑面，增加体位稳定性（图 8-5）。

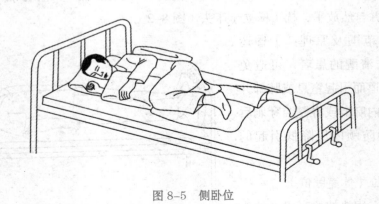

图 8-5　侧卧位

2. 适用范围及原理

（1）某些治疗或检查时：灌肠，肛门检查，配合胃镜、肠镜检查等的患者。

（2）预防压疮：左右侧卧位与平卧位交替使用利于缓解患者受压部位的压力，可避免组织长期受压而引起压疮。

（3）臀部肌肉注射时：可采取下腿弯曲、上腿伸直的侧卧位来放松臀部的肌肉。

（三）半坐卧位

1. 姿势

（1）摇床法：患者仰卧后，摇起床头支架使上半身抬高，与床成30°～50°，再摇起膝下支架，以防止患者下滑。如患者双足接近床尾杆，可在床尾置一软枕垫于患者足底（图8-6）。放平时，先摇平膝下支架，再摇平床头支架。

（2）靠背架法：如使用无可摇功能的普通病床，可先帮助患者坐起，在床头垫褥下放一靠背架，再让患者躺卧在靠背架上。患者下肢屈膝，用大单包裹软枕垫于患者膝下，将大单两端固定于床缘，床尾足底垫一软枕（图8-7）。

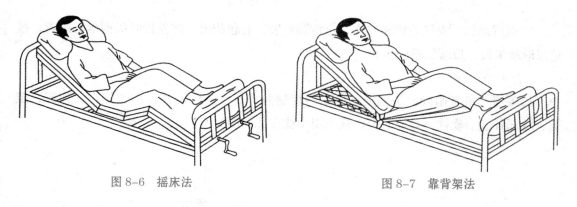

图8-6 摇床法　　　　　　　　　　　　图8-7 靠背架法

2. 适用范围及原理

（1）某些面部及颈部术后患者：采取半坐卧位，可减少局部出血。

（2）急性左心衰患者：采取坐卧位，可利用重力作用使部分血液滞留在患者下肢和盆腔，减少回心血量，减轻肺淤血和心脏负担。

（3）腹腔、盆腔手术后或有炎症的患者：采取半坐卧位，可使腹腔渗出液流入盆腔，促使感染局限以便于引流；可防止炎症扩散和毒素吸收，减轻中毒反应。采取半坐卧位还可防止感染向上蔓延而引起膈下脓肿。此外，对于腹部手术后患者采取坐卧位可松弛腹肌，减轻腹部切口缝合处的张力，缓解疼痛，有利于切口愈合。

（4）心肺疾病所引起呼吸困难的患者：因重力作用，半坐卧位时可使患者膈肌下降、胸腔容积扩大，同时腹腔内脏器对心肺的压力减轻，使患者呼吸困难的症状得到改善。

（5）疾病恢复期体质虚弱的患者：采取半坐卧位时，可使患者逐渐适应体位的变化，利于向站立位过渡。

（四）端坐位

1. 姿势　扶患者坐起后，使其身体稍向前倾，床上放一跨床小桌，桌上放一软枕，患者可扶桌休息。然后用床头支架或靠背架将床头抬高 70°～80°，在患者背部放一软枕，使其能向后依靠。同时，膝下支架抬高 15°～20°，以防身体下滑（图 8-8）。

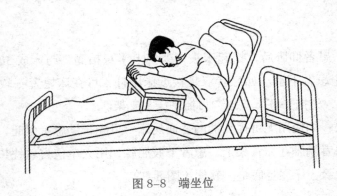

图 8-8　端坐位

2. 适用范围　支气管哮喘发作、急性肺水肿、心包积液、阵发性呼吸困难的患者，被迫采取端坐位，以缓解呼吸困难。

（五）俯卧位

1. 姿势　患者俯卧，头偏向一侧，两臂屈曲并置于头的两侧，两腿伸直，胸部、髋部、踝部各放一软枕，必要时可在腋下用小枕支托（图 8-9）。

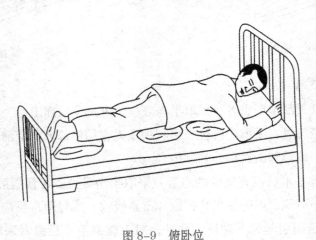

图 8-9　俯卧位

2. 适用范围及原理　适用于脊椎手术后，腰背部检查或配合胰、胆管造影检查的患者；腰、背、臀部有伤口，不能平卧或侧卧的患者；胃肠胀气所致腹痛的患者。采取俯卧位可使患者的腹腔容积增大，缓解胃肠胀气所致的腹痛。

（六）头低足高位

1. 姿势　患者仰卧，将枕头横立于床头以防碰伤头部，床尾用支托物垫高 15 ～ 30cm（图 8-10）。

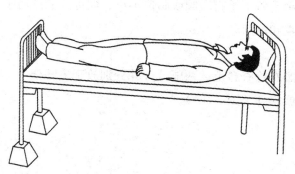

图 8-10　头低足高卧位

2. 适用范围及原理　适用于行十二指肠引流术时，采取头低足高位有利于胆汁引流。行肺部分泌物引流术时，采取头低足高位以便于咳痰。妊娠时胎膜早破，采取头低足高位可防止脐带脱垂。跟骨或胫骨结节牵引时，可利用人体重力作为反牵引力来防止身体下滑。此卧位易使患者感到不适，因此不可长时间使用，颅内高压患者禁用。

（七）头高足低位

1. 姿势　患者仰卧，床头用支托物垫高 15 ～ 30cm 或根据病情而定，另用枕头横立于床尾，以防止足部撞伤（图 8-11）。

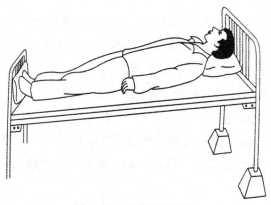

图 8-11　头高足低卧位

2. 适用范围及原理　适用于颅脑手术后的患者，可预防脑水肿，减轻颅内压；颈椎骨折患者进行颅骨牵引时，可利用人体重力作为反牵引力。

（八）膝胸卧位

1.姿势 患者跪卧，将两小腿及足部平放于床上，并稍微分开，大腿和床垂直，胸贴床面，腹部悬空，臀部抬起，头转向一侧，两臂屈肘并放于头的两侧（图8-12）。

2.适用范围 适用于矫正子宫后倾或胎位不正、促进产妇产后子宫复原和肛门、直肠及乙状结肠患者的检查和治疗。

（九）截石位

1.姿势 患者仰卧在检查台上，两腿分开并分别放于支腿架上，臀部与检查台边缘平齐两手置于身体两侧或胸部（图8-13）。

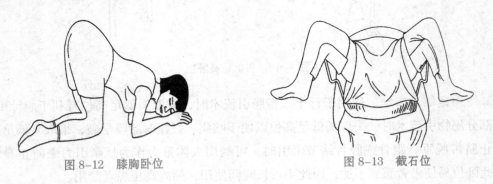

图 8-12　膝胸卧位　　　　　　　　图 8-13　截石位

2.适用范围 适用于会阴、肛门部位的检查、治疗或手术。如膀胱镜检查、妇产科检查、产妇分娩、阴道灌洗等。

三、变换卧位

若患者因疾病或治疗的限制需长期卧床，则容易出现精神萎靡、消化不良、便秘、肌肉萎缩等症状。长期卧床患者因局部组织持续受压，易导致血液循环障碍，进而发生压疮；呼吸道分泌物不易咳出，易发生坠积性肺炎。因此，护士应定时协助有移动障碍的患者变换体位，以保持患者的舒适和安全，预防并发症的发生。

（一）协助患者移向床头

【目的】协助滑向床尾而不能自行移动的患者重新移向床头，恢复舒适、安全的卧位。

【评估】评估患者的年龄、病情、体重、治疗情况、心理状态及合作程度，有无骨折、伤口及管道。

【计划】

1.患者准备 了解移向床头的目的、过程及配合要点，双手有力者愿意配合护士完成移动。

2.护士准备 视患者病情、体重和合作能力决定护士人数。

3.用物准备 根据病情准备好枕头等物品。

【实施】

实施步骤	操作要点说明
1. 核对、解释 （1）核对床号、姓名、医嘱 （2）向患者解释操作的目的、过程、方法及注意事项	·确认患者 ·解除患者紧张情绪，取得合作
2. 安置、准备 （1）固定床脚轮，放平床头支架，将枕头横立于床头，将各种导管及输液装置等安置妥当，必要时将盖被折叠至床尾或床的另一侧 （2）患者仰卧屈膝	·防止病床移动，确保安全 ·避免撞伤患者
3. 移向床头 ➤ 一人协助患者移向床头法（图8-14） （1）移动患者：护士靠近床缘，一手托在患者肩部，另一手托臀部 （2）嘱患者两手握住床头栏杆，护士将患者抬向床头的同时，患者脚蹬床面，挺身上移至床头 ➤ 两人协助患者移向床头法 （1）移动患者：两护士分别站于床的两侧，交叉托住患者的颈肩和臀部（或两护士站在同侧，一人托住颈、肩及腰部，另一人托住臀部和腘窝部） （2）移向床头：两护士同时将患者抬起，使其移向床头	·适于能协助完成上移，且体重较轻的患者 ·要将患者身体抬离床面，防止拖、拉、推等动作 ·适于不能协助完成上移或体重较重的患者 ·防止患者坠床，确保安全
4. 整理、归位 （1）整理床单位，按需放置软枕以垫高头部，洗手，记录，并做好交接班	·注意询问患者的感受 ·记录时间和皮肤状况

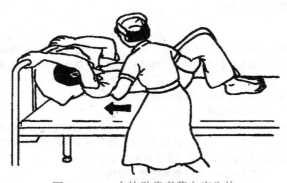

图 8-14　一人协助患者移向床头法

【注意事项】

1. 协助患者移向床头时，注意保护患者的头部，防止撞伤。变换卧位后，使患者的身体处于功能位，使其感觉舒适。

2. 若有引流管应先妥善安置，检查导管有无脱落、打折扭曲等，再移动卧位。

3. 在变换卧位过程中，护士应运用人体力学原理，做到节时、节力。两人协助移动时，应注意动作协调、平稳。

（二）协助患者翻身侧卧

【目的】

1. 协助不能移动的患者更换卧位，预防压疮的产生。

2. 满足检查、治疗护理的需求，如为卧床患者更换床单或整理床单位等。

【评估】

患者的年龄、体重、病情、治疗情况、心理状态及配合程度。

【计划】

1. 患者准备　了解翻身侧卧的目的、过程及配合要点。患者情绪稳定，愿意配合。

2. 护士准备　视患者情况决定护士的人数。

3. 用物准备　视病情准备好枕头、床档。

【实施】

实施步骤	操作要点说明
1. 核对、解释 （1）核对床号、姓名、医嘱 （2）向患者解释操作的目的、过程、方法及注意事项	• 确认患者 • 解除患者紧张情绪，取得合作
2. 安置准备 （1）固定床脚轮，将各种导管及输液装置等安置妥当，必要时将盖被折叠至床尾或床一侧 （2）患者仰卧，两手放于腹部，双腿屈曲	• 防止病床移动，确保安全
3. 协助翻身 ➤ 一人协助患者翻身法（图 8-15） （1）移动患者：先将患者肩部、臀部向护士侧移动，再将双下肢移向靠近护士侧的床沿 （2）转向对侧：护士一手托肩，另一手扶膝，轻轻将患者转向对侧，使其背向护士，按侧卧位法安置好患者 ➤ 两人协助患者翻身法（图 8-16） （1）移动患者：两护士站在床同侧，一人托住患者颈、肩、腰部，另一人托住患者臀部和腘窝部，两人同时抬起患者移向自己 （2）转向对侧：两人分别扶、托患者的肩、腰、臀和膝部，并轻推患者转向对侧，按侧卧位法安置好患者	• 适用于小儿或体重较轻的患者 • 防止患者坠床，确保安全 • 适用于体重较重或病情较重的患者 • 要将患者身体抬离床面，防止拖、拉、推等动作
4. 放置软枕　在患者的背部、胸前及两膝间放置软枕，扩大支撑面，必要时使用床档，使患者安全、舒适	• 注意询问患者的感受
5. 整理、记录　整理床单位，洗手，记录，并做好交接班	• 记录翻身时间和皮肤状况

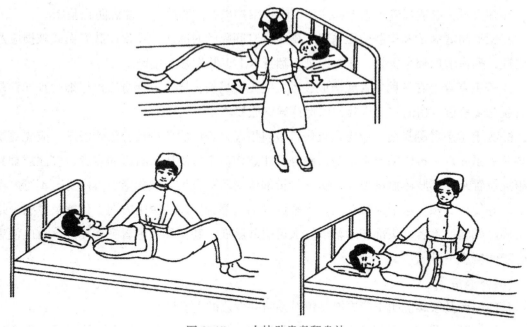

图 8-15　一人协助患者翻身法

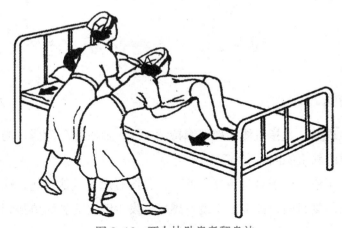

图 8-16　两人协助患者翻身法

【注意事项】

1. 协助患者翻身时，护士应尽量应用节力原理，让患者靠近自己，使重力线通过支撑面来保持平衡，缩短重力臂而省力。

2. 移动患者时，动作要轻稳，不可拖拉推，以免擦伤皮肤。翻身时，应将患者身体稍抬起再移动，要维持躯干的正常生理弯曲以防加重脊柱骨折、脊椎损伤和关节脱位。翻身后用软枕垫好肢体，以维持患者舒适、稳定，体重平均分布，各关节处于功能位置。

3. 翻身时，应适当遮盖患者，注意保暖，维护患者的尊严；并注意防止坠床。

4. 根据患者病情及皮肤受压情况，确定翻身间隔的时间。如发生皮肤淤血或破损应及时处理，酌情增加翻身次数，同时记录于翻身卡上，并做好交接班。

5. 若患者身上有各种导管或输液装置，应先妥当安置导管，翻身后再仔细检查导管是否有脱落、移位、扭曲、受压等，以保持导管通畅。

6. 为手术患者翻身前，应先检查伤口敷料情况，若已脱落或被分泌物浸湿，应先更换敷料并妥当固定后再协助患者翻身，翻身后注意伤口不可受压；石膏固定者，应注意翻身后患处位置及局部肢体血运情况，防止骨折部位受压。脊椎或颅骨牵引者翻身时不可放松牵引，并使头、颈、躯干保持在同一水平位翻动，翻身后注意牵引方向、位置及牵引力是否正确。颅脑手术者，头部转动幅度过大可引起脑疝，甚至导致患者突然死亡，故应使患者卧于健侧或平卧。

【健康教育】

1. 向患者及家属说明正确更换卧位对预防并发症的重要性。

2. 更换卧位前，根据翻身目的向患者及家属介绍更换卧位的方法及注意事项，教会患者及家属更换卧位时配合更换的正确方法。

项目三　压疮防护

一、压疮的概念

压疮即压力性损伤，是指机体局部组织持续受压，血液循环障碍，局部持续缺血、缺氧、营养不良而致的软组织溃烂和坏死。

患者一旦发生压疮，由于自身免疫力低下，且同时患有其他疾病，往往经久难愈，增加患者痛苦，延长康复时间，甚至由于继发感染、发生败血症进而威胁到患者的生命。因此，预防压疮的发生显得尤为重要。

二、压疮的发生原因

（一）局部组织长期受压

导致压疮的物理力有压力、摩擦力和剪切力，通常是两三种力联合作用所致。

1. 垂直压力　垂直压力是导致压疮发生的最重要的原因。单位面积承受的压力越大，组织发生压疮所需时间越短。

2. 摩擦力　当患者卧在床上活动或坐轮椅时，皮肤随时可以受到床单及轮椅坐垫表面的逆行阻力摩擦，而摩擦易损害皮肤的保护性角质层。当皮肤被擦伤后，容易受到汗、尿液或粪便、血及渗出液的浸渍而形成压疮。摩擦还可使局部升温，增加氧耗，加重组织缺氧。

3.剪切力 由两层组织相邻表面间的滑行而产生的进行性的相对移位引起，是由摩擦力和压力相加而成的，与体位关系极为密切。当床头抬高而使身体下滑时，可产生与身体皮肤平行的摩擦力，以及和皮肤垂直方向的重力，导致剪切力的产生。剪切力是深度压疮形成的主要原因。因此，不能自行变换体位或长期维持半卧位的患者，要避免床头或床尾抬高的角度超过30°（图8-17）。

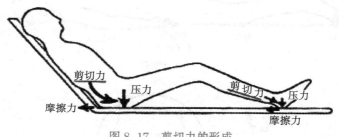

图8-17　剪切力的形成

（二）潮湿因素

由于皮肤经常受到汗液、大小便等排泄物、分泌物及各种引流渗出液的刺激，会使皮肤浸泡、变软、皮肤弹性下降，这时一旦受外力侵害，皮肤的完整性极易受损，从而发生压疮。

（三）医疗措施使用不当

使用石膏、绷带、夹板、约束带或牵引时，由于衬垫不当、松紧不适宜，致使局部血液循环不良，造成组织缺血、缺氧。

（四）机体营养不良

营养不良的患者皮下脂肪减少，肌肉萎缩，一旦受压，骨隆突处的皮肤要承受外界压力和骨骼隆突本身对皮肤的挤压力，受压处因缺乏肌肉和脂肪组织保护而容易引起血液循环障碍，引起压疮。过度肥胖者卧床时，体重对皮肤的压力较大，因而容易发生压疮。此外，低血压、贫血，皮肤的温度和心理压力等都可增加压疮发生的危险性。

三、压疮的好发部位

压疮多发生于受压和缺乏脂肪组织保护、无肌肉包裹或肌层较薄的骨骼隆起处，它与体位密切相关。因体位不同，受压点就不同，易发部位亦不同（图8-18）。

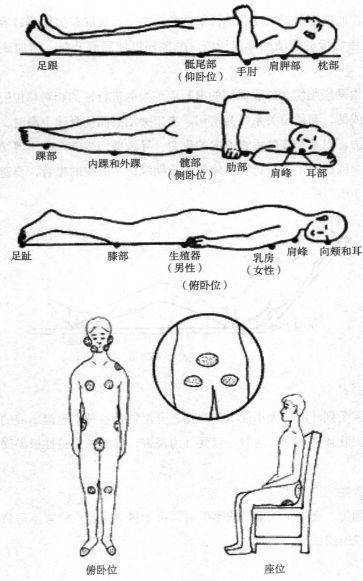

图 8-18 压疮好发部位

1. 仰卧位 易发于枕骨粗隆、肩胛骨、肘部、骶尾部、足跟。

2. 侧卧位 易发于耳郭、肩峰、肘部、髋部、膝关节的内外侧、内外踝。

3. 俯卧位 易发于面颊、耳郭、肩部、女性乳房、男性生殖器、髂嵴、膝部及足尖处。

4. 坐位 易发于坐骨结节。

四、压疮的分期和临床表现

依据压疮的严重程度和侵害深度，压疮可分为四期。

1.**淤血红润期** 此期为压疮发生的初期。因局部软组织受压而出现暂时性血液循环障碍，表现为红、肿、热、麻木或有触痛感。撤去压力30分钟后，症状仍存在，肤色无法恢复正常。此时皮肤表面无缺损情况，仅出现暂时性血液循环障碍，为可逆性改变，如及时去除致病原因，可阻止压疮进一步发展。

2.**炎性浸润期** 红肿部位如继续受压，血液循环得不到改善，表现为局部红肿向外浸润、扩大、变硬、皮肤表面由红变成紫红色，压之不退色；表皮有小水疱形成，表皮松懈，剥落后露出红润的创面，患者有疼痛感，但仅限于表皮或真皮层破损。此期若及时解除受压，改善血液循环，并清洁创面，仍可防止压疮进一步发展。

3.**浅度溃疡期** 表现为表皮水疱扩大、破溃，真皮疮面有黄色渗出液。感染后表面有脓液覆盖，致使浅层组织坏死、疼痛加剧。

4.**坏死溃疡期** 此期为压疮严重期。坏死组织侵入真皮下层和肌肉层，脓液较多，坏死组织边缘呈黑色，有臭味。如果感染得不到控制，可继续向周围和深部组织扩展，可深达骨骼。严重者可引起脓毒败血症，直至危及患者生命。

五、压疮的预防

绝大多数压疮是可以预防的，精心、科学的护理可将压疮的发生率降到最低。为此，要求护士在工作中做到"七勤"，即勤观察、勤翻身、勤按摩、勤擦洗、勤整理、勤更换、勤交班。交接班时，护士应严格、细致地交代患者的局部皮肤情况和护理措施的执行情况。

（一）避免和解除局部长期受压

1.**经常变换体位，间歇性地解除局部承受的压力** 指导年老体弱、长期卧床的患者定时翻身；鼓励清醒患者勤翻身；护士应协助病情危重、昏迷、瘫痪等患者定时翻身，一般情况下白天应每2小时翻身一次，必要时每30分钟翻身一次。

2.**保护骨隆突处和支持身体空隙处** 易受压部位，如骨隆突处可用软枕、海绵垫等垫起，使受压处得以缓解。病情严重者在条件允许时可用水垫床、气垫床、沙床、特制翻身床等，以缓解局部受压情况。

3.**正确使用石膏、绷带及夹板固定** 对使用石膏、夹板、牵引固定的患者，应随时观察局部指（趾）甲的颜色温度变化，听取患者的诉求，适当地调节夹板或器械松紧或加衬垫。

（二）避免潮湿、摩擦因素的刺激

保持皮肤清洁、干燥，对有大小便失禁、出汗及分泌物多的患者应及时擦洗并适当涂油，以保护皮肤免受刺激；保持床铺、被服清洁、干燥、平整、无皱褶、无渣屑，不可使用掉瓷或有裂损的便器。使用便盆时，应协助患者抬高臀部，并可在便盆上垫软纸或棉垫，以防擦伤皮肤。移动患者时要避免拖拉，以防损伤皮肤。

（三）促进局部血液循环，改善局部营养状况

1. 适当运动　对长期卧床的患者，每日应进行主动或被动的全范围关节运动，以维持关节的活动性和肌肉的张力，促进肢体的血液循环。

2. 定期为患者温水擦浴，按摩受压部位　①局部按摩：50%的酒精或红花酒精按摩。按摩时，手掌紧贴皮肤，压力由轻到重，由重到轻，做环形按摩。如局部已有红、肿、热、痛等压疮的早期症状，应避免按摩。②背部按摩：协助患者俯卧或侧卧，露出背部，先用热水擦洗，再将50%乙醇或润滑剂倒入手掌进行按摩（详见模块九舒适与清洁护理）。

3. 电动按摩器按摩　是依靠电磁作用，使治疗器的头端振动来代替手法按摩。使用时，手持按摩器，根据不同部位来选择合适的按摩头，然后紧贴患者皮肤按摩数次。

（四）加强营养，增强机体抵抗力

长期卧床的患者应给予营养丰富且易于消化的膳食。压疮常发生于负氮平衡的患者，故在病情允许的情况下，给予高蛋白饮食，以增强抵抗力和组织修复能力。不能进食的患者，应使用鼻饲或静脉营养补充。

六、护理

压疮的治疗采取以局部治疗为主、全身治疗为辅的综合性治疗措施。

（一）全身治疗

积极治疗原发病，采取补充营养和全身抗感染治疗。良好的营养是创面愈合的重要条件。给予平衡饮食，增加蛋白质摄入，维持机体处于正氮平衡状态，有助于组织复原，同时还应增加维生素和微量元素的摄入。例如，维生素C可促进胶原蛋白的合成，利于伤口愈合。锌可参与许多重要酶的构成，如口服硫酸锌有利于伤口愈合。另外，应用抗生素进行抗感染治疗防止感染发生以预防败血症。

（二）局部治疗

1. 淤血红润期　此期的护理原则是及时解除危险因素，保护皮肤，避免压疮继续发展。主要的护理措施为增加翻身次数，避免皮肤受摩擦、潮湿和排泄物的刺激，保持床铺的平整、干燥、无碎屑，采用湿热敷、红外线照射，加强营养的摄入。受压局部可采用半透膜敷料或水胶体敷料加以保护。

2. 炎性浸润期　此期的护理原则是保护皮肤，预防感染。除继续加强上述护理措施外，对未破的小水疱不要刺破，消毒后可直接粘贴透气性薄膜敷料或透水性敷料进行保护，让水疱自行吸收。大水疱可用无菌注射器抽出疱内液体，再消毒局部皮肤，用无菌敷料包扎。

3. 浅度溃疡期　此期护理的重点为清洁伤口，清除坏死组织，处理伤口渗出液，促进肉芽组织生长并预防和控制感染。可根据伤口类型选择伤口清洗液。创面无感染时，多采用对健康组织无刺激的生理盐水进行冲洗；创面有感染时，需根据创面细菌培养及药物敏感试验

结果选择消毒液或抗菌液，以达到抑菌或杀菌目的。同时，可根据渗出液的特点选择适当的湿性敷料，根据伤口渗出情况确定换药频率。另外，还可对局部采用药物治疗，如碘伏、胰岛素、碱性成纤维因子等，或用具有清热解毒、活血化瘀、去腐生肌的中草药治疗。

4. 坏死溃疡期　轻者用 0.9% 氯化钠溶液、0.02% 呋喃西林溶液、1∶5000 高锰酸钾溶液冲洗，再用无菌凡士林纱布及敷料包扎，还可用甲硝唑溶液湿敷创面；感染严重的，要清除坏死组织，用 3% 过氧化氢溶液冲洗，再用氧气疗法、中药膏剂、散剂等药物治疗，必要时可用手术治疗。

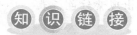

NPUAP 2016 压疮分期

美国国家压疮咨询委员会（NPUAP）2016 年 4 月压疮指南将"压力性溃疡"更改为"压力性损伤"，指出其是发生在皮肤和（或）潜在皮下软组织的局限性损伤，通常发生在骨隆突处或皮肤与医疗设备接触处。该压力性损伤可表现为局部组织受损但表皮完整或开放性溃疡，并可能伴有疼痛。新的指南将黏膜压力性损伤和设备相关压力性损伤纳入了压力性损伤的范畴。

NPUAP 同时更新了压力性损伤的分期系统，由阿拉伯数字（1、2、3）取代罗马数字（Ⅰ、Ⅱ、Ⅲ）。

1. 第 1 期（stage 1）：出现指压不变白的红斑，皮肤完整。颜色变化不包括紫色或褐红色变色，深肤色人群可能会出现不同的表现。

2. 第 2 期（stage 2）：部分真皮层缺损伴真皮层暴露，伤口床有活力，基底面呈粉红色或红色，潮湿，可能呈现完整或破裂的血清性水疱，但不暴露脂肪层和更深的组织，不存在肉芽组织、腐肉和焦痂。

3. 第 3 期（stage 3）：全层皮肤缺失，溃疡面可呈现皮下脂肪组织和肉芽组织伤口边缘卷边（上皮内卷）现象；可能存在腐肉和（或）焦痂；深度按解剖位置而异，但不暴露筋膜、肌肉、肌腱、韧带、软骨和骨。

4. 第 4 期（stage 4）：全层皮肤和组织缺失，溃疡面暴露筋膜、肌肉、肌腱、韧带、软骨或骨溃疡。伤口床可见腐肉或焦痂。

5. 深部组织压力性损伤：皮肤局部出现持久性非苍白性发红、褐红色或紫色，或表皮分离后出现暗红色伤口床或充血性水疱，颜色发生改变前往往会有疼痛和温度变化。

6. 不明确分期：全层皮肤和组织缺失，表面被腐肉和焦痂掩盖，不能确认组织损失的程度。一旦腐肉和坏死组织去除后，将会呈现 3 期或 4 期压力性损伤。

复习思考

1. 促进患者休息与睡眠的护理措施有哪些?

2. 腹腔、盆腔手术后的患者常采用什么卧位? 为什么?

3. 请根据压疮发生的原因, 小结发生压疮的高危人群有哪些。

4. 案例分析

　　患者, 谢某, 62 岁, 因下肢瘫痪, 长期卧床, 骶尾部皮肤出现紫红色, 表面有数个大小不等的水疱。

　　请问:

　　(1) 患者出现了什么并发症? 处于哪一期?

　　(2) 这一期如何进行护理?

模 块 九

舒适与清洁护理

【学习目标】

掌握促进舒适的方法，疼痛患者的护理措施；晨晚间护理的目的与内容。

熟悉导致不舒适的原因及影响疼痛的因素；常用漱口液的种类和作用，义齿的清洁和护理；口腔、头发、皮肤健康状况的评估和卫生知识宣教；各项清洁护理操作技术的注意事项；头虱、虮的除灭法。

了解舒适的定义，疼痛的原因；影响口腔卫生的因素，清洁护理对患者的重要性。

项目一 舒 适

舒适是人类的基本需求。疼痛、不清洁、焦虑紧张等生理、病理、社会心理因素都会影响到患者的舒适。及时发现患者不舒适的原因，并采取措施促进患者舒适，能增强患者战胜疾病的信心，利于疾病康复。

案例导入

张先生，40岁，因"转移性右下腹疼痛3天"入院。入院时体温38.6℃，脉搏72次/分，呼吸24次/分，血压138/88mmHg，入院诊断：急性阑尾炎。入院后遵医嘱给予三大常规、凝血四项、电解质、心电图、胸片、腹部B超等检查，并于当日送手术室在腰硬联合麻醉下行阑尾切除术。

问题：

（1）请解释患者腹部疼痛的原因。

（2）术前护士可采取哪些护理措施减轻患者疼痛？

（3）术后可采取哪些镇痛方法？

一、概念

（一）舒适

舒适是个体身心处于平静、安宁的状态以及没有焦虑、轻松自在的感觉。包括生理舒适、心理精神舒适、环境舒适、社会舒适。最高水平的舒适是一种健康状态，表现为心理稳定、心情舒畅、精力充沛、生理和心理需要都得到满足。

（二）不舒适

不舒适是个体身心不健全或有缺陷，身心负荷过重的一种自我感觉。不舒适表现为烦躁不安、紧张、精神萎靡不振、不能入睡，消极失望以及身体无力。疼痛是不舒适中最为严重的形式。

舒适与不舒适都是一种主观感觉，二者没有完全的分界线，个体每时每刻都处在舒适与不舒适之间，且在不断地发生变化，这就需要护士在日常护理工作中，通过仔细观察患者的表情和行为，认真倾听患者的表述或家属提供的线索，收集客观资料，进行科学分析，才能正确评估其舒适或不舒适的程度。

二、导致不舒适的因素

（一）身体因素

1. 个人卫生不良 患者因疾病而致日常活动受限，生活自理受到影响，导致个人卫生不良，引起不适。

2. 姿势和体位不当 如四肢关节过度的屈曲、伸张，身体某部位长期受压，疾病所致强迫体位等，致使肌肉、关节疲劳、麻木、疼痛引起不适。

3. 压力和摩擦 因疾病限制，不能随意翻身或使用绷带、石膏固定时松紧不当，使局部皮肤和肌肉受压引起疼痛。

4. 疾病所致 疾病所致疼痛、恶心、呕吐、咳嗽、头晕、腹胀、发热、饥饿、口渴等症状造成机体不适，这种不适通常是严重的，其中疼痛是最常见、最严重的一种不舒适。

（二）心理、社会因素

1. 焦虑 缺乏支持系统，与家人隔离和被亲朋好友忽视；缺乏经济支持；担心患病对家庭、工作产生影响；因角色改变而出现角色冲突、角色紊乱，或因角色适应不良，不能安心养病等，可影响疾病康复。

2. 环境陌生 主要见于新入院患者，对医院环境和病室环境不熟悉、不适应而缺乏安全感。

3. 自尊受损 因被医务人员冷落、亲友忽视、不被重视而感觉自尊受损。

4. 生活习惯改变 住院后饮食起居习惯的改变，患者一时不能适应，尤其见于老年人。

5. 角色改变 患者可能出现角色冲突、角色紊乱，处于角色适应不良的状态，以致不能安心养病，影响疾病康复。

以上因素均可给患者带来心理压力，从而产生不良情绪导致心理上的不舒适。

（三）环境因素

1. 环境不良 病室杂乱，光线、温度、湿度、颜色等不宜，空气不新鲜、有异味等，都会使患者感到不舒适。

2. 床铺不适 床单潮湿、不平整、有破洞，床上有碎屑，床垫软硬不当等，都会影响患者休息。

3. 噪声干扰 病室访客过多、治疗仪器的嘈杂声等，易致患者失眠、烦躁等不适。

三、促进舒适的护理原则

（一）预防在先，促进舒适

护士应熟悉影响舒适的相关因素及导致不舒适的原因，从身心、社会各方面对患者进行全面的评估，做到预防在先，积极加强患者的舒适感。如协助重症患者保持个人清洁卫生，采取舒适的卧位，提供良好的病室环境，让患者感觉舒适。护士还应注意自己的言行，良好的服务态度，亲切的语言，尊敬的称呼等，不断听取患者的意见，鼓励患者积极主动地参与护理活动，尽快康复。

（二）加强观察，去除诱因

不舒适属于自我感觉，客观估计比较困难，尤其是重症患者，若出现语言沟通障碍，更难表达自己的感受，这就需要护士细心观察，通过患者的非语言行为，如面部表情、手势、体位、姿势及活动能力、饮食、睡眠、皮肤颜色、有无出汗等，预知患者的舒适程度，及时发现问题，积极去除诱因。如对尿潴留的患者可采取适当的方法诱导排尿，必要时采用导尿术，以解除膀胱高度膨胀引起的不适。

（三）互相信任，心理支持

护士和患者、家属建立起相互信任的关系是促进患者心理舒适的基础，对心理、社会因素引起不舒适感觉的患者，护士可采用不做评判的倾听方式使患者郁积在内心的苦闷、压抑得以宣泄，通过有效的沟通，正确指导患者调节情绪，与家属及单位及时联系取得支持，共同做好患者的心理护理。

四、疼痛护理

疼痛是一种令人痛苦的感觉，是临床疾病中最常见、最重要的症状之一，与疾病的发生、发展和转归有着密切的联系。护士应掌握有关疼痛的知识，做好疼痛患者的护理。

（一）疼痛的概念

国际疼痛研究协会把疼痛定义为：与现存的或潜在的组织损伤有关联，或者可以用组织损伤描述的一种不愉快的感觉和情绪上的体验。因此，疼痛是人对伤害性刺激的一种主观感受，是人的理性因素、情感因素和生理因素相互作用的结果。北美护理诊断协会对疼痛的定义是：个体经受或叙述有严重的不适或不舒适的感受。

有学者认为，疼痛是痛感觉和痛反应的结合。机体对痛的反应是各式各样的，可表现为：①生理反应：面色苍白、出汗、肌肉紧张、血压升高、呼吸和心率加快、恶心、呕吐、休克等。②行为反应：烦躁不安、皱眉、咬唇、握拳、呻吟、哭闹、打击等。③情绪反应：紧张、恐惧、焦虑等。这些反应都表明疼痛的存在。总而言之，疼痛具有以下三种特征：

1. 疼痛是个体身心受到侵害的危险警告。

2. 疼痛是身心不舒适的感觉。

3. 疼痛常伴有生理行为和情绪的反应。

（二）疼痛的原因及影响因素

1. 疼痛的原因

（1）温度刺激：过高或过低的温度作用于体表，均会引起组织损伤，如灼伤和冻伤。受伤的组织释放组胺等化学物质，刺激神经末梢，导致疼痛。

（2）化学刺激：如强酸、强碱，不仅直接刺激神经末梢，导致疼痛，而且化学灼伤也与高温灼伤一样，使损伤组织释放化学物质，作用于痛觉感受器，使疼痛加剧。

（3）物理损伤：如刀切割、针刺、碰撞、身体组织受牵拉、肌肉受压、挛缩等，均可使局部组织受损，刺激神经末梢而引起疼痛。

（4）病理改变：疾病造成体内某些管腔堵塞、组织缺血缺氧、空腔脏器过度扩张、平滑肌痉挛或过度收缩、局部炎性浸润等均可引起疼痛。

（5）心理因素：心理状态不佳、情绪紧张或低落、愤怒、悲痛、恐惧等都能引起局部血管收缩和扩张而导致疼痛，如神经性疼痛常因心理因素引起，此外，疲劳、睡眠不足、用脑过度可导致功能性头痛。

2. 影响疼痛的因素

个体对疼痛的感受和耐受力有很大的差异，同样性质、同样强度的刺激可引起不同个体的不同疼痛反应。个体所能感觉到的最小疼痛称为痛阈。个体所能忍受的疼痛强度和持续时间称为疼痛耐受力。

（1）年龄：是影响痛阈和疼痛耐受力的重要因素。个体对疼痛的敏感程度随年龄而有所不同，如婴幼儿不如成人对疼痛敏感，随年龄增长对疼痛的敏感性也随着增加，老年人对疼痛的敏感性又逐渐下降。

（2）个人经历：过去疼痛经验可影响患者对现存疼痛的反应，如经历过手术疼痛的患者，对于即将发生疼痛的不安心情会使其对疼痛格外敏感。儿童对疼痛的体验取决于父母的态度，父母对子女的轻微外伤大惊小怪或泰然处之，对该儿童成年后的疼痛体验有一定影响。

（3）个体差异：疼痛的程度和表达方式常常因个体气质、性格的不同而有很大的差别。自控力和自尊心较强的人表现出的耐受力较高，常能忍受疼痛；善于表达感情的个体，主诉疼痛的机会较多。

（4）注意力：个体对疼痛的注意程度会影响其对疼痛的感受。当个体注意力高度集中于其他事物时，疼痛会减轻或消失。如运动员在赛场上受伤时可能对疼痛毫无感觉，比赛结束后才感到疼痛或不适。

（5）情绪：积极的情绪可减轻疼痛，消极的情绪可使疼痛加剧。如患者处于焦虑、恐惧的状态时疼痛可加剧，患者处于愉快、兴奋状态时疼痛可减轻。

（6）疲乏：患者疲乏时对疼痛的感觉加剧，忍耐性降低；当得到充足的睡眠、休息时，疼痛感觉减轻。

（7）社会文化背景：患者所处的社会环境和文化环境，可影响患者对疼痛的认知评价，进而影响其对疼痛的反应。若患者生活在鼓励忍耐和推崇勇敢的文化背景中，往往更能耐受疼痛。患者的文化教养也会影响其对疼痛的反应和表达方式。

（8）患者的支持系统：家属朋友等的支持、帮助和保护，可以减轻患者的疼痛。如对患儿、分娩中的产妇来说，有父母和丈夫的陪伴，尤为重要。

（9）护理人员的因素：许多治疗和护理操作都有可能给患者带来疼痛的感觉，如注射输液。护士是否掌握疼痛的理论知识与有无实践经验，可影响对疼痛的正确判断与处理；护士缺少必要的药理知识，过分担心药物的不良反应和成瘾性，使患者得不到必要的镇痛处理；护士评估疼痛方法不当，仅依据患者的主诉来判断是否存在疼痛时，部分患者得不到及时的治疗和护理。

（三）疼痛患者的护理评估

疼痛评估是护理疼痛患者最关键的一步，一旦确定患者存在疼痛或预测疼痛将会发生，护士应细心观察，查明原因，进行个体化评估。

1. 评估内容

（1）疼痛的部位：了解疼痛发生的部位是否明确而固定，是局限于某一部位，还是逐渐或突然扩大到很大范围。如有多处疼痛，了解疼痛是否同时发生，是否对称，他们之间有无联系。

（2）疼痛的时间：疼痛是间歇性还是持续性的，持续多久，有无周期性和规律性。6个月以内可缓解的疼痛为急性疼痛，持续6个月以上的疼痛则为慢性疼痛。慢性疼痛常表现为持续性、顽固性和反复发作性。

（3）疼痛的性质：可分为刺痛、钝痛、酸痛、压痛、胀痛、剧痛、绞痛和锐痛等。

（4）疼痛的程度：疼痛可分为轻度、中度和重度，了解患者疼痛是可以忍受还是无法忍受，可用疼痛评估工具判定患者疼痛的程度，世界卫生组织将疼痛程度分为四级：

0级：无痛。

1级（轻度疼痛）：无痛或有疼痛感但不严重，可忍受，睡眠不受影响。

2级（中度疼痛）：疼痛明显不能忍受，睡眠受干扰，要求用镇痛药。

3级（重度疼痛）：疼痛剧烈不能忍受，睡眠严重受干扰，需要用镇痛药。

（5）疼痛的表达方式：通过观察患者的面部表情、身体动作，可以了解到患者对疼痛的感受程度及疼痛的部位等。儿童常用哭泣、面部表情和身体动作表达疼痛，成人多用语言描述。疼痛患者常见的身体动作有：①静止不动：患者维持在某一种最舒适的体位和姿势，四肢和外伤疼痛的患者一般都不喜欢移动他们的身体。②无目的的乱动：有些患者在严重疼痛时常会无目的乱动，以分散对疼痛的注意力。③保护性动作：是患者对疼痛的一种逃避性反射动作。④规律性或按摩动作：患者使用这种动作常是为了减轻疼痛的程度和感受，如头痛时用手指按压头部，腹痛时按揉腹部等。

（6）影响疼痛的因素：了解哪些因素可引起加重或减轻疼痛，如温度，运动姿势等。

（7）疼痛对患者的影响：疼痛是否伴随有呕吐、便秘、头晕、发热、虚脱等症状；是否影响睡眠、食欲、活动等；是否出现愤怒、抑郁等情绪改变。

2. 评估方法

（1）询问病史：护士应认真听取患者的主诉，让患者用自己的语言来描述疼痛，切不可根据自己对疼痛的理解和体验来主观判断患者疼痛的程度。当护士所观察到的疼痛表现与患者自己的描述有差异时，护士应分析原因，并与患者讨论，达成共识。

（2）观察和体格检查：注意观察患者疼痛时的生理行为和情绪反应，检查疼痛的部位是否局限于某一特定区域，是否有牵涉痛。患者剧烈疼痛时，常有面色苍白、出汗、皱眉、咬唇等痛苦表情；有呻吟或哭闹；烦躁或在床上辗转不安、无法入睡等，这些都是评估疼痛的客观指标。

（3）阅读和回顾既往病史：了解患者以往疼痛的规律，以及使用止痛药物的情况。

（4）使用疼痛评估工具：用评分法测量疼痛程度，比询问患者对疼痛的感受更客观。根据患者的年龄和认知水平选择合适的评估工具。

①数字评分法（NRS，图9-1）：将一条直线10等份，一端"0"代表无痛，另一端"10"代表剧痛，患者可选择其中一个能代表自己疼痛感受的数字表示疼痛程度。

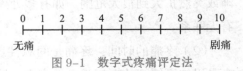

图9-1　数字式疼痛评定法

②文字描述评分法（VDS，图9-2）：将一直线等分成五段，每个点均有相应描述疼痛的文字，其中一端表示"没有疼痛"，另一端表示"无法忍受的疼痛"，患者可选择其中之一表示自己的疼痛程度。

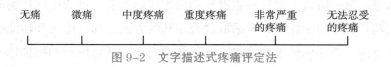

图9-2　文字描述式疼痛评定法

③视觉模拟评分法（VAS，图9-3）：用一条直线，不做任何划分，仅在直线的两端分别注明不痛和剧痛，患者根据自己对疼痛的实际感觉，在直线上标记疼痛的程度，这种方法使用灵活方便，患者有很大的选择自由，不需要选择特定的数字或文字。

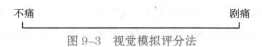

图9-3　视觉模拟评分法

④面部表情图（FES，图9-4）：适用于3岁以上的儿童，图示6个代表不同疼痛程度的面孔，儿童可以从中选择一个面孔来代表自己的疼痛感觉。

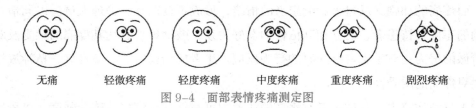

图9-4　面部表情疼痛测定图

（四）疼痛患者的护理措施

1.减少和消除引起疼痛的原因　如外伤引起的疼痛，应酌情给予止血、包扎、固定处理伤口等措施；胸腹部手术后，患者会因咳嗽或呼吸引起伤口疼痛，故术前应对其进行健康教育，指导术后深呼吸和有效咳嗽的方法，术后可协助患者按压伤口，鼓励患者咳嗽和深呼吸。

2.缓解或解除疼痛

（1）药物止痛：药物止痛仍然是目前解除疼痛的重要措施之一。护理人员应掌握药理知识，了解患者身体状况和有关疼痛治疗的情况，正确使用镇痛药物。在诊断未明确前不能随意使用镇痛药物，以免掩盖症状延误病情。对慢性疼痛的患者应掌握疼痛发作的规律，在疼痛发生前给药比疼痛发生后给药效果好，且用药剂量小；给药20～30分钟后需评估并记录镇痛药物的效果及不良反应，当疼痛缓解或停止时应及时停药，防止不良反应及耐药性、成瘾性。对于癌性疼痛的处理，目前临床普遍推行WHO所推荐的三阶梯疗法，其目的是逐渐升级，合理应用镇痛剂，以达到缓解疼痛的目的。其方法为：第一阶段主要针对轻度疼痛的患者，选择解热镇痛药物，如阿司匹林、布洛芬、对乙酰氨基酚等；第二阶段主要针对中度疼痛的患者，当用非阿片类的药物效果不佳时，可选用弱阿片类药物，如可待因等；第三阶段主要针对重度和剧烈疼痛的患者，可选用阿片类的药物，如吗啡等。辅助用药：在疼痛治疗中，常采取联合用药的方法，即加用一些辅助药以减少主药的用量和不良反应。常用的辅助药物有：非甾体消炎药、抗焦虑药和抗抑郁药，如阿司匹林、地西泮、阿米替林、氯丙嗪等。

（2）物理止痛：应用冷热疗法，如冰袋、冷水浸泡、冷湿敷或湿热敷、温水浴、热水浴、电热毯等，可有效减轻局部疼痛。此外还可以用按摩、推拿等物理止痛方法。

（3）针灸止痛：根据疼痛的部位，针刺不同的穴位，以达到止痛的目的。

（4）经皮神经电刺激疗法：采用电脉冲刺激仪，在疼痛部位或附近置 2～4 个电极，以微量电流对皮肤进行温和的刺激，使患者有刺痛、颤动和蜂鸣的感觉，达到提高痛阈、缓解疼痛的目的，主要用于慢性疼痛的患者。

3. 心理护理

（1）减轻患者的心理压力：紧张、焦虑、恐惧或对康复失去信心等，均可加重疼痛的程度，而疼痛的加剧又反过来影响患者的情绪，形成不良循环。护理人员应以同情、安慰和鼓励的态度支持患者，建立相互信任的友好关系；鼓励患者表达其疼痛的感受及对适应疼痛所做的努力；尊重患者疼痛时的行为反应。患者情绪稳定、心境良好、精神放松，可以增强对疼痛的耐受性。

（2）分散注意力：分散患者对疼痛的注意力可减低其对疼痛的感受强度，可采用的方法有：①参加活动：组织患者参加有兴趣的活动，有效转移其对疼痛的注意力，如唱歌、游戏、看电视、愉快的交谈、下棋等。对患儿来说，护士的爱抚、微笑、有趣的故事、玩具、糖果都能有效地转移注意力。②音乐疗法：音乐疗法是科学、系统地运用音乐的特性，通过音乐的特质对人产生影响，协助个人在疾病的治疗过程中达到生理、心理、情绪的整合，并通过和谐的节律刺激神经，产生愉快的情绪，使患者在疾病和医疗过程中发生身心改变的一种治疗方式。音乐疗法分为被动性音乐疗法和主动性音乐疗法。被动性音乐疗法中患者是倾听的角色；主动性音乐疗法中患者是执行者的角色，如唱歌、吟诵音节、读歌词、使用乐器等。优美的旋律对降低心率、减轻焦虑和抑郁、缓解疼痛、降低血压等都有很好的效果。应注意根据患者既往听音乐的经历、民族、性别、年龄、文化，情趣、音乐的素养、目前的病情和心情选择合适的音乐。悠扬、沉静的乐曲能振奋精神，可用于情绪悲观的患者。③有节律的按摩：嘱患者双眼凝视一个定点，引导患者想象物体的大小、形状、颜色等，同时在患者疼痛部位或身体某一部位皮肤上做环形按摩。④指导想象：诱导性的想象是让患者集中注意力想象一个意境或风景，并想象自己身处其中，可起到松弛或减轻疼痛的作用。做诱导想象之前，可先做规律性的呼吸运动和渐进性松弛运动，可使效果更好。

4.促进舒适 通过护理活动促进舒适是减轻或解除疼痛的重要护理措施。帮助患者采取正确的姿势，提供舒适、整洁的病室环境是促进舒适的必要条件。此外，一些简单的技巧，如帮助患者进行适当的活动、改变姿势、变换体位，确保患者所需的每一样东西都伸手可及，在各项治疗前给予清楚、准确的解释，都能减轻患者的焦虑，使其感到身心舒适，从而有利于减轻疼痛。

5.健康教育 根据患者选择教育内容，比如疼痛的机制、原因、如何面对疼痛等等。

项目二 清洁护理

📚 案例导入

余某，50岁，既往有高血压、糖尿病史，近日因血糖升高入院治疗。体检发现患者口腔牙龈肿痛，口腔黏膜干燥，左侧有一溃疡。且患者反映平时经常出现牙龈红肿、疼痛现象。

问题：

根据患者口腔情况，讨论如何实施护理。

清洁是人类基本生理需要之一，是维持和获得健康的重要保证。在日常生活中，每个健康的人都能满足自身清洁的需要。当患病致自理能力降低时，患者无法自己满足自身清洁需要，对生理和心理都会产生不良影响。因此，护士应及时评估患者清洁状况，做好清洁护理，使患者在生理、心理上感到舒适，预防感染及并发症的发生。

一、口腔护理

口腔是病原微生物侵入人体的途径之一。健康人的口腔内存有大量的致病菌和非致病菌。正常情况下，通过进食、饮水、刷牙漱口等活动起到清洁口腔的作用，一般不会引起口腔问题。患病时，由于不能经口进食，唾液分泌减少，口腔干燥，口腔自净能力下降，以及抗生素、激素、免疫抑制剂等的大量使用，导致机体免疫功能紊乱或菌群失调，口腔内细菌迅速繁殖，引起口臭及口腔感染，甚至全身感染。同时，口腔问题还会影响患者营养物质的摄入，口腔异味，牙齿缺失、破损或不洁还会影响个人形象，给社会交往带来消极影响。

（一）一般患者的口腔卫生指导

护理人员应向患者及家属宣传口腔卫生的重要性，介绍口腔护理的有关知识，并指导患者进行正确的口腔清洁方法，鼓励患者保持良好的口腔卫生习惯，每日 2～3 次常规进行口腔清洁。

1. 刷牙　可清除牙齿表面以及牙龈边缘下面的牙菌斑。为了全面清洁牙齿，应将牙刷的毛面与牙齿呈 45°角，勿使牙刷顶端离开牙齿表面，牙刷以环形前后刷动，每次只刷 2～3 个牙齿。使用牙刷顶部的刷毛以振动的方式刷洗前排的牙齿内面（图 9-5）。清洁牙齿咬合面时，应前后刷洗，最后刷洗舌面。刷牙后彻底漱口对清除口腔内的食物碎屑和残余牙膏十分重要。

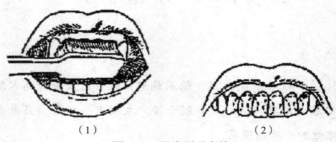

（1）　　　　　　　　　　（2）

图 9-5　正确刷牙方法

（1）牙刷：应尽量选择外形较小的牙刷，便于刷到牙齿的各面。可选软毛牙刷，这样不会磨损牙龈，并可按摩牙龈部位。波浪形牙刷更易清除颊面和近中牙面菌斑。牙刷应保持清洁干燥，并经常更换。

（2）牙膏：不应具有腐蚀性，含氟牙膏具有抗菌及保护牙齿的作用，可推荐患者使用。牙膏不宜长期使用一种类型，可轮流更换。

2. 牙线　刷牙不能完全清除牙齿周围的牙菌斑和碎屑，牙线可清除牙齿间的牙菌斑，有助于预防牙周病，协助清除口腔碎屑，每日应使用牙线 1～2 次。使用牙线时，首先拉出一小段，将线头两端略松地缠于两手的示指或中指上两至三圈（图 9-6）。先清洁下面牙齿，用拇指或中指支撑将牙线拉直，引导牙线沿牙齿侧面缓和地滑进牙缝内，同时带出食物残渣；将牙线贴紧牙齿的邻接牙面并使其略成 C 形，然后上下左右缓和地刮动，清洁牙齿的表面、侧面以及牙龈深处的牙缝；刮完牙齿的一边邻面后，再刮同一牙缝的另一邻面，直至牙缝中的食物残渣、牙菌斑及软牙垢随牙线移动而被带出为止。清洁上面牙齿时用一只手的拇指和另一手的示指握住牙线；当清洁内侧牙齿时将拇指置于牙齿的外面移动牙线，防止面颊部干扰牙线移动。

当牙线变脏或有磨损时，换一节干净牙线，使用牙线后彻底漱去刮下的食物残渣、牙菌斑及软牙垢。操作中切忌损伤牙龈部位。

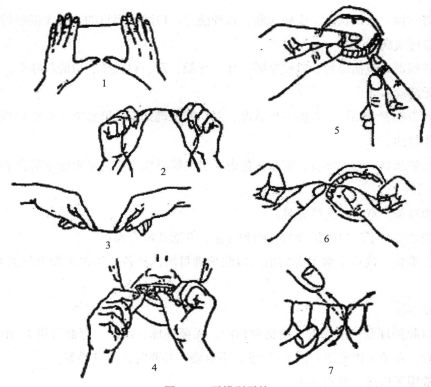

图 9-6　牙线剔牙法

图解：1. 使用丝线或尼龙线做牙线；2. 取牙线 40cm，两端绕于两手中指，指间留 14～17cm 牙线；3. 两手拇指、食指配合动作控制牙线；4.～ 6. 用拉锯式轻轻将牙线越过相邻牙接触点，压入牙缝；7. 然后用力弹出，每个牙缝反复数次即可。

3. 义齿的清洁护理　义齿是人工制作的牙齿，义齿同样会积存食物碎屑，每日至少应清洁 2 次，用牙刷、牙膏彻底清洁义齿内、外两面，再以冷水冲净。晚上应将义齿取下，使牙床得到充分休息。为防止义齿丢失或损坏，取下的义齿应浸没于贴有标签的冷水中，每日换水一次，不可浸于热水中，也不可用乙醇等消毒液，以免变色、变形和老化。

（二）特殊口腔护理

特殊口腔护理是对昏迷、禁食、鼻饲、危重、高热、口腔疾患、术后等生活不能自理的患者所进行的口腔护理。一般应每日进行口腔护理 2～3 次。

【目的】

1. 保持口腔清洁、湿润，使患者舒适，预防口腔感染等并发症。

2. 去除口臭、牙垢，增进食欲，保持口腔正常功能。

3. 观察口腔黏膜和舌苔的变化、口腔气味变化，提供病情变化的动态信息，协助诊断。

【评估】

1. 患者病情 意识状态、疾病诊断、自理能力、口腔护理目的，有无接触传播或空气传播的感染性疾病。

2. 口腔情况 包括口唇、口腔黏膜、牙、牙龈、舌、扁桃体、口腔气味等，有无张口困难，有无活动假牙。

3. 口腔卫生保健知识 口腔卫生状况，对口腔保健知识，既往有无口腔护理体验，是否了解操作目的。

4. 治疗依从性 有无害羞、紧张、焦虑、恐惧等心理反应，是否愿意配合治疗。

【计划】

1. 环境准备 宽敞、光线充足。

2. 患者准备 了解口腔护理的目的和方法，并愿意配合操作。

3. 护士准备 确认了解患者病情与口腔护理目的，具备操作相关知识与能力，洗手，戴口罩。

4. 用物准备

（1）口腔护理盘：治疗碗（内盛漱口液、无菌棉球、镊子、弯血管钳）、治疗巾、弯盘、吸水管、杯子（内盛漱口液）、棉签、手电筒，必要时备张口器等。

（2）常用漱口液：见表9-1。

表9-1 口腔护理常用漱口液

名称	作用
生理盐水	清洁口腔、预防感染
1%～3% 过氧化氢溶液	除臭、抗菌
1%～4% 碳酸氢钠溶液	用于真菌感染
0.02% 呋喃西林溶液	清洁口腔，广谱抗菌
2%～3% 硼酸溶液	防腐、抑菌
0.1% 醋酸溶液	用于铜绿假单胞菌感染
0.08% 甲硝唑溶液	用于厌氧菌感染

（3）外用药：按需准备。常用的有液状石蜡、冰硼散、西瓜霜、新霉素、锡类散等。

【实施】

实施步骤	操作要点说明
1. 核对解释 （1）携用物至床旁，核对、解释 （2）患者若有活动义齿，应先取下	·确认患者，向清醒患者解释操作的目的、方法、配合的要点，取得合作 ·活动义齿应冲洗干净，浸入清水中备用
2. 开包铺巾 （1）打开口腔护理包，倒适量漱口液浸湿棉球，清点棉球数量 （2）协助患者侧卧，或仰卧，头侧向护士 （3）铺治疗巾于颌下，置弯盘于口角旁（图9-7）	·浸湿的棉球不可过湿或过干，干湿度要适宜 ·未用完的漱口溶液要注明开封日期及时间 ·根据病情协助患者取舒适位 ·保护患者被服清洁，合理放置弯盘
3. 擦洗前 （1）湿润口唇，协助清醒患者用吸水管吸水漱口 （2）嘱患者张口，一手持手电筒，一手持压舌板轻轻撑开颊部，观察口腔黏膜有无出血、溃疡等异常现象，对长期使用抗生素、激素的患者，应注意观察有无真菌感染	·昏迷患者禁忌漱口 ·全面观察患者口腔的状况 ·对昏迷及牙关紧闭、无法自行开口的患者，可用张口器
4. 擦洗口腔 （1）嘱患者咬合上下牙，左手用压舌板轻轻撑开颊部，右手用血管钳夹棉球（棉球湿度合适），由臼齿向门齿纵向擦洗牙齿外侧面，先擦洗对侧，后擦洗近侧 （2）嘱患者张口，依次擦洗一侧牙齿的上内侧面、上咬合面、下内侧面、下咬合面，弧形擦洗颊部，先对侧后近侧 （3）由内向外弧形擦洗硬腭、舌面、舌下及口唇 （4）清点棉球数量	·擦洗过程中动作要轻柔，特别是对凝血功能差的患者，应防止碰伤黏膜及牙龈 ·每擦洗一个部位，更换一个棉球 ·勿擦洗过深，以免触及咽部引起恶心 ·确保无棉球遗漏于患者口腔内
5. 擦洗后 （1）协助患者漱口，用纱布拭去口角处水渍，再次观察口腔有无溃疡、是否清洁 （2）酌情使用外用药，口唇干裂者可涂液体石蜡油	·使口腔清爽，确定口腔清洁是否有效 ·防止口唇干燥破裂
6. 整理 （1）撤去弯盘及治疗巾 （2）再次核对床号、姓名，协助患者取舒适卧位，整理床单位，感谢患者配合 （3）分类整理用物，洗手 （4）记录	·有义齿患者可协助患者佩戴义齿 ·确保患者舒适、安全，保持病室的整洁 ·用物应严格分类处理，以减少致病菌的传播 ·在治疗单签执行时间和全名，记录口腔护理日期、时间和患者口腔情况，给予的处理、漱口液的名称、患者的反应等

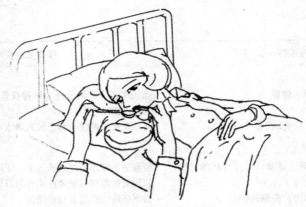

图 9-7　特殊口腔护理

【注意事项】

1. 防止损伤　擦洗动作要轻柔，特别是对凝血功能不良的患者，防止碰伤黏膜及牙龈。

2. 正确打开口腔　昏迷患者禁忌漱口，需用张口器时，应从臼齿处放入。牙关紧闭者不可使用暴力使其张口，以免造成损伤。

3. 正确使用棉球擦洗　擦洗时须用血管钳夹紧棉球，每次只夹一个，防止棉球遗留在口腔内，棉球不可过湿，以防患者将溶液吸入呼吸道。

4. 保管好义齿　如有活动义齿，应先取下浸泡在清水中保存。

5. 消毒隔离　传染病患者用过的物品按隔离消毒原则处理。

【健康教育】

向患者及家属介绍有关口腔卫生和保护牙齿的知识；介绍口腔护理的有关内容，使患者认识到口腔清洁的重要性；预防各种口腔并发症的发生。

二、头发护理

干净、整齐的头发不但使人感到舒适、增强自信，还可以预防感染的发生。对于病情较重、生活自理能力下降的患者，护士应协助进行头发护理。

（一）床上梳发

【目的】

1. 维护患者的形象，增强其自信心，建立良好的护患关系。

2. 去除头皮屑，使头发整齐、清洁，减少感染机会。

3. 按摩头皮，刺激头部血液循环，促进头发的生长和代谢。

【评估】

1. 患者病情　意识状态、疾病诊断、疾病的稳定性、自理能力及耐受力。

2. 头发及头皮情况　头发的长度、浓密程度、光泽和弹性，有无打结、异味、虮卵等；查看头皮卫生情况与完整性，有无瘙痒、感染、损伤、虱子等；是否佩戴假发。

3. 头发卫生保健知识　询问患者梳发的习惯，对有关头发清洁与头发护理知识的了解程度。

4. 护理依从性　有无害羞、紧张、焦虑等心理反应，是否愿意配合治疗，有无配合操作的能力。

【计划】

1. 环境准备　宽敞、光线充足。

2. 患者准备　理解操作目的，如头发有污垢和异味，先洗发后梳发。

3. 护士准备　确认了解患者病情，具备操作相关知识与能力，洗手，必要时戴口罩。

4. 用物准备　治疗巾、梳子、30% 乙醇、塑料袋（放脱落头发）。

【实施】

1. 携用物到床旁，向患者解释以取得合作。

2. 根据病情，协助患者取侧卧或半坐卧位，侧卧时将头偏向一侧，铺治疗巾于枕上。半坐卧位时，铺治疗巾于肩上。

3. 将头发从中间分向两边，护士一手握住一股头发由发梢逐渐梳向发根。如遇头发纠结成团，可用 30% 乙醇湿润后再梳理。将头发梳成患者喜好的发型。同法梳理另一边。

4. 将脱落的头发放入袋中，撤下治疗巾。

5. 协助患者卧于舒适体位，整理床单位，清理用物。

6. 处理用物，洗手，记录。

【注意事项】

1. 促进舒适　梳头过程中，动作要轻柔，避免损伤头发，增加患者疼痛。

2. 正确梳理打结头发　头发打结处，用 30% 乙醇充分湿润，以便于梳理。

【健康教育】讲解梳理头发的目的和重要性，告知患者正确梳理头发的方法。

（二）床上洗发

【目的】

1. 使头皮整洁，预防感染的发生。

2. 按摩头皮，刺激头部血液循环，促进头发的生长及代谢。

3. 维护患者的自尊和自信。

【评估】

1. 环境评估　温度是否适宜。

2. 患者评估　是否需要进食或如厕。余同床上梳发。

3. 其他　同床上梳发。

【计划】

1. 环境准备 关闭门窗，调节室温至 24 ～ 26℃。

2. 患者准备 理解操作目的，排空大小便。

3. 护士准备 确认了解患者病情，具备操作相关知识与能力，洗手。

4. 用物准备 洗头车（内盛 40 ～ 45℃温水）、小橡胶单、大毛巾、小毛巾、洗发液、眼罩或纱布、别针、干棉球 2 只、污水桶、梳子、镜子、护肤霜（患者自备）、电吹风。

【实施】

实施步骤	操作要点说明
1. 核对解释 护士洗手、戴口罩，备齐用物携至床旁，核对解释	· 确认患者，向清醒患者解释操作的目的、方法、配合的要点，取得合作
2. 环境准备 关闭门窗，调节室温至 24 ～ 26℃，用屏风或床帘遮挡	· 注意为患者保暖，并注意维护患者隐私
3. 安置患者 （1）垫小橡胶单及大毛巾于枕上，松开患者衣领向内反折，将小毛巾围于颈部，用别针固定 （2）协助患者斜角仰卧，移枕于肩下，头部枕于洗头车的头托上或将水盘放在患者头下，双腿屈膝	· 保护患者被服清洁，合理安置患者体位促进患者舒适 · 用棉球塞两耳，用眼罩或纱布遮盖双眼，或嘱患者闭眼（图 9-8）
4. 洗发 （1）先用少许水沾湿头发并询问患者水温是否合适，然后用热水充分湿润头发，将洗发液倒于手掌涂遍头发，用双手指腹由发际向头顶部揉搓头皮和头发。使用梳子除去落发放于袋内，用热水冲洗头发，直到洗净 （2）撤去洗头设备，解下颈部毛巾裹住头发，一手托住患者头部，一手撤去洗头设备；除去患者耳内棉花及眼罩 （3）协助患者卧于床中央，移枕头及大毛巾至枕后；用包头的毛巾揉搓头发，再用大毛巾擦干或电吹风吹干；为患者梳头	· 护士操作洗发过程中要注意观察患者病情变化 · 擦洗过程中动作要轻柔，时间不宜过长，以免患者疲乏 · 用毛巾擦干面部，保持面部清洁，酌情使用护肤霜 · 及时擦干或吹干头发，避免患者着凉
5. 整理 撤去用物，整理床单位，洗手，记录	· 在治疗单签执行时间和全名，记录头发护理日期、时间和患者的反应等，并签名

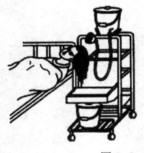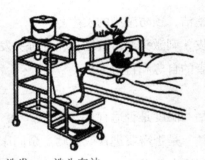

图 9-8 床上洗发——洗头车法

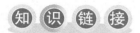

马蹄形垫洗头法

【操作要点】

患者斜角仰卧，松开患者衣领向内反折，将毛巾围于患者颈部，以别针固定。铺橡胶单及治疗巾于颈上，并移至患者肩膀下。将马蹄形垫或自制橡胶马蹄形卷、橡胶单置于患者后颈部，头部在槽中，槽口下部接污水桶。（图9-9）

扣杯法洗头

【操作要点】

面盆一只，盆底放一块毛巾，倒扣一只大量杯（大茶杯），杯上垫一块四折的毛巾，使患者头部枕在杯底的毛巾上，面盆内置一橡胶管，利用虹吸原理，将污水引入下面的污水桶内。（图9-10）

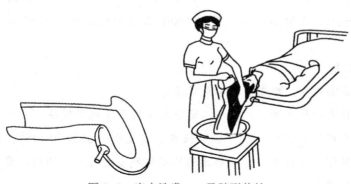

图9-9 床上洗发——马蹄形垫法

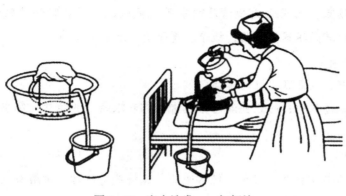

图9-10 床上洗发——扣杯法

【注意事项】

1. 观察病情　操作中应随时观察患者的病情变化，如患者出现病情变化时，应停止操作。

2. 防止受凉　注意室温和水温，及时擦干头发防止患者受凉。

3. 避免疲劳　洗发时间不宜过长，以免患者疲劳。

4. 注意保护　防止水流入眼及耳内，避免沾湿衣服和床单。

【健康教育】向患者讲解洗头的目的及重要性，指导患者家属掌握为卧床患者洗头的知识与方法。

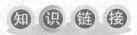

灭头虱、虮法

【目的】消灭头虱、虮，使患者舒适并预防疾病的感染与传播。

【用物准备】治疗盘内备洗头用物、治疗巾2～3块、塑料帽子、篦子、治疗碗、纱布、隔离衣、纸袋、布口袋、清洁衣裤和被服。常用的药液有百部酊（百部30g加50%乙醇100mL，再加100%乙酸1mL，装于瓶中盖严，48小时后即可使用）。

【操作要点】

1. 护士穿隔离衣，戴手套，以免传染。

2. 必要时先动员患者剪短头发，剪下的头发用纸包裹焚烧。

3. 用纱布蘸百部酊，按顺序搽遍头发，反复用手揉搓10分钟，使头发全部浸透，然后戴帽子包住头发。观察患者的局部和全身反应，同时注意防止百部酊流入患者眼及耳内。

4. 24小时后取下帽子，用篦子篦去死虱和虮，再洗发。

5. 灭虱结束，为患者更换清洁的衣服、被服，将污衣服和被服放入污衣袋内，扎紧袋口送高压蒸气灭菌，梳子、篦子消毒后刷洗干净。

【注意事项】

1. 操作中，避免虱、虮的传播。

2. 在灭虱过程中，防止药液污染患者面部和眼睛，并注意观察患者局部及全身反应。

【健康教育】

1. 指导患者注意个人卫生，经常洗头，保持头发清洁，讲解头虱、虮对人体的危害。

2. 向患者及其家属介绍预防头虱及检察和发现虱虮的方法。

3. 教会患者灭头虱、虮药液的配制及灭虱、虮的方法。

三、皮肤护理

完整的皮肤具有保护机体、调节体温、吸收、分泌、排泄及感觉等功能。皮肤的新陈代谢迅速，排泄的废物，如皮脂及脱落的表皮碎屑，与外界病原微生物及尘埃结合成污物，黏附于皮肤表面，如不及时清洁皮肤，将会引起皮肤炎症。汗液呈酸性，可刺激皮肤，使其抵抗力降低，以致破坏其屏障作用，成为各种病原微生物入侵门户，造成各种感染。因此，护士应加强对卧床患者的皮肤护理。

一般情况良好，有自理能力的患者，可采用淋浴或盆浴，病情较重、长期卧床、活动受限、生活不能自理的患者，可选用床上擦浴。

（一）淋浴或盆浴

【目的】

1. 满足患者对舒适和清洁的基本需要。

2. 促进皮肤的血液循环，预防感染和压疮等并发症的发生。

【评估】

1. 环境评估 浴室门窗是否完好，有无插销；地面是否防滑、排水是否良好；墙壁是否有扶手，室内有无坐凳、通风设备、温控装置、呼叫装置，有无插座、电源。

2. 患者评估

（1）病情：意识状态、疾病诊断、活动能力，有无晕厥、跌倒危险，有无高血压、心脏病等疾病，是否空腹，及进餐时间。

（2）皮肤情况：皮肤的清洁程度及完好性，有无伤口、创面、留置针或留置导管。

（3）卫生习惯与卫生知识：患者的清洁习惯及清洁卫生知识，能否正确使用盆浴或淋浴设备。

【计划】

1. 环境准备 关闭门窗，调节室温至 22 ～ 26℃。

2. 患者准备 掌握沐浴装置的使用方法，知悉意外呼叫方法。

3. 用物准备 浴皂或沐浴液、毛巾、浴巾、清洁衣裤等，调节水温 41 ～ 45℃。

【实施】

1. 携带沐浴用品送患者入浴室，嘱患者不可闩浴室门，可在门外挂"正在使用"标记。

2. 加强安全指导，防止发生意外。嘱患者进出浴室应扶好把手，防止滑倒，不用湿手接触电源开关，浸泡时间不宜超过 20 分钟。向患者说明和示范调水开关及使用信号铃的方法。

3.注意患者入浴时间，每 5 分钟与患者联络一次，以防发生意外；当患者使用信号铃时，护士应先敲门后进入浴室；若患者发生晕厥，应迅速救治护理。

4.若患者需要帮助，护士应酌情予以协助。

5.沐浴结束，整理浴室与用物。浴室门外挂"未用"标记。

6.洗手，记录。

【注意事项】

1.妊娠 7 个月以上的孕妇禁用盆浴。

2.传染病患者，应根据病种、病情按隔离原则进行。

3.沐浴应在饭后 1 小时进行，以免影响消化。

4.应注意防止患者受凉、烫伤、滑倒、晕厥等意外的发生。

【健康教育】指导患者经常检查皮肤的卫生状况，正确选择沐浴用品和护肤用品，确定沐浴的次数和方式。

（二）床上擦浴

【目的】

1.促进舒适　保持患者皮肤清洁，使患者舒适。

2.预防并发症　促进机体血液循环，增强皮肤的排泄功能，预防感染和压疮等并发症的发生。

3.病情观察　观察患者的一般情况，提供病情信息。

【评估】

1.环境评估　病室门窗是否完好，有无温控装置。若为多人病室，注意有无床帘或屏风。

2.患者评估　是否需要如厕，有无害羞、紧张、焦虑等心理反应及护理依从性，是否愿意配合护理。余同淋浴。

【计划】

1.环境准备　关好门窗，调节室温至 22 ～ 26℃。

2.患者准备　了解擦浴的目的、方法及注意事项，愿意配合操作。

3.护士准备　衣帽整洁，修剪指甲，洗手，戴口罩。

4.用物准备　备温水，备脸盆两个、水桶两个、水温计、毛巾两条、浴巾、浴皂、梳子、小剪刀、50% 乙醇、护肤用品（爽身粉、润肤剂）、清洁衣裤。必要时另备便盆、便盆布和屏风。

【实施】

实施步骤	操作要点说明
1.核对解释 携用物至床旁，核对、解释	·确认患者，取得患者的合作
2.擦洗前 （1）按准备需给便盆 （2）关好门窗，调节室温至 22～26℃ （3）根据患者情况放平床头或床尾支架，放下或移去近侧床档 （4）将用物放在便于操作处，面盆放于床旁桌或椅上，倒入热水约 2/3 满	·给便盆后洗手，开窗通风 ·调节室温至 22～26℃ ·根据病情协助患者取舒适位 ·调试水温在 50～52℃
3.洗脸 将微湿小毛巾如手套式包在右手上（图9-11），先擦洗眼睛，然后依次擦洗一侧额部、颊部、鼻翼、耳后、下颌及颈部，同法擦另一侧	·擦洗眼睛时注意由内眦洗向外眦
4.擦洗上半身 （1）为患者脱去上衣，用浴毯遮盖身体 （2）在近侧上肢下铺上大毛巾，揭开上面浴毯，由近心端向远心端擦洗上肢 （3）擦洗胸腹部 （4）将患者双手浸泡于面盆内热水中，洗净、擦干 （5）协助患者侧卧，背朝向护士，铺大毛巾于身体下面，按顺序擦洗颈部、背部、臀部，根据情况按摩背部。 （6）为患者穿上清洁上衣，助平卧	·先脱近侧，后脱远侧。如有伤肢，先脱健侧，后脱患侧 ·先用涂皂液的湿毛巾擦洗一遍，再用湿毛巾擦去皂液，清洗毛巾后再擦洗至皂液干净，最后用浴巾边按摩边擦干 ·同法洗对侧 ·尤其要注意脐部的擦洗。女患者应注意乳房下皮肤皱褶处的清洁
5.擦洗下半身 （1）洗下肢：协助患者脱去裤子，铺大毛巾于一侧腿下，按顺序擦洗髋部、大腿、小腿。同法擦洗另一侧 （2）泡脚：安置患者斜角仰卧，脚盆放于床旁椅上，将患者双脚移入盆内热水中浸泡、洗净、擦干 （3）清洗外阴（方法详见本模块项目三中的"外阴部护理"） （4）洗手：为患者更换清洁裤子	·更换盆、水及毛巾 ·注意擦净腹股沟、腘窝等皮肤皱褶处 ·更换盆、水及毛巾 ·能部分自理者，可将毛巾交给患者自己擦洗
6.整理 （1）根据需要梳发、剪指甲及更换床单 （2）协助患者取舒适卧位，整理床单位 （3）分类整理用物，洗手	
7.记录 记录患者皮肤日期、时间和皮肤卫生情况、操作效果及患者反应	

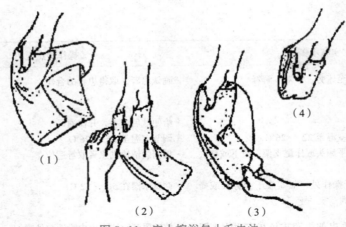

（1）
（2）
（3）
（4）

图 9-11 床上擦浴包小毛巾法

【注意事项】

1.病情观察 擦洗过程中，应密切观察患者的病情变化，若患者出现寒战、面色苍白等情况，应立即停止擦洗，给予适当处理。

2.保护患者 擦洗动作要敏捷、轻柔，减少翻动和暴露，防止患者受凉，注意保护患者的自尊。

3.节力原则 操作中动作要轻柔、敏捷，按照节力原理尽量减少体力消耗。

4.保护伤口 皮肤有伤口的患者，擦浴时应避免弄湿敷料，必要时沐浴后予以适当处理。

【健康教育】指导患者经常观察皮肤情况，以预防感染和压疮等并发症的发生。

项目三 晨、晚间护理

一、晨间护理

【目的】

1.使患者清洁、舒适，预防并发症的发生。

2.保持病室整洁、美观、舒适。

3.观察和了解病情，为诊断、治疗和护理提供依据。

【评估】

1.患者的状况 患者的病情、自理能力、精神状态、睡眠情况、皮肤情况、心理需要等。

2.床单位和病室 床单位的整洁程度，床上用物是否需要更换，病室的温度、湿度和通风情况等。

【实施】

1. 病情较轻、能自理的患者 应鼓励其自行洗漱。护士可根据需要进行扫床、更换床单，整理好床单位。

2. 病情较重、不能自理或部分自理的患者 如危重、高热、昏迷、瘫痪、大手术后或年老体弱者，护士应协助其完成晨间护理，内容包括：

（1）协助患者排便、洗漱，必要时进行口腔护理，协助患者翻身并检查皮肤受压情况，用温水擦洗背部并用 50% 乙醇按摩骨隆凸处。

（2）整理床单位，按需要更换衣服和床单。

（3）注意观察病情变化及睡眠情况，给予必要的心理护理和健康教育。

（4）整理病室，酌情开窗通风，保持病室内空气新鲜。

二、晚间护理

【目的】

1. 保持病室安静、整洁、空气流通，使患者清洁、舒适，易于入睡。

2. 观察和了解病情，预防并发症的发生。

【评估】

1. 患者的状况 患者的病情、自理能力、身体是否有不适、睡眠的习惯和需要等。

2. 病室和床单位 病室的温度、湿度、光线等是否适合患者的睡眠，床铺是否整洁、舒适。

【实施】

1. 协助患者排便、洗漱，必要时给予口腔护理，用热水泡脚。女患者协助其冲洗会阴。检查全身皮肤受压情况，按摩背部及骨隆凸处，根据情况更换衣服和床单，整理好床铺。

2. 保持病室安静、空气流通，减少噪音，调节光线和室温，创造良好的睡眠环境。根据需要增减盖被。

3. 经常巡视病房，了解患者的睡眠情况，观察病情并酌情处理。

三、晨晚间护理技术

（一）背部护理

对于长期卧床患者，为防止皮肤长期受压而出现并发症，护士应对患者定期进行背部护理，以刺激皮肤血液循环，改善局部营养状况，增强皮肤抵抗力，预防皮肤破损，使患者感到舒适。

【目的】

1. 预防并发症 促进机体血液循环，增强皮肤的排泄功能，预防感染和压疮等并发症的发生。

2. 病情观察 观察患者的一般情况，提供病情信息。

【实施】

1. 至床旁 洗手，备齐用物携至床边，核对后解释。

2. 备环境 调节室温至 24 ～ 25℃以上，拉上窗帘或使用屏风遮挡。

3. 备体位 协助患者侧卧或俯卧，暴露背部，将大浴巾一半铺在患者身下，先以热水进行擦洗。

4. 酌情按摩

（1）全背按摩：按摩者斜站在患者右侧，左腿弯曲在前，右腿伸直在后，用双手手掌蘸少许 50% 乙醇，用手掌的大、小鱼际从患者骶尾部开始，沿脊柱两侧边缘向上按摩（力量要足够刺激肌肉组织），到肩部时（手法稍轻）做环行动作向下按摩，然后手再轻轻滑到臀部及尾骨部位。此时左腿伸直，右腿弯曲，如此反复、有节奏地按摩数次（至少 3 分钟）。再用拇指指腹蘸少许 50% 乙醇由骶椎按摩到第 7 颈椎处（图 9–12）。

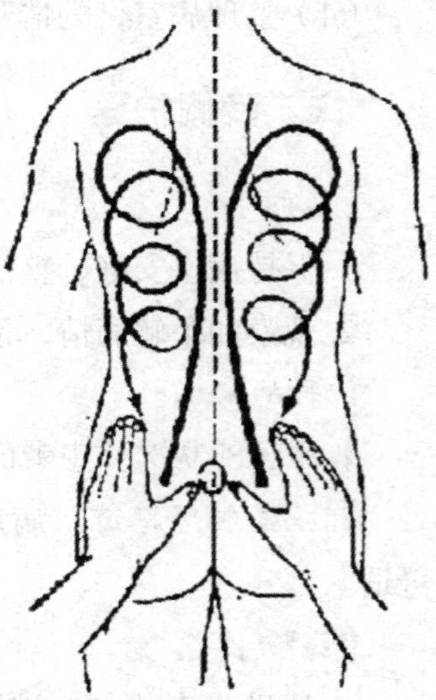

（2）局部按摩：两手掌蘸少许 50% 乙醇，以大、小鱼际部分紧贴皮肤，做压力均匀向心方向按摩，按摩力度由轻到重，每次 3 ～ 5 分钟。

5. 按摩后整理 用毛巾擦去皮肤上乙醇，撤去大浴巾，协助患者穿好衣服，并取舒适卧位。整理床单位及用物，洗手，记录。

图 9–12 背部按摩

【注意事项】

1. 节力原则 操作者姿势正确，力度合适。

2. 保护患者 操作中注意遮盖患者，保护自尊，避免受凉。

【健康教育】向患者及家属讲解背部按摩对于预防压疮发生的重要性；指导患者经常自行检查皮肤，合理按摩，适度活动全身。

（二）床上使用便器法

【目的】

1. 预防并发症 促进排泄功能使患者舒适，预防并发症的发生。

2. 病情观察 观察患者的病情和排便情况，提供病情信息。

【实施】

1. 使用便盆前，酌情放下窗帘，设屏风或拉开床帘，请无关人员暂时回避。将橡胶单及中单置于患者臀下，帮助患者脱裤，嘱患者屈膝。

2. 护士一手托起患者的腰骶部，嘱患者抬高臀部，另一手将便盆置于患者臀下，使便盆开口端朝向患者的足部（图9-13）。对于不能自主抬高臀部的患者，护士先帮助患者侧卧，放置便盆后，一手扶住便器，另一手帮助患者恢复平卧位或两人协力抬起患者臀部放置便盆。

3. 检查患者臀部是否位于便器中央，将卫生纸、呼叫器等放于患者易取处。

4. 排便后，护士一手抬高患者的腰和骶尾部，同时嘱患者双足掌蹬于床面，双腿用力，将臀部抬起，另一手取出便器，盖上便盆巾。

5. 处理和清洁便器，注意观察患者大、小便情况，以协助诊断和治疗。

6. 洗手，开窗通风。

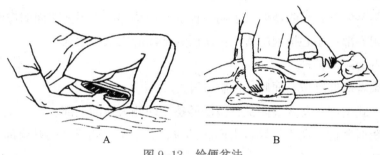

图 9-13 给便盆法

【注意事项】

1. 便盆应清洁、无破损，用便盆巾覆盖。

2. 金属便盆使用前需倒入少量热水加温，避免太凉而引起患者不适。

3. 有些患者不习惯于躺卧姿势排便，在病情允许的情况下，可适当抬高床头。

【健康教育】指导患者掌握床上使用便盆的方法，向患者及家属讲解维持正常排便习惯的重要性，指导患者及家属保持健康的生活习惯以维持正常排便。

（三）会阴部护理

由于会阴部的解剖结构特点，容易发生交叉感染，对于有留置导尿管、产后以及各种会阴部手术后、有泌尿生殖系统感染、大小便失禁、会阴部分泌物过多、会阴部皮肤破损的患者，护士应每日对患者进行会阴部清洁护理。

【实施】

1. 携用物至患者床旁，核对患者床号和姓名。

2. 拉好患者的窗帘，或使用屏风，关闭门窗，请无关人员暂时回避，以保护患者隐私。根据季节调节室温。

3. 松开床尾盖被，帮助患者脱下对侧裤腿盖在近侧腿部，对侧腿部用盖被遮盖，近侧腿部再酌情盖上浴毯，防止患者受凉。

4. 将橡胶单和中单垫于患者臀下，保护床单不被污染。

5. 将温水倒入患者清洁盆内，将盆和卫生纸放于床旁桌上，毛巾放于盆内。

6. 戴好一次性手套，擦洗会阴部。

7. 男性患者会阴部护理

（1）协助患者取仰卧位，盖被折于会阴部以下，将浴毯盖于患者胸部，暴露会阴部。

（2）擦洗大腿上部：将浴毯下部向患者胸部方向折返，暴露阴茎部位。清洗并擦干两侧大腿的上部。

（3）擦洗阴茎头部：轻轻提起阴茎，将浴巾铺于下方。由尿道口向外环形擦洗阴茎头部。更换毛巾，反复擦洗，直至擦净阴茎头部。

（4）擦洗阴茎体部：沿阴茎体由上向下擦洗，应特别注意阴茎下面的皮肤。

（5）擦洗阴囊部：小心拖起阴囊，擦洗阴囊下面的皮肤皱褶处。

8. 女性患者会阴部护理

（1）协助患者取仰卧位、屈膝，两腿分开。

（2）擦洗大腿上部：暴露会阴部，清洗并擦干两侧大腿的上部。

（3）擦洗阴唇部位：左手轻轻合上阴唇部位，右手擦洗阴唇外的黏膜部分，从会阴部向肛门方向擦洗（从前向后）。

（4）擦洗尿道口和阴道口部位：左手分开阴唇，暴露尿道口与阴道口，右手从会阴部向肛门方向轻轻擦洗各个部位。

9. 协助患者侧卧位，擦洗肛门。

10. 清洗后观察会阴部及其周围部位的皮肤状况。

11. 患者有大、小便失禁，可在肛门和会阴部位涂一层凡士林或氧化锌软膏。

12. 撤去中单和橡胶单，协助患者放平腿部，取舒适卧位。脱去一次性手套，撤去浴毯和污单，协助患者穿好衣裤。

13. 协助患者取舒适卧位，整理床单位。

14. 将用物分类处理。

15. 洗手、记录。

【注意事项】

1. 消毒隔离　进行会阴部擦洗时，每擦洗一处部位需更换毛巾，如用棉球擦洗，每擦洗一处需更换棉球。患者有会阴部或直肠手术时，用的棉球应达到无菌要求。

2.节力原则 护士操作因符合人体力学原则，保持良好的身体姿势，注意节时省力。

3.尊重患者 注意遮挡，保护患者隐私。在执行操作原则的基础上，尽可能尊重患者个人习惯。

【健康教育】教育患者经常检查会阴部卫生情况，及时做好清洁卫生，预防感染；指导患者掌握会阴部清洁的方法。

（四）卧有患者床更换床单法

【目的】

1.保持整洁 保持床铺的清洁、干燥、平整，使患者感觉舒适，保持病室的整洁美观。

2.观察病情 观察患者的病情变化，预防压疮等并发症的发生。

【评估】

1.环境评估 床单位的清洁程度，病室环境是否安全、保暖，有无同室病友正在治疗或进食。

2.患者评估

（1）病情：患者的年龄、病情，有无输液、引流、导尿管，伤口、皮肤受压及肢体活动情况。

（2）操作相关知识：是否了解操作目的及注意事项。

（3）治疗依从性：对疾病的认知、心理反应情绪状态，有无配合操作的能力。

【计划】

1.环境准备 根据需要调节室温，关闭门窗，拉上挂帘或用屏风遮挡。

2.患者准备 理解操作目的，病情稳定，允许整理床单且能主动配合，有排便需要时应先排空大小便。

3.用物准备 清洁大单、一次性中单、被套、枕套、床刷及刷套（湿润），需要时准备清洁衣裤和便器。

【实施】

实施步骤	操作要点说明
1.核对解释 备齐用物携至患者床旁，再次核对确认患者	
2.移开桌椅 移开床旁桌，距床20cm，移开床旁椅	·有坠床风险者应先拉起对侧床档
3.更换床单 ➤ 侧卧位更换床单法 （1）松开床尾盖被，将枕头移向对侧，协助患者背向护士侧卧（图9-14）	·翻身前注意妥善安置各管道

实施步骤	操作要点说明
（2）从床头至床尾松开近侧各层床单，将中单污染面向内上卷中单至中线处，塞于患者身下，再将大单污染面向内上卷至中线处，塞于患者身下，从床头至床尾清扫床褥	·逐层塞入，尽量保持平整舒适
（3）取清洁大单放在床褥上，正面向上，中线对齐，将近侧大单展开，对侧大单清洁面向内卷塞于患者身下，按照铺床法铺好近侧大单	·按需铺中单：将中单中线对齐平铺于大单上，将对侧中单塞于患者身下，近侧中单拉紧塞入床垫下 ·护士转向对侧前，酌情拉起近侧床档
（4）协助患者平卧，护士转向对侧，将枕头移至患者头下，协助患者背向护士侧卧于铺好床单的一侧	
（5）松开各层床单，取出污中单，将大单自床头内卷至床尾处取出，从床头至床尾清扫床褥	·一次性污中单置于医疗垃圾桶内，非一次性的布类污单放入护理车污被服筐
（6）从患者身下依次取出清洁大单和中单，展开拉紧铺好	
➤ 平卧位更换床单法	
（1）依次松开污大单和污中单	
（2）一手托起患者头部，另一手迅速将枕头取出，放于床尾椅子上，松开床尾盖被，松开大单、中单，并横卷成筒状塞在患者的肩下（图9-15）	·由床头向床尾卷污单
（3）将横卷成筒状的清洁大单放在床头，对齐床中线，铺好床头大单	
（4）抬起患者上半身，将污大单、污中单一起从患者肩下卷至臀下，同时将清洁大单随污大单从床头拉至臀下	·骨科患者可利用牵引架上拉手抬起身躯
（5）放下患者的上半身，抬起患者臀部，并迅速撤去污大单、污中单，将清洁大单拉至床尾，展平铺好	
（6）将清洁大单中部边缘拉紧，塞入床垫下	
（7）转至对侧，将另一半清洁大单展平铺好，塞入床垫下	
4.更换被筒	
（1）协助患者平卧，将被筒展开，解开被尾系带，将棉胎在被套内左右三折叠，棉胎呈"S"形取出置被尾	
（2）铺清洁被套于污被套上，从污被套里取出棉胎（S形折叠）放于清洁被套内，拉棉胎上缘中部至被套被头中部，平铺于清洁被套内。拉平被絮，系好被套尾端开口处系带	·清洁被套正面向上距离床头约15cm，开口朝床尾，对齐床中线打开、拉平，近侧被套向近侧拉平，对侧被套向对侧拉平，被套尾部开口端的上层打开至1/3处
（3）卷出污被套并放入护理车污被服筐内，将盖被叠成被筒，尾端塞于床垫下或向内折叠于床尾平齐	·盖被被头端充实，先对侧、后近侧展开棉胎，拉平被絮，清醒患者可配合抓住被头两角，配合操作
（4）取下污枕套，更换清洁枕套后将枕头拍松整理平整，放回患者头下	
5.收拾整理	
（1）移回床旁桌，床旁椅。协助患者取舒适卧位，打开门窗	·根据患者病情，摇起床头和膝下支架，整理床单位
（2）分类整理用物，洗手、记录	

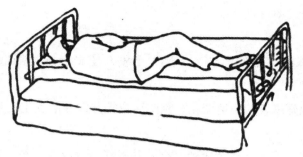

图 9-14 侧卧位更换床单法

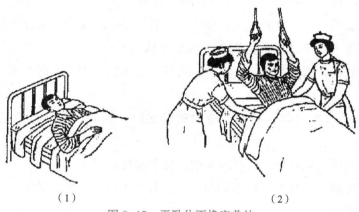

（1）   （2）

图 9-15 平卧位更换床单法

【注意事项】

1. 安全护理 操作时动作应轻稳、省力，不宜过多翻动和暴露患者，操作过程中保证患者安全、舒适，可使用床档，以防止患者在变换体位时坠床。

2. 促进病室整洁 操作中动作要轻稳，避免尘埃飞扬，病室内有患者进餐或做治疗时应暂停操作。

3. 预防并发症 患者的衣服、床单、被套应每周更换 1～2 次，如果被血液、大小便等污染时应及时更换，以防压疮的发生。

4. 消毒隔离 病床应湿式清扫，一次性物品只能一位患者使用，禁止在病区、走廊地面上放置更换下来的被服，以防病原微生物的传播引起交叉感染。

5. 病情观察 操作中注意与患者交流，随时观察患者反应，一旦病情发生变化，应立即停止操作。

【健康教育】指导患者在更换床单时，如感觉不适应立即向护士说明，防止意外发生；指导患者注意保持皮肤及床单元的清洁，被服一旦污染可以及时请求更换；经常观察皮肤，预防感染和压疮等并发症的发生。

（五）卧有患者床整理法

【目的】

1. 保持整洁 保持床铺的清洁、干燥、平整，使患者感觉舒适，保持病室的整洁美观。

2. 观察病情 观察患者的病情变化，预防压疮等并发症的发生。

【实施】

1. 备齐用物，推治疗车至患者床旁，核对并解释，以取得合作。询问患者是否需要使用便器。

2. 适当关闭门窗，视病情许可，放平床头及床尾支架，适当移开床旁桌椅。

3. 松开床尾盖被，拉起对侧床栏，移枕至对侧，协助患者翻身侧卧至对侧。

4. 被子塞在患者身下，松开近侧各层床单（从头至尾），取床刷进行湿式扫床法，分别扫净中单、橡胶单，依次搭在患者身上，再从头至尾扫净大单上的渣屑，特别注意扫清枕头底下的碎屑。

5. 将大单和中单逐层拉平铺好，协助患者侧卧于扫净一侧，注意遮盖患者，防止受凉。

6. 护士转至对侧，同样的方法扫净对侧，拉平铺好。

7. 协助患者仰卧，将被套和棉胎同时拉平，叠成被筒，为患者盖好，取下枕头，拍松后放回患者的头下。

8. 移回床旁桌、床旁椅；根据患者病情，摇起床头和膝下支架，整理床单位。打开窗户，使空气流通，保持病室内空气新鲜。

9. 撤去用物，洗手，记录。

【注意事项】同卧有患者床更换床单法。

复习思考

1. 如何护理疼痛的患者？

2. 特殊口腔护理的适应证有哪些？给昏迷患者做特殊口腔护理时应该注意什么？

3. 为保持患者皮肤清洁、促进舒适，为患者进行床上擦浴的操作过程中有哪些需要注意的？

扫一扫，看课件

模 块 十

饮食护理

【学习目标】

掌握患者进食前、进食中及进食后的护理，鼻饲法的适应证及注意事项。

熟悉医院饮食的种类、适用范围、饮食原则及一般患者的饮食护理措施。

了解饮食、营养与健康的关系及影响饮食与营养的因素。

营养是人体摄取、消化、吸收和利用食物中的营养素，以保证机体正常生长发育、组织修复和维持整个生命的过程。饮食是将各种食物经过搭配和烹调加工组成不同类型的膳食供人体摄入，以满足机体的生理需要。均衡的饮食和营养与人的健康关系非常密切，合理调配饮食能维持机体的正常生长发育和各种生理活动，促进组织修复，提高人体免疫力进而保持健康和增进健康、预防疾病，提高人的生存质量。不良的饮食与营养可引起人体各种营养物质失衡，甚至导致各种疾病。当机体患病时，通过合理的饮食管理与营养调配，能促进患者康复。因此，护理人员应掌握营养学的基础知识和饮食护理技术，正确评估患者的营养需要，寻求正确的解决方法，促进患者早日康复。

项目一 概 述

案例导入

患者，女，46岁，因"消瘦、易怒4个月"主诉入院，入院诊断"甲状腺功能亢进？"

问题：

（1）该患者入院后应给予哪种饮食？

（2）若患者需要进一步做 ^{131}I 试验，则患者在试验前应禁食哪些饮食？

（3）该患者若进行甲状腺大部切除术治疗，患者麻醉清醒后应用哪种饮食？这种饮食的要点有哪些？

一、饮食与营养

人体为了维持生命与健康、预防疾病、促进疾病康复，必须从食物中获取一定量的热能及营养素。人体所需要的营养素有蛋白质、脂肪、糖类、矿物质、微量元素、水等，它们以不同的形式存在于食物中，并发挥着各自独特的功效，护理人员掌握人体对营养的需要，了解饮食与健康的关系才能够采取有效的措施，维持与促进患者健康。

（一）热能

热能是生命的能源，人体的热能来源于每天摄入的食物，主要是糖类，其次是脂肪、蛋白质。国际上通用的热能单位是焦耳（J）。营养学上常用千焦（kJ）或兆焦（MJ），糖类在体内氧化产生的热能为 16.7kJ（4kcal）/g，脂肪为 37.6kJ（9kcal）/g，蛋白质为 16.7kJ（4kcal）/g。人体每天对热能的需要量受年龄、性别、生理特点及劳动强度等影响。根据中国营养学会的推荐标准，我国成年男子热能供给量为 10.0 ~ 17.5 MJ/d，女子为 9.2 ~ 14.2 MJ/d。

（二）营养素

人体健康必需的六大营养素是蛋白质、脂肪、碳水化合物、矿物质、维生素和水。其中蛋白质、脂肪、碳水化合物是提供热能的主要营养素，又称为"热能营养素"（表 10-1）。

表 10-1 各种营养素的功能、来源及供给

营养素	生理功能	主要来源	每日供给量
1. 蛋白质	·构成、更新及修复人体组织；构成人体内的酶、激素、抗体、血红蛋白、尿纤维蛋白等，以调节生理功能；维持血浆渗透压；提供热能	·肉、蛋、乳及豆类	·65g
2. 脂肪	·提供及储存热能；构成身体组织；供给必需脂肪酸；促进脂溶性维生素的吸收；维持体温，保护脏器；增加饱腹感	·动物性食品、食用油、坚果类等	·占总热能的 20% ~ 30%
3. 碳水化合物	·提供热能；参与构成机体组织；保肝解毒；抗生酮作用	·谷类和根茎类食品，各种食糖	·占总热能的 50% ~ 65%
4. 矿物质			
钙	·构成骨骼与牙齿的主要成分；调节心脏和神经的正常活动；维持肌肉紧张度；参与凝血过程；激活多种酶；降低毛细血管和细胞膜的通透性	·奶及奶制品、海带、小虾米皮、芝麻酱、豆类、绿色蔬菜、骨粉、蛋壳粉	·800 mg

续表

营养素	生理功能	主要来源	每日供给量
磷	·构成骨骼、牙齿、软组织成分；促进物质活化；参与多种酶、辅酶的合成；调节能量释放；调节酸碱平衡	·广泛存在于动、植物食品中	·720mg
镁	·多种酶的激活剂；维持骨骼生长和神经肌肉兴奋性；影响胃肠道功能；影响甲状腺分泌等	·大黄米、大麦、黑米、麦皮、黄豆等	·330mg
铁	·组成血红蛋白与肌红蛋白，参与氧的运输；构成某些呼吸酶的重要成分，促进生物氧化还原反应	·动物肝脏、动物全血、肉蛋类、豆类、绿色蔬菜	·男性 12mg ·女性 20mg
锌	·促进机体发育和组织再生；参与构成多种酶；促进食欲；促进维生素 A 的正常代谢和生理功能；促进性器官与性机能的正常发育；参与免疫过程	·动物食品、海产品、奶、蛋、坚果类等	·男性 12.5mg ·女性 7.5mg
碘	·参与甲状腺素的合成	·海产品、海盐	·120μg
5. 维生素			
维生素 A	·维持正常夜视功能；保持皮肤与黏膜的健康；增强机体免疫力；促进生长发育	·动物肝脏、鱼肝油、奶制品、禽蛋类、有色蔬菜及水果等	·男性 800μgRE ·女性 700μgRE（视黄醇当量）
维生素 D	·调节钙磷代谢，促进钙磷吸收	·海鱼、动物肝脏、蛋黄、奶油	·10μg
维生素 E	·抗氧化作用，保持红细胞完整性，改善微循环；参与 DNA、辅酶 Q 合成	·植物油、谷类、坚果类、绿叶蔬菜等	·14mg α–TE（α 生育酚当量）
维生素 K	·合成凝血因子，促进血液凝固	·肠内细菌合成；绿色蔬菜、肝脏	·80μg
维生素 B$_1$	·构成辅酶 TPP；参与糖代谢过程；影响某些氨基酸与脂肪的代谢；调节神经系统功能	·动物内脏、肉类、豆类、花生、未过分精细加工的谷类	·男性 1.4mg ·女性 1.2mg
维生素 B$_2$	·构成体内多种辅酶，参加人体内多种氧化过程；促进生长、维持健康；保持皮肤和黏膜完整性	·动物内脏、禽蛋类、奶类、豆类、花生、新鲜绿叶蔬菜等	·男性 1.4mg ·女性 1.2mg
维生素 B$_6$	·构成多种辅酶，参加物质代谢	·畜禽肉及内脏、鱼类等	·1.4mg
维生素 B$_{12}$ 及叶酸	·为核酸和核蛋白合成代谢过程中所必需的物质；促进红细胞发育与成熟	·动物内脏、发酵豆制品、新鲜绿叶蔬菜	·维生素 B$_{12}$：2.4μg ·叶酸：400μgDFE（叶酸当量）
维生素 C	·保护细胞膜，防治坏血病；促进铁吸收和利用；促进胶原、神经递质、抗体合成；参与胆固醇代谢	·新鲜蔬菜和水果	·100 mg
6. 水	·构成人体组织；调节体温；溶解并运送营养素和代谢产物；维持消化、吸收功能；润滑作用；直接参加体内氧化还原反应	·饮用水、食物中水、体内代谢水	·2～3L

　　＊表中营养素供给量采用中国营养学会 2013 版《中国居民膳食营养素参考摄入量》18～19 岁居民成年居民参考摄入量。

二、营养与健康

合理的营养摄入能保证人体正常发育，维持生命与健康，提高机体的抵抗力和免疫力，适应各种环境条件下的机体需要，对疾病的预防和治疗起着重要作用。营养摄入对疾病更为重要，合理的饮食调配可预防疾病，促进疾病的康复，反之可加重病情。

（一）合理的营养摄入促进健康

1. 促进生长发育　营养素是构成机体组织和维持生命活动的重要物质基础。如脂类参与构成细胞膜；糖类参与构成神经组织；钙、磷是构成骨骼的主要成分，对人体的发育起着决定性作用。某些营养素的缺乏可影响人体的生长发育。

2. 提供能量　糖类、脂肪、蛋白质在机体内氧化释放能量，供给机体以进行各种生命活动。

3. 调节机体功能　适量的蛋白质及矿物质中的各种离子对维持机体内环境的稳定具有重要的调节作用。

（二）不合理的营养素摄入损害健康

1. 摄入不足　可造成缺乏性疾病，如缺铁性贫血、佝偻病等。

2. 摄入过剩　某些营养素的摄入量超过机体的需要量，会引起营养过剩，可造成某些营养失调性疾病，如肥胖、心血管疾病等。

3. 饮食不当　不卫生的饮食或食入有毒食物时可引起食物中毒。某些人食入某些特定食物还可能发生过敏反应。

三、影响饮食与营养的因素

（一）躯体因素

1. 生理因素

（1）年龄：婴幼儿生长发育速度快，体重、脑重量增长速度快，需要高蛋白、高维生素、高矿物质及高热量饮食；母乳喂养的婴儿还需及时补充维生素等营养素。幼儿及学龄前儿童处于大脑和神经发育旺盛时期，应摄入充足的脂肪酸。青少年处于身体发育旺盛的时期，需摄入充足的蛋白质、维生素及微量元素等。中老年期新陈代谢减慢，所需热量逐渐减少，但对钙等营养素的需求增加，合理的营养与饮食可延缓衰老和预防疾病。另外，不同年龄阶段的人对食物的质地选择也不同，如婴幼儿、老年人应选择柔软、易消化的饮食。

（2）特殊生理时期：妊娠和哺乳期妇女，需补充充足的热量、蛋白质、铁、维生素等，以满足胎儿以及乳儿的需要。

（3）活动量：活动量是能量代谢的主要因素。代谢快，对能量的需求也大。所以在能量供给时也要考虑到人的活动强度、工作性质、工作条件等。

2. 病理因素

（1）高代谢疾病患者如发热、甲状腺功能亢进等，机体对热量需要增加。口腔疾患或味觉异常者对营养素的摄取有直接影响，可导致营养摄入不足。

（2）对某些食物过敏者，影响营养的摄入和吸收。

（3）药物对患者饮食和营养也会有影响，有的药物可以增进食欲（如类固醇类药物），有的可以降低食欲（如非肠溶性红霉素）。

（二）心理因素

疼痛、焦虑、恐惧、悲哀、愤怒、烦躁等因素可致交感神经兴奋，抑制胃肠蠕动，及消化液的分泌及消化吸收能力，从而降低食欲。而兴奋、喜悦、愉快等可以使副交感神经兴奋，增加胃肠蠕动，消化液分泌，增进食欲。医务人员的良好态度，也可在一定程度上缓解患者的焦虑，使人的食欲增加。食物的颜色、气味、进餐环境等对食欲也有一定的影响。

（三）社会因素

1. 经济状况　经济状况好坏直接影响着人们对食物的选择，进而影响其营养状况。在经济相对发达地区，食品选择面较大，但由于生活节奏快，进食快餐等往往导致营养不平衡或者营养过剩；而在经济相对落后地区，由于食品选择面较小，容易出现营养缺乏。

2. 文化背景及饮食习惯　不同的生活方式、民族及宗教信仰都会对食品选择、烹饪方法、饮食嗜好及进食时间产生影响。

3. 健康意识　随着社会的发展，人们的健康意识越来越强，更加注重摄入平衡膳食。

四、饮食与营养的评估

（一）一般饮食情况评估

1. 询问饮食情况　询问患者饮食是否规律，每日进餐的时间及长短，进餐方式，每餐摄入的食物种类及量。

2. 了解影响因素　有无食物过敏，有无偏食、厌食等情况，有无影响咀嚼、吞咽、消化吸收的疾病，是否使用影响食欲或营养吸收的药物。

（二）体格检查

通常根据外貌、体重、身高、皮肤、毛发、骨骼、肌肉等了解患者的营养状况。临床上通常用良好、中等、不良三个级别对营养状况进行描述。患者口唇红润、精神状态良好、皮肤有光泽、弹性较好、毛发浓密、有光泽、肌肉结实、皮下脂肪丰满可视为营养良好；如果患者口唇肿胀或者口角有裂痕、精神萎靡、消瘦、皮肤弹性差、暗淡、毛发干燥稀疏、肌肉松弛无力、皮下脂肪菲薄、看见肋间隙和锁骨上窝凹陷、肩胛骨和骨骼突出等可视为营养不良；介于营养良好与营养不良之间者为营养中等。营养状况也可以通过标准体重、上臂围测量以及皮褶厚度的测量来判断。

1. 身高、体重 两者综合反映蛋白质、热能及钙、磷等无机盐的摄入、利用和储备情况，同时也反映了机体肌肉和内脏的发育。

（1）标准体重：计算公式为：

男性：体重（kg）= 身高（cm）－105

女性：体重（kg）= 身高（cm）－105－2.5

（2）实际体重占标准体重的百分数：计算公式为：

（实际体重 － 标准体重）÷ 标准体重 ×100%

计算结果：百分数在 ±10% 之内为正常，增加 10% ～ 20% 为过重，超过 20% 为肥胖，减少 10% ～ 20% 为消瘦，低于 20% 为明显消瘦。

（3）体重指数（BMI）：BMI 是一项比较准确且被世界广泛接受并采纳的诊断标准体重方法。计算公式为：

体重指数（BMI）= 体重（kg）/ [身高（m）] ^{2}

根据 WHO 的标准，BMI ≥ 25 为超重，≥ 30 为肥胖，< 18.5 为消瘦。亚洲标准为：≥ 23 为超重，≥ 25 为肥胖。我国的标准为：28 > BMI ≥ 24 为超重，≥ 28 为肥胖，< 18.5 为消瘦。

2. 皮褶厚度（皮下脂肪厚度） 皮褶厚度是推断全身脂肪含量、判断皮下脂肪发育情况的一项重要指标。常用测量皮褶厚度的部位是肱三头肌部和肩胛下角部。肱三头肌部皮褶厚度标准值为男性 12.5mm，女性 16.5mm。

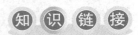

知 识 链 接

肱三头肌部皮褶厚度测量方法

被测量者自然站立，暴露测量部位。测量者右手持皮褶测量卡钳，左手拇指、示指于右上臂肩峰与尺骨鹰嘴连线中点处，以指腹（指距 3cm）捏起测量部位的皮肤及皮下组织，轻轻捻动皮褶使之与肌肉分离（皮褶方向与上肢长轴平行），将测量卡钳两钳头置于手指下方夹住皮褶，待测量仪指针稳定后立即读数。

（三）辅助检查

临床可以通过各项检查结果对患者的营养状况进行较客观的评估，常用的方法有测量血中淋巴细胞数量、细胞免疫状态测定、血清蛋白含量以及氮平衡实验。

项目二 医院饮食

饮食治疗是现代综合治疗中的一个重要组成部分，为了适应不同病情需要，达到相应的治疗及辅助治疗目的，医院饮食可分为三类：基本饮食、治疗饮食和试验饮食。

一、基本饮食

基本饮食适用于一般患者的饮食需要，为满足患者对各种营养素的需要而配制的饮食。包括普通饮食、软质饮食、半流质饮食、流质饮食（表 10-2）。

表 10-2 医院基本饮食

类别	适用范围	饮食原则	每日用法	可选食物
普通饮食	·病情较轻或疾病恢复期、无发热、消化功能正常、不必限制饮食者	·营养均衡、美观可口，易消化、无刺激性的食物；限制油煎、强烈调味品及易胀气的食物	·每日3餐，总热能9.5～11MJ，蛋白质70～90g/d，糖类450g/d，脂肪60～70g/d	·一般食物均可
软质饮食	·老幼患者、咀嚼不便，消化吸收功能差、低热及术后恢复患者	·在普通饮食的基础上，软、烂、无刺激性，易咀嚼、消化为主	·每日3～4餐，总热能8.5～9.5MJ，蛋白质供应量60～80g/d	·软饭、面条、煮熟的菜及肉等
半流质饮食	·发热、体弱、消化功能不良、口腔疾患、咀嚼不便、术后患者	·食物呈半流质，无刺激，易于咀嚼、吞咽、消化和吸收，纤维素少，营养丰富，少食多餐	·每日5～6餐，总热能为6.5～8.5MJ，蛋白质供应量50～70g/d	·粥、面条、果泥、鸡蛋糕、碎菜、馄饨、豆腐、肉末等
流质饮食	·高热、危重、口腔疾患、吞咽困难、大手术后、急性消化道疾患	·食物呈流质，易吞咽、消化，无刺激，但只能短期使用，通常辅以肠外营养以补充热量和营养	·每日6～7餐，总热能约为3.5～5.0MJ，每2～3小时一次，每次200～300mL，蛋白质40～50g/d	·乳类、豆浆、米粉、果汁、米汤、菜汤、稀藕粉等

二、治疗饮食

治疗饮食是以基本饮食为基础，根据患者病情的需要，对于热能和营养素给予不同的调整，从而达到治疗或者辅助治疗的目的一种饮食（表 10-3）。

表 10-3 医院治疗饮食

饮食种类	适用范围	饮食原则及用法
高热量饮食	·用于热能消耗较高者，如甲状腺功能亢进、高热、结核、大面积烧伤、肝炎、胆道疾患、产妇及需要增加体重者等	·基本饮食基础上加餐2次，可进食牛奶、豆浆、鸡蛋、藕粉、蛋糕、巧克力及甜食等。总热量约为12.5MJ（3000kcal）/d

饮食种类	适用范围	饮食原则及用法
高蛋白饮食	·用于高代谢性疾病，如大面积烧伤、结核、恶性肿瘤、严重贫血、营养不良、甲状腺功能亢进、大手术后；肾病综合征；低蛋白血症；孕妇、乳母等	·基本饮食基础上增加富含蛋白质的食物，尤其是优质蛋白。供给量为 1.5～2.0g/（kg·d），总量不超过 120g/d。总热量为 10.5～12.5MJ/日（2500～3000kcal/d）
低蛋白饮食	·用于限制蛋白摄入患者，如急性肾炎、尿毒症、肝昏迷等	·应多补充蔬菜和含糖高的食物，以维持正常热量。成人饮食中蛋白质含量不超过40g/日，视病情可减至 20～30g/d。肾功能不全者应摄入动物性蛋白，忌用豆制品；肝昏迷者应以植物性蛋白为主
低脂肪饮食	·用于肝、胆、胰疾患、高脂血症、动脉硬化、冠心病、肥胖和腹泻等	·限制脂肪摄入，高脂血症及动脉硬化者不必限制植物油（椰子油除外）；脂肪含量少于50g/d，肝胆胰病患者少于40g/d，尤其应限制动物脂肪的摄入
低胆固醇饮食	·用于高胆固醇血症、高脂血症、动脉硬化冠心病等	·胆固醇摄入量少于300mg/d，禁用或少用含胆固醇高的食物，如动物内脏、脑、鱼子、蛋黄、肥肉、动物油等
低盐饮食	·用于心脏病、急慢性肾炎、肝硬化腹水、重度高血压但水肿较轻者	·每日食盐量 <2g（含钠 0.8g），不包括食物内自然存在的氯化钠。禁用腌制食品，如咸菜、皮蛋、火腿、香肠、咸肉、虾米等
无盐低钠饮食	·同低盐饮食，但水肿较重者	·无盐饮食：除食物内自然含钠量外，不放食盐烹调，饮食中含钠量 <0.7g/d ·低钠饮食：需控制摄入食品中自然存在的含钠量，一般应 <0.5g/d ·二者均禁食腌制食品、含钠食物和药物，如油条、挂面、汽水、碳酸氢钠药物等
高纤维素饮食	·用于便秘、肥胖、高脂血症、糖尿病等	·饮食中应多含食物纤维，如韭菜、芹菜、卷心菜、粗粮、豆类、竹笋等
少渣饮食	·用于伤寒、痢疾、腹泻、肠炎、食管胃底静脉曲张、咽喉部及消化道手术者	·饮食中应少含食物纤维，如蛋类、嫩豆腐等，不用强刺激调味品及坚硬、带碎骨的食物；肠道疾患少用油脂

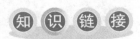

糖尿病饮食

根据患者身高、体重、性别、年龄和具体病情计算出总热量；糖类占 50%～60%，蛋白质占 15%～20%，脂肪占 20%～25%，按早餐 1/5，午餐、晚餐各 2/5 计算食谱。每餐均应含脂肪、蛋白质食物，多选用含纤维素高的食物，如粗粮饮食、未加工的豆类、蔬菜及水果等；禁食纯糖（如蜂蜜、蔗糖、巧克力、蛋糕等）；避免饮酒；减少油脂、调味清淡。

三、试验饮食

试验饮食是指在特定的时间内，通过对饮食内容进行特殊调整，以达到协助疾病诊断和提高实验室检查结果正确性的一种饮食。它包括隐血试验饮食、胆囊造影试验饮食、肌酐试验饮食、甲状腺 ^{131}I 试验饮食和尿浓缩功能试验饮食表（表 10–4）。

表 10–4　医院试验饮食

饮食种类	适用范围	饮食原则及用法
隐血 试验饮食	·用于大便隐血试验的准备，以协助诊断有无消化道出血	·试验前 3 天起禁食肉类、肝类、动物血、含铁丰富的药物或食物、绿色蔬菜等。可进食牛奶、豆制品、土豆、白菜、粉丝、米饭、面条、馒头等。第 4 天开始留取粪便做隐血试验
胆囊造影 试验饮食	·用于需行造影检查有无胆囊、胆管、肝胆管疾病患者	·检查前 1 日中午进食高脂肪餐，以刺激胆囊收缩和排空；晚餐进食无脂肪、低蛋白、高碳水化合物的清淡饮食；晚餐后服造影剂，服药后禁食、禁水、禁烟；检查当日早晨禁食；第 1 次摄 X 线片后，如胆囊显影良好，进食高脂肪餐（如油煎荷包蛋 2 只或巧克力等脂肪量不低于 50g）；半小时后第 2 次摄片观察
肌酐 试验饮食	·用于协助检查、测定肾小球的滤过功能	·试验期为 3 天，试验期间禁食肉类、禽类、鱼类、忌饮茶和咖啡，全日主食在 300g 以内，限制蛋白质摄入（蛋白质 <40g/d），以排除外源性肌酐的影响；蔬菜、水果、植物油不限，热量不足可添加藕粉或含糖的点心等；第 3 天测尿肌酐清除率及血肌酐含量
甲状腺 ^{131}I 试验饮食	·用于协助测定甲状腺功能	·检查或治疗前 7～60 天，禁食含碘量高的食物。需禁食 60 天的食物：海带、海蜇、紫菜、淡菜、苔菜等，需禁食 14 天的食物：海蜒、毛蚶、干贝等，需禁食 7 天的食物：带鱼、鲳鱼、黄鱼、目鱼、虾等；2 周内忌用加碘食盐，禁用碘做局部消毒
尿浓缩功能 试验 饮食（干饮食）	·用于检查肾小管的浓缩功能	·试验期 1 天，控制全天饮食中的水分，总量在 500～600mL。可进食含水分少的食物，如米饭、馒头、面包、炒鸡蛋、土豆、豆腐干等，烹调时尽量不加水或少加水；避免食用过甜、过咸或含水量高的食物。蛋白质供给量为 1g/（kg·d）

项目三　一般饮食护理

患者入院后，根据对患者饮食与营养状况的全面评估，结合疾病特点与饮食医嘱，护士应为患者制定有针对性的营养计划，采取适宜的饮食护理措施，促进患者早日康复。

一、病区的饮食管理

患者入院后，医生根据患者的病情开出饮食医嘱，确定患者所需饮食的种类。护士根据医嘱填写入院饮食通知单，送交营养科配餐，同时将饮食种类填写在患者的床尾或床头卡上，作为分发饮食的依据。

当患者病情需要更改饮食时（如流质饮食改为半流质饮食，手术前需要禁食或病愈出院需要停止饮食等），则由医生开出医嘱，护士按医嘱填写饮食更改通知单或饮食停止通知单，送交营养室订餐人员，由营养室做出相应的处理。

二、患者的饮食护理

（一）进餐前护理

1. 饮食健康教育 护士结合患者的具体情况进行饮食健康教育，帮助患者改变不适宜的饮食习惯。需进食治疗饮食、试验饮食的患者，解释需调整饮食的原因及重要意义、合理营养的作用、可选用的食物种类及不宜选用的食物，以及每日的进餐次数、时间及量等，使患者对饮食计划有所了解，以取得患者的主动配合，保证患者的饮食计划顺利执行。

2. 环境准备 舒适的进餐环境可以使患者心情愉悦，增进患者食欲。患者在病室内进餐时应保持室内环境清洁，去除一些污物，空气流通，去除异味，光线充足，温度适宜，保持病室安静，暂停一切非紧急的治疗和护理工作，去除一切对食欲有影响的因素。

3. 患者准备 协助患者洗手、漱口，必要时进行口腔护理；去除引起患者各种不适的因素，如卧床患者在餐前半小时给便盆，用后及时撤去；疼痛患者给予止痛治疗；将患者置于舒适体位，安放床头小桌，必要时备餐巾，防止衣物及床单位被污染。

（二）进餐时护理

1. 及时分发食物 根据饮食单的种类，协助配餐员将饭菜准确无误地分发给每位患者，并将食物置于患者方便拿取的位置。

2. 鼓励自行进食 鼓励患者自行进食。

3. 为特殊情况患者提供个性化护理

（1）双目失明的患者：耐心向患者讲解食物的颜色等，激发患者食欲，对于要求自行进食者，可按时钟平面放置食物，并告知食物方向，食物名称，如六点钟放饭，十二点钟放汤，九点钟和三点钟放置菜。

（2）不能自行进食的患者：根据患者的进食次序和方法进行喂饭，喂饭速度不宜过快，饭、汤和菜要轮流喂给患者，不要催促患者，以免患者出现呛咳等。

（3）易发生呛咳者：嘱咐患者细嚼慢咽，不要边进食边说话；谨慎喂食，喂食前将患者头部稍微垫高并偏向一侧，避免食物误入气管引起窒息。

（4）昏迷患者：可采用鼻饲等方法。

（5）恶心、呕吐患者：提前给予止吐药物，并进行心理疏导，使患者心情放松。

4. 加强进餐巡视，及时处理异常情况 进食过程中，若患者出现恶心、呛咳等症状时，应暂停进餐，并给予相应处理，症状缓解后再进餐。若发生呕吐，应及时提供盛装呕吐物的容器，让患者头偏向一侧，防止呕吐物吸入气管内，尽快清理呕吐物，并及时更换被污染的床单、被褥等，开窗通风换气，去除室内异味，帮助患者漱口，不能自行漱口者可给予口腔护理，以去除口腔异味。同时，应观察呕吐物的性质、颜色、量和气味等，并做好记录。

（三）进餐后护理

1. 及时去除餐具，清理食物残渣，并整理床单位，督促和协助患者进行饭后洗手、漱口，必要时行口腔护理。询问患者对饮食制作的意见，随时向营养室反馈。

2. 根据患者的病情做好记录，如进食的种类、量等，以便评估其进食量是否达到营养要求。

3. 对暂时禁食或延迟进食的患者做好交接班工作。

项目四　特殊饮食护理

对于病情危重、消化吸收功能障碍、不能经口摄食者等，为保证其营养，促进健康，临床上常根据患者的不同情况采取不同的特殊饮食护理，包括肠内营养和肠外营养。

肠外营养是通过周围静脉或中心静脉输入能量及营养素（包括葡萄糖、氨基酸、脂肪、各种维生素、矿物质和微量元素），使患者在不进食的状况下仍可以维持良好的营养状态，以增加体重、修复创伤的一种营养支持疗法。根据补充营养的量，胃肠外营养分为部分胃肠外营养、全胃肠外营养。接受肠外营养的患者包括严重的营养不良、严重烧伤、肠道功能紊乱、急性肾衰竭、肝衰竭、癌症或大手术后超过 5 天以上不能由口进食的患者（详见外科护理）。

肠内营养即通过胃肠道供给营养素，正常人的进食即为肠内营养最常用的方式。对胃肠道功能正常的患者，肠内营养是一种安全又经济的满足营养需要的方法。根据所提供营养食品的不同，可分为要素饮食和非要素饮食等。当患者不能由口进食，或拒绝进食时，可进行管饲饮食。管饲饮食是指将营养丰富的流质饮食或营养液、水和药物，通过导管输入胃内或肠道，以保证患者获得维持生命所需营养素的方法。根据导管插入途径，可分为：口胃管、鼻胃管、鼻肠管（导管经鼻腔插入小肠）、胃造瘘管（导管经胃造瘘口插入胃内）、空肠造瘘管（导管经空肠造瘘口插至空肠）。

一、鼻饲法

鼻饲法是指将导管经鼻腔插入胃内，从管内灌注流质食物、水分和药物，以维持患者营养和治疗需要的方法。适用于不能由口进食者（如昏迷、口腔疾患、口腔手术后、破伤风等不能张口者）、拒绝进食者、早产儿和病情危重的婴幼儿。

【目的】对不能由口进食或拒绝进食者，从鼻胃管供给流质食物和药物，保证患者摄入足够的营养，满足治疗需要，以利早日康复。

【评估】

1. 患者评估

（1）病情：意识状态、营养状态及治疗情况，有无食管疾病。已插管者注意上次喂食时间与喂食反应。

（2）鼻腔局部情况：鼻黏膜有无红肿、炎症、破损，有无鼻中隔偏曲、鼻腔息肉等。

（3）操作相关知识：既往有无鼻饲体验，是否了解操作目的。

（4）治疗依从性：有无紧张、焦虑、恐惧等心理反应，是否愿意配合治疗，能否承受插入导管刺激，有无配合操作的能力。

2. 环境评估 是否符合进食要求，病室内有无未处理的便盆或其他污物，同室病友有无进食或排便者。

【计划】

1. 患者准备 理解配合操作。已插管者，距上次喂食时间 2 小时以上。

2. 环境准备 环境整洁、无异味，光线充足，同室病友无进食或排便者。

3. 用物准备 用物齐全，按便于使用的原则整齐摆放于治疗车上。

（1）流质饮食：种类符合病情需要，温度为 38 ～ 40℃，量不超过 200mL。

（2）插管用物：治疗盘内放治疗巾、治疗碗、镊子或止血钳、手套、胃管（型号需符合患者需要）、纱布、50mL 和 20mL 注射器、听诊器、一次性压舌板、手电筒、液体石蜡、棉签、胶布、橡皮圈、别针、管道标签等。需要喂固体药者另备碾钵 1 个、小药杯 2 个（其中一个内盛温开水）。也可选用一次性鼻饲包。

（3）拔管用物：治疗盘内放弯盘、治疗巾、纱布、一次性手套、松节油、乙醇、棉签。

【实施】

实施步骤	操作要点说明
➤ 插管	
1. 评估解释 携用物至床旁，再次核对腕带	·确认患者，取得合作

续表

实施步骤	操作要点说明
2. 安置卧位 协助患者取坐位或右侧卧位，并抬高床头约30°；昏迷患者去枕仰卧位，头后仰	·坐位时可减轻插管时引起的呕吐反射，右侧卧位易于插管 ·昏迷患者头向后仰便于胃管沿咽后壁下行，免误入气管
3. 铺巾置盘 （1）速干手消毒剂消毒双手，戴上口罩 （2）取出治疗巾垫于患者颌下，置弯盘于口角旁，备胶布	·防止污染床单
4. 清洁鼻腔 观察鼻腔，选择通畅的一侧，用湿棉签清洁鼻腔	·鼻腔通畅，易于插管
5. 开包量管 检查并打开胃管包，检查胃管是否通畅，测量插管长度（成人 45～55cm，婴幼儿 14～18cm），并标记	·一般成人为前额发际至剑突或由鼻尖经耳垂至剑突的距离（图 10-1）
6. 润滑胃管 将少量液体石蜡倒于纱布上，润滑胃管前端	·减少插管时的阻力
7. 插入胃管 一手持纱布托住胃管，一手持镊子夹住胃管，沿选定侧鼻孔缓缓插入至预定长度 （1）当插至咽喉部（10～15cm）时，嘱患者做吞咽动作，同时顺势将胃管轻轻向前推进 （2）如为昏迷患者，当胃管插至咽喉部时，左手将患者头部托起，使下颌靠近胸骨柄，再将胃管缓缓插入（图 10-2） （3）插管过程中注意观察反应	·插管应轻柔，避免鼻黏膜损伤及鼻腔出血 ·吞咽动作可帮助胃管顺利进入食管。必要时可嘱患者饮少量温开水以助胃管顺利进入食管 ·下颌靠近胸骨柄可增大咽喉部通道的弧度，便于胃管顺利通过会厌部 ·当出现恶心、呕吐，应暂停插管，嘱患者深呼吸，休息片刻后再次插入 ·插入不畅时，应检查胃管是否盘曲口中 ·患者呛咳、呼吸困难、发绀时，表明胃管可能误入气管，应立即拔管
8. 确定胃管胃内 初步固定胃管后，验证胃管是否已插到胃内	·初步固定在鼻翼，以防胃管滑脱 ·验证方法：①用注射器抽吸胃液，有胃液抽出；②将听诊器置于患者胃部，用注射器迅速向胃内注入 10mL 空气，经听诊器可听到气过水声；③将胃管末端置于水碗中，应无气泡逸出
9. 固定胃管 用胶布将胃管固定在插管侧脸颊部（图 10-3）	·防止胃管脱落
10. 灌注流食 （1）连接注射器与胃管末端，抽吸查看有无胃液 （2）注入少量温开水 （3）缓慢注入流质饮食或者药物 （4）喂食完毕，再注入少量温开水	·留管期间，两次喂食间隔时间大于 2 小时 ·每次喂食前均应抽吸胃液，以验证胃管在胃内，并确认胃管通畅 ·温开水可润滑管腔，防止鼻饲液粘附与管壁 ·鼻饲量每次不超过 200mL ·避免食物积存于管腔中干结变质，造成胃肠炎或堵塞管腔

实施步骤	操作要点说明
11. 留置胃管 （1）盖上胃管末端胶塞（或将胃管末端反折），用纱布包起，再用橡皮圈系紧或胶布缠紧	·防止食物反流，或由胃管末端进空气，引起胃部不适
（2）贴上置管标记	·便于观察和换管
（3）妥善固定胃管	·可酌情固定于枕边或患者衣肩上，防止胃管脱落
12. 整理记录 （1）协助患者清洁口腔、鼻孔	
（2）整理床单位，嘱患者维持原卧位 20 ～ 30 分钟	·防止食物反流或呕吐
（3）整理用物，清洗消毒，脱手套，洗手，取下口罩	·鼻饲用物每次喂食后清洗，每日更换或消毒 1 次
（4）记录	·记录插管日期、时间、患者反应，鼻饲种类、量
➤ **拔管**	·拔管条件：①医嘱停止鼻饲；或②长期鼻饲需要更换胃管时，于晚间末次喂食后拔管
1. 核对解释 携用物至床旁，再次核对，洗手	·取得患者合作
2. 去除胶布 将弯盘置于患者口角旁，将胃管末端放入弯盘中，揭去固定胶布	
3. 拔出胃管 戴上手套，用纱布将近鼻孔处胃管包住，嘱患者深呼吸，在其呼气时拔出胃管。翻转脱下手套，将胃管包裹于手套内一并放入医疗垃圾桶内	·在拔管至喉咽部时，迅速拔出，以免胃管内残留液体滴入气管内 ·注意职业防护
4. 清洁面部 清洁口鼻、面部，擦去胶布痕迹，协助患者漱口，取舒适卧位	·有胶布痕迹者可用松节油等去除
5. 整理记录 整理用物，洗手，记录	·记录拔管时间、患者反应

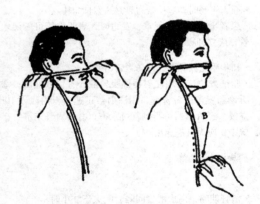

图 10-1　鼻饲管测量

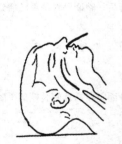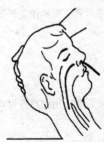

图 10-2　为昏迷患者插管

【注意事项】

1. 患有食道胃底静脉曲张、食管梗阻、鼻腔严重疾病等患者禁忌插胃管。

2. 插胃管前应与患者进行有效沟通，让患者及家属能够配合。

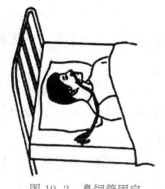

图10-3 鼻饲管固定

3. 操作动作要轻稳，特别是在通过食管狭窄处时，以防损伤鼻腔及食管黏膜。

4. 插管过程中，不断观察患者病情变化：若出现恶心、呕吐，应暂停插管，嘱患者深呼吸；插入不畅时，检查胃管是否盘曲口中；当患者呛咳、呼吸困难、发绀时，应立即拔管。

5. 已配制好的鼻饲液应放在4°C以下的冰箱内保存，保证24小时内用完。每次鼻饲量不应超过200mL，温度应保持在38～40℃之间，间隔时间不少于2小时。注入鼻饲液的速度不宜过快或过慢，以免引起患者的不适。

6. 每次注入药物或者鼻饲液前，一定要检验胃管是否在胃内，是否通畅。

7. 药片应碾碎溶解后灌入；新鲜果汁应与奶液分别灌入，防止凝块产生。

8. 长期鼻饲者，每日进行口腔护理2次，每周更换胃管1次，硅胶管可每月更换1次，于晚间末次喂食后将胃管拔出，次晨从另一侧鼻孔插入。

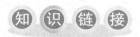

食管三个狭窄

1. 食管入口处，距切牙约15cm。

2. 平气管分叉处，距切牙约25cm。

3. 穿过膈肌的食管裂孔处，距切牙约40cm。

鼻饲插管时在这三个狭窄处易遇到阻力。插管时动作要轻柔，防止损伤食管黏膜。

二、要素饮食

要素饮食是由人工配制，含全部人体生理需要的各种营养成分（包含游离氨基酸、单糖、主要脂肪酸、维生素、无机盐类和微量元素）的化学精制食物，是不需消化即可被肠道吸收的无渣饮食。要素饮食的特点是营养价值高，营养成分全面、平衡，成分明确，无渣，不含纤维素，有压缩性，携带方便，易保存。

（一）目的

用于临床营养治疗，可提高危重患者的能量及氨基酸等营养素摄入，促进伤口愈合，改善患者营养状况，以达到患者治疗的目的。

（二）适用范围

用于低蛋白血症、严重烧伤、胃肠造瘘、大手术后胃肠功能紊乱、营养不良、消化和吸收不良、急性胰腺炎、短肠综合征、晚期癌症等。

（三）应用方法

根据患者病情，对营养素的要求，选择适合的营养成分、浓度、用量、输入速度以及供给方式。可选口服、鼻饲、经胃或空肠造瘘口等方法供给患者。

1. 口服法　口服剂量为每次 50mL，逐渐增至每次 100mL，可依病情每日口服 6～10 次。但因要素饮食口味欠佳，服用时患者不耐受，故临床上较少使用。

2. 胃管等投给法

（1）分次注入：适用于非危重患者。将配制好的要素饮食或现成制品用注射器通过鼻胃管或造瘘口等注入胃内，每日 4～6 次，每次 250～400mL。此操作方便，费用低廉，但较易引起恶心、呕吐、腹泻等胃肠道不适症状。

（2）间歇滴注：适用于大多数患者。将配制好的要素饮食或现成制品放入有盖吊瓶内，经输注管缓慢滴入，每日 4～6 次，每次 400～500mL，每次输注持续时间 30～60 分钟。

（3）连续滴注：适用于经空肠喂养的危重患者，将配制好的要素饮食或现成制品放入有盖吊瓶内，在 12～24 小时内持续滴注要素饮食，或用肠内营养泵保持恒定滴速，浓度宜以 5% 开始逐渐增至 20%～25%，速度由 40～60 滴／分开始，逐渐增至 120mL/h，最高可达 150mL/h。

（四）注意事项

1. 要根据患者的病情，由营养师、医生、护士共同商议而确定营养素的成分、溶度、用量等。

2. 配置要素饮食时要严格无菌操作。配制好的溶液应放在 4℃ 以下的冰箱内保存。防止细菌污染，并保证在 24 小时内用完，防止放置时间过长而变质。

3. 营养液不可用高温蒸煮，但可适当加温，一般口服要素饮食的温度为 37℃，鼻饲或经造瘘口注入为 41～42℃。滴注时可在输液管远端置热水袋保持温度，防止腹泻、腹胀。

4. 滴注要素饮食前后，用温开水或生理盐水冲净管腔，以防食物滞留引起变质。

5. 要素饮食的滴注浓度、速度要逐渐增加，待患者可耐受时，再确定配置要素饮食的浓度标准和滴注速度。滴注过程要加强巡视，如果患者出现恶心、呕吐、腹胀、腹泻等症状，应及时查明原因，按需调整速度、温度，反应严重时暂停滴注。

6. 在应用要素饮食期间要定期检测患者血糖、尿糖、电解质、肝功能及大便潜血等，观察患者大便次数以及大便性状。

7. 停用要素饮食要逐渐减量，不能骤停，以免患者发生低血糖反应。

复习思考

1. 医院基本饮食包括哪几种？每种饮食原则有哪些？

2. 请为冠心病伴有高血压患者制定一份饮食计划。

3. 案例分析

　　患者，女，42 岁，口腔手术后不能经口进食，护士遵医嘱对其进行鼻饲。

　　请思考：

　　（1）如何确定该患者胃管应插入的长度？

　　（2）如何验证胃管已插入胃内？

　　（3）为患者进行鼻饲饮食过程中有哪些注意事项？

扫一扫，看课件

模块十一

排泄护理

【学习目标】

掌握尿潴留、尿失禁、便秘、腹泻及大便失禁等异常排泄活动患者的护理，掌握导尿术、留置导尿及灌肠法的概念、目的、操作方法及注意事项。

熟悉无尿、少尿、多尿、尿潴留、尿失禁、便秘、粪便嵌塞、肠胀气、腹泻、大便失禁的概念，熟悉膀胱冲洗的目的、操作方法及注意事项。

了解与排泄有关的解剖和生理、影响排尿的因素、影响排便的因素、排泄活动异常的原因、简易通便法及肠胀气的护理。

排泄是机体将新陈代谢所产生的废物排出体外的过程，是人体的基本生理需要之一。人体每天通过出汗、呼吸、大小便多种途径进行排泄。其中，主要途径是消化道和泌尿道。许多因素可以直接或间接地影响人体的排泄功能，从而导致排便、排尿活动改变，引发各种健康问题。因此，护士应掌握与排泄有关的知识和技术，通过仔细观察，及时、准确地评估患者的排泄功能，帮助患者维持和恢复正常的排泄形态，以满足患者的基本生理需要，获得最佳的健康和舒适状态。

项目一　排尿护理

案例导入

王女士，66岁，因下腹胀痛、两天未排尿来院就诊。体检：耻骨上膨隆，触诊腹部可触及囊性包块，有轻压痛，叩诊呈实音。

问题：

（1）该患者出现了什么问题？

（2）针对此问题，护士该如何处理？

血液通过肾小球的过滤作用生成原尿，再通过肾小管和集合管的重吸收和分泌作用产生终尿，经肾盂排向输尿管。输尿管将尿液由肾脏输送至膀胱。膀胱受副交感神经紧张性冲动的影响处于轻度收缩状态，当膀胱内尿量充盈达 400 ～ 500mL 时，膀胱壁的牵张感受器受压力的刺激而兴奋，冲动沿盆神经传入脊髓骶段的排尿反射初级中枢；同时冲动也到达脑干和大脑皮质的排尿反射高位中枢，产生排尿欲。如果条件允许，排尿反射进行，冲动沿盆神经传出，引起逼尿肌收缩，内括约肌松弛，尿液进入后尿道。此时尿液刺激尿道感受器，冲动再次沿盆神经传至脊髓骶段初级尿中枢，以加强排尿并反射性抑制阴部神经，使膀胱外括约肌松弛，于是尿液被强大的膀胱内压驱出。在排尿时，腹肌、膈肌、尿道海绵体肌的收缩均有助于尿液的排出。如果环境不适宜，排尿反射将受到抑制。通常情况下，尿液的性状可反映泌尿系统的功能状况，排尿活动则受意识、环境、神经肌肉功能等多因素影响。因此，护士细心观察患者尿液及排尿活动，可及早发现患者泌尿道疾患，并采取合适的治疗、护理措施解决患者排尿问题。

一、排尿评估

（一）尿液的观察

1. 次数和量 一般成人白天排尿 3 ～ 5 次，夜间 0 ～ 1 次；每次尿量 200 ～ 400mL，24 小时尿量为 1000 ～ 2000mL。尿量的多少与液体摄入量和气候变化等因素有关。

（1）多尿：24 小时尿量超过 2500mL。暂时性多尿一般见于饮水过多或应用利尿剂后；病理性多尿可见于内分泌疾病和肾脏疾病，如糖尿病、尿崩症等。

（2）少尿：24 小时尿量少于 400mL 或每小时尿量少于 17mL。见于心、肾疾病和休克等患者。

（3）无尿或尿闭：24 小时尿量少于 100mL 或 12 小时内无尿。见于严重休克、急性肾衰竭等患者。

2. 颜色 正常新鲜尿液呈淡黄色。尿液的颜色受某些食物、药物的影响，如进食大量胡萝卜或服用核黄素时，尿液呈深黄色。在病理情况时，尿色可有以下变化：

（1）肉眼血尿：尿中含有红细胞，多呈洗肉水色。见于急性肾小球肾炎、输尿管结石、泌尿系统结核及肿瘤等患者。

（2）血红蛋白尿：呈酱油色或浓茶色，隐血试验阳性。常见于血型不合的输血、恶性疟疾和阵发性睡眠性血红蛋白尿。

（3）胆红素尿：呈深黄色或黄褐色，震荡后泡沫仍呈黄色。常见于阻塞性黄疸和肝细胞性黄疸。

（4）乳糜尿：因尿液中含有淋巴液，呈乳白色。见于丝虫病。

3. 透明度 正常新鲜尿液清澈透明，放置后可出现混浊。当泌尿系统感染时，由于尿中含大量脓细胞、红细胞、上皮细胞、细菌或炎性渗出物，排出的新鲜尿液出现白色絮状混浊。

4.气味　正常尿液气味来自尿液内的挥发性酸。尿液长期放置后，因尿素分解产生氨，可有氨臭味。新鲜尿液有氨臭味时，提示为泌尿道感染；糖尿病酮症酸中毒时，呈烂苹果味。

5.比重　在正常情况下，成人尿比重波动于 1.015 ～ 1.025 之间。当肾功能出现严重障碍时，尿比重经常为 1.010 左右。

6.酸碱性　正常尿液呈弱酸性，pH 值为 5 ～ 7。饮食的种类可影响尿液的酸碱性，如进食大量蔬菜时，尿液呈碱性；进食大量肉类时，尿液呈酸性。酸中毒患者的尿液可呈强酸性，严重呕吐患者的尿液可呈强碱性。

（二）排尿活动的评估

正常情况下，排尿受意识控制，无痛苦，无障碍，可自主随意进行。多种因素可引起排尿活动异常。

1.膀胱刺激征　主要表现为尿频、尿急、尿痛，且每次尿量少，见于泌尿系统感染或机械性刺激。尿频指单位时间内排尿次数增多，由膀胱炎症或机械性刺激引起；尿急指患者突然有强烈尿意，不能控制需立即排尿，由膀胱三角或后尿道的刺激导致；尿痛指排尿时膀胱区及尿道产生疼痛，为病损处受刺激所致。有膀胱刺激征时常伴有血尿。

2.尿失禁　指排尿失去意识控制或不受意识控制，尿液不自主地流出。根据尿失禁的原因可分为以下三种：

（1）真性尿失禁：指膀胱完全不能储存尿液，其内稍有一些尿液便会不自主地流出，膀胱处于空虚状态。常见原因有：①脊髓初级排尿中枢与大脑皮层之间联系受损，如昏迷、截瘫，因排尿反射活动失去大脑皮层的控制，膀胱逼尿肌出现无抑制性收缩；②因手术、分娩所致的膀胱括约肌损伤或支配括约肌的神经损伤，病变所致膀胱括约肌功能障碍；③膀胱与阴道之间有瘘道。

（2）假性尿失禁（充溢性尿失禁）：指膀胱内贮存部分尿液，当膀胱充盈达到一定压力时，即可不自主溢出少量尿液，当膀胱内压力降低时，排尿即可停止，但膀胱仍处于胀满状态而不能排空。是由于脊髓排尿中枢活动受抑制，内压增高，迫使少量尿液流出。常见于膀胱颈以下梗阻、糖尿病患者等。

（3）压力性尿失禁：指当患者咳嗽、打喷嚏或运动时腹内压升高，不自主地排出少量尿液。由于膀胱括约肌张力降低、骨盆底部肌肉及韧带松弛、肥胖，多见于中老年女性。

3.尿潴留　是指尿液大量存留在膀胱内而不能自主排出。尿潴留时由于膀胱容积增大，患者主诉下腹胀痛，排尿困难。体检可见耻骨上膨隆，扪及囊样包块，有压痛，叩诊呈实音。常见原因有：

（1）机械性梗阻：膀胱颈部或尿道有梗阻性病变，如前列腺肥大或肿瘤压迫尿道，造成排尿受阻。

（2）动力性梗阻：由于排尿功能障碍引起，而膀胱、尿道并无器质性梗阻病变，如外伤、疾病或使用麻醉剂所致脊髓初级排尿中枢活动发生障碍或受到抑制，不能形成排尿反射。

（3）其他：各种原因引起的不能用力排尿或不习惯卧床排尿，如心理因素焦虑、窘迫等使得排尿不能及时进行。由于尿液存留过多，膀胱过度充盈，致使膀胱收缩无力，造成尿潴留。

二、影响排尿的因素

1. 心理因素　心理因素会影响会阴部肌肉和膀胱括约肌的放松或收缩。当个体情绪紧张或焦虑时，有时会出现尿急、尿频，但有时也会引起肌肉紧张而抑制排尿出现尿潴留。个体也可因听觉、视觉或其他身体感觉的刺激诱发排尿，如有些人听到流水声就想排尿。

2. 年龄　婴幼儿由于大脑发育不完善，其排尿不受意识控制；老年人因膀胱肌肉张力减弱，出现尿频；男性前列腺增生，压迫尿道可出现排尿困难。

3. 个人习惯　大多数人会对排尿时间养成习惯，而且与日常作息时间相关，如晨起、饭前、睡前排尿。儿童期排尿训练也可能会影响成年后的排尿习惯。排尿的姿势、环境的改变也会影响排尿的完成。

4. 社会文化因素　在隐蔽场所排尿是多种文化共同的规范，因此，当缺乏隐蔽场所时，就会影响排尿的进行。

5. 气候变化　气温高时，身体大量出汗，体内水分减少，血浆晶体渗透压升高，可引起抗利尿激素分泌增多，促进肾脏的重吸收，导致尿液浓缩和尿量减少；气温低时，身体外周血管收缩，循环血量增加，体内水分增加，反射性地抑制抗利尿激素的分泌，而使尿量增加。

6. 饮食与液体摄入　一般而言，其他影响因素不变时，尿量与液体摄入量有关，摄入量大，则尿量增加，而尿量又直接影响排尿的频率。食物的种类也会影响排尿，摄入有利尿作用的食物，如咖啡、茶、酒精性饮料可使尿量增加；反之，摄入含盐分较高的食物和饮料，会造成体液潴留，导致尿量减少。

7. 个体差异性　每个人的膀胱容量、饮食习惯、有无排尿场所等因素的影响，使排尿频率和次数具有个体差异性，一般日间 4～6 次，夜间 0～2 次。

8. 疾病因素　神经系统的损失和病变会使排尿反射的传导出现障碍而导致尿失禁，如意识障碍、瘫痪等。膀胱、骨盆及腹部的肌肉参与排尿活动，当肌张力发生改变时，就会直接影响排尿。

9. 治疗因素 手术会丢失一部分体液，尿液的生成就会减少，以维持体液的平衡。镇静剂的使用会影响神经传导而干扰排尿。而泌尿系本身的手术或外伤则会直接影响尿液的生成或排出。

10. 其他因素 妊娠期孕妇因子宫增大压迫膀胱导致尿频；老年男性因前列腺肥大而压迫尿道，出现滴尿或排尿困难。

三、异常排尿活动的护理

（一）尿失禁患者的护理

1. 提供心理支持 尿失禁患者的心理压力较大，渴望理解和帮助，护士应尊重患者，给予安慰和鼓励，消除其焦虑、自卑等不良情绪，帮助其树立重新恢复排尿的信心，指导和帮助患者积极配合治疗和护理。

2. 皮肤护理 为保护皮肤的完整性，减少尿液对局部皮肤的不良刺激，应保持床单位和皮肤的清洁、干燥，经常用温水清洗会阴部皮肤，勤换衣裤、床单和尿垫。定时按摩受压部位，防止压疮的发生。

3. 外部引流 必要时应用接尿装置引流尿液。女性患者可用女式尿壶紧贴外阴部接取尿液；男性患者可用尿壶接尿，也可用阴茎套连接集尿袋，接取尿液，但此方法不宜长时间使用，每天要定时取下阴茎套和尿壶，清洗会阴部和阴茎，并将局部暴露于空气中。

4. 重建正常的排尿功能

（1）摄入足够的液体：如病情允许，指导患者每日白天摄入液体 2000 ~ 3000mL。既可促进排尿反射，有利于排尿习惯的养成，又可预防泌尿系统的感染。入睡前限制饮水，减少夜间尿量，以免影响患者休息。

（2）膀胱功能训练：定时使用便器，刚开始每 1 ~ 2 小时使用便器一次，以后间隔时间可以逐渐延长，以促进排尿功能的恢复。排尿时指导患者用手按压膀胱，协助排尿，注意用力要适度，以建立规则的排尿习惯。

（3）骨盆底肌肉锻炼：指导患者进行盆底肌肉的锻炼，以增强控制排尿的能力。患者取立、坐或卧位，试做排尿（排便）动作，先慢慢收紧盆底肌肉，再缓缓放松，每次 10 秒左右，连续 10 次为一组，每日进行 5 ~ 10 组。以患者不感觉疲乏为宜。

5. 留置导尿 以上措施均无效时，可采用留置导尿法。

（二）尿潴留患者的护理

1. 心理护理 安慰患者，给予鼓励和支持，向患者解释发生排尿问题的原因和影响因素，减轻患者的心理压力。

2. 提供隐蔽的排尿环境 关闭门窗，屏风遮挡，请无关人员回避，适当调整治疗和护理的时间，使患者心理上放松。

3. 调整体位和姿势 尽量让患者采用习惯的排尿姿势，如病情限制可扶患者取坐位或适当抬起患者上半身，鼓励患者用手按压腹部，以增加腹内压。对于术后可能需要绝对卧床的患者，可在术前有计划地进行床上训练。

4. 诱导排尿 采用适当的暗示方法，如听流水声、温水冲洗会阴部、热水坐浴等，促进排尿。

5. 针灸或使用药物 可针刺三阴交、曲骨、中极等穴位。必要时遵医嘱，给予肌内注射卡巴胆碱等。

6. 导尿术 以上措施均无效时，可遵医嘱给予导尿术。

四、与排尿有关的护理技术

（一）导尿术

导尿术是在严格的无菌操作下，用无菌导尿管经尿道插入膀胱，引流出尿液的方法。

【目的】

1. 为尿潴留患者引流出尿液。

2. 留取不受外界污染的尿标本做细菌培养；测量膀胱容量、压力及检查残余尿液；进行尿道或膀胱造影等，以协助临床诊断。

3. 为膀胱肿瘤患者进行膀胱腔内化疗。

【评估】

1. 核对医嘱 确认医嘱无误，了解导尿目的。

2. 患者评估

（1）患者病情、年龄、意识、治疗情况、生活习惯。

（2）患者自理能力、对导尿的心理反应及合作程度。

（3）患者膀胱充盈度、会阴部皮肤黏膜情况及清洁度。

【计划】

1. 环境准备

（1）保护隐私：酌情放下窗帘，设屏风或拉开床帘，请无关人员暂时回避。

（2）防止受凉：根据季节调节室温。

（3）光线充足：有足够的照明。

2. 患者准备 了解导尿的目的、意义、过程、注意事项及配合要点。温水清洁外阴。

3. 护士准备 确认了解患者病情与导尿目的，具备操作相关知识与能力，洗手，戴口罩。

4. 用物准备　用物齐全，按无菌原则和便于使用的原则摆放整齐于治疗车上。

（1）导尿包：一次性普通导尿包1个，在有效期内，塑封完整无漏气，导尿管型号合适。包内治疗巾内置初步消毒、再次消毒和导尿用物。初步消毒用物有：方盘1个、消毒液棉球1袋、镊子1把、纱布、手套1只。再次消毒和导尿用物有：弯盘1个、导尿管1根、消毒液棉球1袋、镊子2把、润滑油棉球袋、标本瓶、纱布、方盘、孔巾、手套1双。

（2）另备手消毒液、弯盘、治疗巾、便盆及便盆巾。

【实施】

以下以女性患者为例，男性导尿术实施步骤见留置导尿术。

实施步骤	操作要点说明
1. 核对解释　携用物至床旁，再次核对患者，确认已做好导尿前准备	·确认患者，并取得合作
2. 准备工作　移床旁椅移至操作同侧的床尾，将便盆放于床旁椅上，打开便盆巾	·方便操作，节省时间、体力
3. 备体位 （1）协助患者取屈曲仰卧位，双腿外展 （2）松开床尾盖被，脱去患者对侧裤腿盖于近侧腿上，对侧下肢用盖被盖好 （3）盖好盖被，只暴露外阴	·充分暴露会阴，以方便插管 ·注意保暖 ·减少不必要的暴露，保护患者隐私
4. 铺巾　将治疗巾垫于患者臀下	·防止污染床单
5. 开包　检查一次性导尿包，打开	·开无菌包前用速干手消毒剂消毒双手
6. 初次消毒 （1）取出初步消毒用物放于两腿之间，弯盘置床边 （2）左手戴上手套右手持镊子夹棉球消毒阴阜、两侧大阴唇 （3）左手分开大阴唇，右手夹棉球消毒两侧小阴唇、尿道口直至肛门 （4）脱手套，将废弃物置于医疗垃圾桶内	·交代患者保持体位勿动，以免污染无菌区 ·初次消毒原则：由外向内，由上向下，由对侧至近侧 ·每个棉球限用一次，不可来回擦拭
7. 备无菌区域与无菌物品 （1）两腿间打开无菌导尿包 （2）戴无菌手套，展开并铺上洞巾 （3）整理并排列用物 （4）检查并润滑导尿管前段	·嘱患者不要移动肢体，以免污染无菌区 ·需暴露会阴部，遮盖肛门 ·按照便于操作和无菌原则摆放物品 ·一般成人使用10～12号导尿管，小儿使用8～10号导尿管
8. 再次消毒 （1）左手拇指、食指分开小阴唇，右手持镊子夹取消毒液棉球，消毒尿道口、两侧小阴唇、尿道口 （2）消毒完毕左手继续固定小阴唇，右手移出盛污染棉球弯盘	·再次消毒原则：由内向外再向内，由上向下 ·最后消毒尿道口时按压数秒，加强消毒效果 ·固定小阴唇，充分暴露尿道口，便于插管

实施步骤	操作要点说明
9.插管 嘱患者张口呼吸，右手持血管钳夹住尿管前段，对准尿道口（图11-1A），轻轻插入4～6cm，见到尿液流出再插入1～2cm（图11-1B）	·张口呼吸可使患者尿道括约肌松弛，有助于插管 ·插管时动作要轻柔，避免损伤尿道黏膜 ·若将导尿管误入阴道，应立刻拔出，更换无菌导尿管后重新插入
10.留取尿标本 如需做尿培养，用无菌标本瓶接取中段尿5mL，盖好盖子，妥善放置	·弃去前段，留取中段尿 ·避免碰撒或污染
11.拔管 轻轻拔出尿管，擦净外阴，撤去洞巾和垫巾	·注意保护患者隐私
12.整理 （1）整理导尿用物，脱手套，弃于医疗垃圾桶内 （2）协助患者穿好衣裤，取舒适卧位，整理床单位 （3）撤去屏风，开窗通风 （4）洗手，摘口罩，记录	 ·记录导尿的时间、尿液的量、性状、患者反应等 ·及时送检尿标本

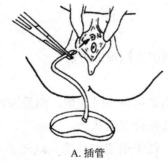 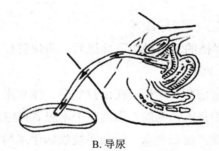

A.插管　　　　　　　　　　　B.导尿

图11-1　女性导尿术

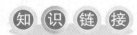

导尿管型号与种类

导尿管型号，按照外径的周长分6Fr、8Fr、10Fr、12Fr、14Fr、16Fr、18Fr、20Fr、22Fr、24Fr、26Fr等型号，Fr数就是外周长的毫米数。换算公式是 $Fr=2\pi r$，粗略换算就是Fr（毫米）=3倍的外直径（毫米）。如18号导尿管的直径为6mm。儿童常选用8Fr～12Fr，女性常选用12Fr～16Fr，男性常选用14Fr～24Fr。

导尿管有单腔导尿管、双腔气囊导尿管和三腔气囊导尿管。单腔导尿管常用于临时一次性导尿，双腔气囊导尿管主要用于留置导尿，三腔气囊导尿管主要用于膀胱冲洗。

【注意事项】

1. 维护自尊　导尿前注意保护患者隐私，减少不必要的暴露，并采取适当的保暖措施防止患者着凉。

2. 避免感染　严格执行无菌技术操作原则，预防泌尿系统感染。若不慎插入阴道，应立即更换无菌导尿管后重新插入。

3. 避免损伤黏膜　选择光滑、粗细适宜的导尿管，插管、拔管动作应轻柔，避免损伤尿道黏膜。

4. 观察病情　对膀胱高度膨胀极度虚弱的患者，第一次放尿不得超过 1000mL。大量放尿可使腹腔内压急剧下降，血液大量留在腹腔内，导致血压下降而虚脱；另外膀胱内压突然降低，还可导致膀胱黏膜急剧充血，发生血尿。

【健康教育】向患者及家属讲解导尿的目的、意义以及操作配合要点，以取得理解与配合；讲解合理饮水对正常排尿的重要性，指导患者保持健康的生活习惯以维持正常排尿。

（二）留置导尿术

在严格的无菌操作下导尿后，将尿管保留在膀胱内引流尿液的方法。

【目的】

1. 密切观察病情　在抢救危重、休克患者时，准确记录每小时尿量，测量尿比重。

2. 避免误伤膀胱　为盆腔手术患者排空膀胱并持续保持空虚状态。

3. 促进伤口愈合　泌尿系疾病手术后留置尿管，便于引流和冲洗，减轻手术伤口的张力，促进愈合。

4. 预防并发症　为尿失禁或会阴部有伤口的患者引流尿液，保持会阴部皮肤清洁、干燥。

5. 功能锻炼　为尿失禁患者进行膀胱功能训练。

【评估】

1. 核对医嘱　确认医嘱无误，并了解患者病情及留置导尿目的。

2. 患者评估　同导尿术。

【计划】

1. 用物准备　选择留置导尿用的导尿包，内含气囊导尿管、带无菌液体的 10mL 注射器、集尿袋。

2. 其他准备　同导尿术。

【实施】

以下以男性患者为例。

实施步骤	操作要点说明
1. 核对解释 携用物至床旁，再次核对患者，确认已做好导尿前准备	· 确认患者，并取得合作
2. 准备工作 移床旁椅至操作同侧的床尾，将便盆放于床旁椅上，打开便盆巾	· 方便操作，节省时间、体力
3. 备体位 （1）协助患者采取仰卧位，两腿平放，略微分开 （2）松开床尾盖被，脱去患者对侧裤腿盖于近侧腿上，对侧下肢用盖被盖好	· 充分暴露会阴，以方便插管 · 注意保暖 · 减少不必要的暴露，保护患者隐私
4. 铺巾 将治疗巾垫于患者臀下	· 防止污染床单
5. 打开导尿包 （1）速干手消毒剂消毒双手 （2）再次检查一次性导尿包，打开 （3）取出初步消毒用物放于两腿之间，操作者左手戴上手套将弯盘置臀边	· 交代患者保持体位勿动，以免污染无菌区
6. 初次消毒 （1）取出初步消毒用物放于两腿之间 （2）左手戴上手套，将弯盘置臀边，右手持镊子夹棉球消毒阴阜、阴茎、阴囊，用纱布包裹阴茎后，将包皮向后推，自尿道口由内向外旋转消毒尿道口、龟头、冠状沟 （3）脱手套，将废弃物置于医疗垃圾桶内	· 初次消毒原则：自阴茎根部向尿道口 · 每个棉球限用一次 · 龟头和冠状沟易藏污垢，注意消毒彻底
7. 备无菌物品与无菌区域 （1）在两腿间打开无菌导尿包 （2）戴无菌手套，展开并铺上洞巾 （3）整理用物：按照操作顺序摆放物品 （4）检查并润滑导尿管前段，尿管连接集尿袋	· 避免污染 · 扩大无菌区域，利于操作 · 润滑尿管可减轻尿管对尿道黏膜的刺激，减小插管的阻力
8. 再次消毒 用纱布包裹阴茎将包皮向后推，暴露尿道口，自尿道口由内向外旋转消毒尿道口、龟头、冠状沟	· 再次消毒原则：由内向外 · 每个棉球限用一次
9. 插管 左手持续用纱布固定并提起阴茎，使其与腹壁成60°角，右手持血管钳夹住尿管前段，对准尿道口，轻轻插入 20～22cm，见到尿液流出再插入 7～10cm	· 阴茎上提使耻骨前弯消失，易于插管 · 男性尿道较长，插管时动作要轻柔，禁忌用力过猛而损伤尿道黏膜 · 插管时若有阻力，可稍候片刻，嘱患者张口深呼吸，再缓慢插入
10. 固定尿管 （1）根据气囊容积向内注入等量的生理盐水，向外轻拉，若有阻力感则说明导尿管已经固定于膀胱内（图11-3） （2）夹闭尿管，撤去洞巾，擦净外阴	· 避免气囊压迫尿道内口造成黏膜损伤 · 及时将方盘内尿液倒入便盆 · 注意保护患者隐私

续表

实施步骤	操作要点说明
11.固定尿袋 将集尿袋固定于床沿，开放引流	·引流管预留足够的长度，方便患者翻身，以防将尿管拉出 ·集尿袋需低于膀胱水平，以防尿液反流
12.整理记录 （1）整理导尿用物，脱手套，弃于医疗垃圾桶内 （2）协助患者穿好衣裤，取舒适卧位，整理床单位 （3）撤去屏风，开窗通风 （4）洗手，记录	·记录导尿的时间、尿液的量、性状、患者反应等

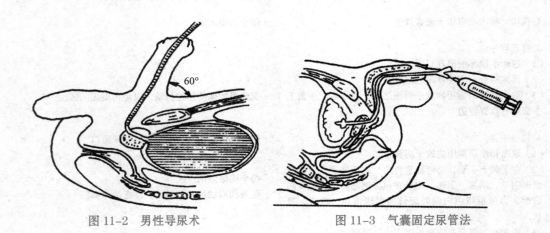

图 11-2　男性导尿术　　　　　　图 11-3　气囊固定尿管法

【注意事项】

1.正确操作　严格执行无菌操作技术原则，预防泌尿系统感染。

2.维护自尊　导尿前注意保护患者隐私，减少不必要的暴露，并采取适当的保暖措施防止患者着凉。

3.避免压迫尿道　固定尿管时，气囊不能卡在尿道内口，以免压迫尿道造成黏膜损伤。

【健康教育】

1.向患者及家属讲解留置导尿的目的、意义以及操作配合要点，以取得理解与配合。

2.向患者讲解如何防止逆行感染：①保持尿道口清洁，用消毒液棉球擦拭患者外阴，每天 1～2 次。②每天更换集尿袋，并及时倾倒袋内尿液。③每周更换导尿管一次，硅胶导尿管可酌情延长更换时间。④患者离床活动时，集尿袋应妥善安置，始终低于耻骨联合，以防尿液反流。

3.引流管避免受压、扭曲、阻塞。

4.病情允许情况下鼓励患者多饮水，成人每日入水量不少于 2000mL；适当活动，指导患者保持健康的生活习惯以维持正常排尿。

5. 训练膀胱反射功能时，间歇性夹闭导尿管，每 3 ～ 4 小时开放 1 次，使膀胱定时充盈和排空。

（三）膀胱冲洗法

膀胱冲洗法是利用三通导尿管，将无菌溶液注入膀胱，再根据虹吸的原理将灌入的溶液引流出来，以清洁膀胱，清除沉淀物，保持尿液引流通畅的一种方法。

【目的】

1. 预防疾病 对留置导尿的患者，保持尿液引流通畅。

2. 清洁膀胱 清除膀胱内的凝块、黏液、细菌等异物，预防感染。

3. 治疗疾病 治疗某些膀胱疾病，如膀胱炎，膀胱肿瘤。

【评估】

1. 核对医嘱 确认医嘱无误，并了解患者病情与膀胱冲洗目的。

2. 患者评估

（1）患者病情、年龄、意识、治疗情况、生活习惯。

（2）患者活动能力、对膀胱冲洗的心理反应及合作程度。

（3）患者尿液的性状，有无尿频、尿急、尿痛、膀胱憋尿感；是否有留置导尿管，如有，所插导尿管的类型、是否通畅、尿液性质。

【计划】

1. 环境准备

（1）保护隐私：酌情放下窗帘，设屏风或拉开床帘，请无关人员暂时回避。

（2）检查设施：有无输液架或输液挂钩，将高度调节至挂瓶后瓶内液面距床面约 60cm。

2. 患者准备 患者和家属了解膀胱冲洗的目的、意义、过程、注意事项及配合操作的要点。

3. 护士准备 确认了解患者病情与膀胱冲洗目的，具备操作相关知识与能力，洗手，戴口罩。

4. 用物准备 用物齐全，按无菌原则和便于使用的原则摆放整齐于治疗车上。

（1）冲洗用物：无菌膀胱冲洗器一套、遵医嘱准备的冲洗液（常用冲洗溶液有 0.9% 氯化钠溶液、0.02% 呋喃西林溶液、3% 硼酸溶液及 0.1% 新霉素溶液。灌入溶液温度为 38 ～ 40℃）、消毒液、无菌棉签、手消毒液。

（2）其他用物：便盆、便盆巾，污物桶 2 个；若患者未留置导尿管，需准备留置导尿术用物 1 套，选用内置三腔气囊导尿管的导尿包；已有尿管者，酌情备 Y 型管。

【实施】

实施步骤	操作要点说明
1. 核对解释　携用物至床旁，再次核对患者，确认已做好准备	·确认患者，并取得合作
2. 准备工作　移床旁椅至操作同侧的床尾，将便盆放于床旁椅上，打开便盆巾	·保护患者的隐私，减少其心理上的紧张和不安 ·方便操作，节省时间、体力
3. 导尿固定	·按照留置导尿术的方法插好尿管并固定
4. 排空膀胱　开放导尿管引流出尿液	·降低膀胱内压，有利于药液与膀胱壁充分接触，并保持有效浓度，达到冲洗的目的
5. 挂瓶排气　连接冲洗液体与膀胱冲洗器，将冲洗液倒挂于输液架上，排气后关闭导管	·瓶内液面距床面约 60cm，以便产生一定的压力
6. 冲洗膀胱 （1）持续冲洗：消毒三腔气囊导尿管的冲洗入水端口，将冲洗管连接导尿管，开放冲洗管，使溶液滴入膀胱，调节滴速	·严格无菌操作 ·借助虹吸原理将灌入的液体洗出来，持续冲洗以清除膀胱内异物，保持引流通畅 ·滴速不宜过快，一般为 60～80 滴 / 分，以免引起患者强烈尿意，迫使冲洗液从导尿管侧溢出尿道外
（2）间断冲洗：分开导尿管与集尿袋引流管接头连接处，消毒导尿管尾端开口和引流管接头，将导尿管和引流管分别与"Y"形管的两个分管相连接，"Y"形管的主管连接冲洗导管，关闭引流管，开放冲洗管，使溶液滴入膀胱，待患者有尿意或灌入溶液 200～300mL 后，关闭冲洗管，放开引流管，将冲洗液全部引流出来后，再关闭引流管（图 11-4），按需要如此反复冲洗	·冲洗过程中，密切观察患者反应，检查引流液的颜色、量、混浊程度等。若患者出现脉速、面色苍白、出冷汗、剧烈腹痛等，应立即停止，通知医生，给予及时处理 ·注入治疗药物时，药物应在膀胱内保留 30 分钟以上再引流出体外
7. 整理记录	·记录冲洗液的种类、量、引流液的性状、量及患者的反应

【注意事项】

1. 正确操作　严格执行无菌操作技术原则，避免医源性感染的发生。

2. 维护自尊　注意保护患者隐私，减少不必要的暴露。

3. 保持通畅　集尿袋必须低于膀胱高度，引流量不应少于灌入量。

【健康教育】

1. 向患者及家属讲解膀胱冲洗的目的、意义以及操作配合要点，以取得理解与配合。

2. 向患者介绍摄取足够水分的重要性，鼓励患者多饮水，每天入水量不少于 2000mL，以冲洗尿路，预防泌尿系统感染。

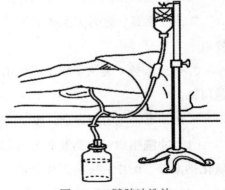

图 11-4　膀胱冲洗法

项目二 排便护理

案例导入

张女士，40岁，会计，因大便干硬、排便困难到门诊就诊。患者诉近2个月反复发生便秘，4～5天才解大便一次，大便干硬、排便困难。曾自行到药店买过果导片、开塞露等使用。近来腹胀加剧，伴失眠、食欲不振。患者愁眉苦脸，诉说病史时语快声高，反复询问医生自己是否患有"肠癌"等疾病。体检：腹部较饱满、肠鸣音弱，触诊腹部较硬实，偶可触及包块，肛诊可触及粪块。医嘱：腹部平片检查。检查前护士遵医嘱为其灌肠。

问题：

（1）该患者应采用哪种灌肠法？宜选用何种灌肠溶液？

（2）为该患者灌肠时有哪些注意事项？

（3）该患者经检查诊断为"习惯性便秘"。请针对患者情况进行健康教育。

食物经胃和小肠消化吸收后，残渣随肠道蠕动进入大肠，经肠内细菌发酵和腐败形成粪便。肠蠕动将粪便推入直肠使直肠内压力升高，当压力达到一定阈值即刺激直肠壁压力感受器而产生便意。若环境许可，大脑皮质发出排便指令，通过脊髓初级排便中枢，使降结肠、乙状结肠和直肠收缩，肛门内、外括约肌舒张，以及腹肌、膈肌收缩，腹内压增加，共同促使粪便排出体外。通常情况下，粪便的性质与形状可反映消化系统的功能状况，排便活动则受意识、环境、神经肌肉功能等多因素影响。因此，护士细心观察患者粪便及排便活动，可及早发现患者消化道疾患，并采取合适的治疗、护理措施解决患者排便问题。

一、排便评估

（一）粪便评估 粪便的性质和性状可反映个体消化系统的功能状况。

1. 排便次数 排便次数因人而异，正常成人一般每天排便1～3次，婴幼儿每天排便3～5次。若成人排便每天超过3次或每周少于3次，婴幼儿每天超过6次或每1～2天少于1次，应视为排便异常。

2. 排便量 正常成人每日排便量为100～300g。饮食量与膳食结构可影响排便量，如进食低纤维、高蛋白等精细食物者粪便量少，进食大量蔬菜、水果、粗粮者粪便量多。

疾病状态下排便量也会改变，如急性腹泻患者大便量多且稀薄，慢性痢疾患者大便量少且带有脓血。

3. 颜色　正常成人粪便呈黄褐色或棕黄色，婴儿粪便呈黄色或金黄色。食物或药物可影响粪便颜色，如：食大量叶绿素丰富的蔬菜，粪便呈暗绿色；摄入动物血、肝类食物或服用含铁剂的药物，粪便呈酱色；服用炭粉、铋剂等药物，粪便呈无光灰黑色；服钡剂后大便呈灰白色。一些疾病状况也可引起粪便颜色改变，如：胆道梗阻可见陶土色便，上消化道出血可见柏油样便，下消化道出血可见暗红色或鲜红色血便，肠套叠、阿米巴痢疾可见暗红色果酱样便，霍乱、副霍乱可见白色"米泔水"样便。

4. 气味　粪便气味是由食物残渣与结肠中的细菌发酵而产生的，强度由腐败菌的活动性及动物蛋白的量而定，通常素食者味轻，肉食者味重。严重腹泻患者因未消化的蛋白质与腐败菌作用，粪便呈碱性反应，气味恶臭；下消化道溃疡、恶性肿瘤患者粪便呈腐败臭；上消化道出血的柏油样粪便呈腥臭味；消化不良、乳儿糖类未充分消化或吸收脂肪酸产生气体，粪便呈酸性反应，气味为酸臭。

5. 形状与软硬度　正常粪便为成形的软便。消化不良或急性肠炎者，粪便呈不成形的稀便或水样便；便秘时粪便干结，可呈栗子样；直肠、肛门狭窄或部分梗阻时，粪便常呈扁条形或带状。

6. 内容物　正常粪便内容物主要为食物残渣、脱落的上皮细胞、肠道细菌、胆色素衍生物等机体代谢后的废物及少量润滑肠道的黏液。当粪便中混有血液、脓液或肉眼可见的黏液时，提示消化道有出血或感染发生。例如患肠炎时可见大量的黏液便，患痢疾、直肠癌时可见脓血便，患痔疮或肛裂时可见鲜红色血液粘于粪便表面或便后滴血。肠道寄生虫感染患者的粪便中可查见蛔虫、蛲虫、绦虫节片等。

（二）排便活动评估

正常排便受意识控制，排便自然，无痛苦，无障碍，腹部无胀气。多种因素可引起排便活动异常。

1. 腹泻　是指正常排便形态改变，频繁排出松散、稀薄的粪便甚至水样便。由于肠蠕动增加，胃肠内容物迅速通过胃肠道，肠黏膜吸收水分功能发生障碍，加之肠黏膜受刺激，肠液分泌增加，所以当粪便到达直肠时仍然呈液态，形成腹泻。短时期的腹泻可以帮助机体排出刺激物质和有害物质，是一种保护性防御反应；但持续而严重的腹泻可使机体丧失大量水分和胃肠液，导致水、电解质失调和酸碱平衡紊乱，长期腹泻者常因肠道吸收障碍而出现营养不良。

（1）原因：食物中毒、饮食不当或使用泻剂不当，消化系统的感染、肿瘤等疾患或消化系统发育不成熟，全身感染、中毒以及变态反应，某些内分泌疾病（如甲状腺功能亢进），药物的不良反应，情绪紧张、焦虑等。

（2）症状和体征：排便次数增多；粪质稀薄松散或呈液体样，可带有黏液、脓血或未消化食物；伴有恶心、呕吐、肠痉挛、肠鸣、腹痛、疲乏等不适，有急于排便的需要和难以控制的感觉；严重者可引起皮肤干燥、眼球下陷等脱水体征。

2. 便秘 是指正常的排便形态改变，排便次数减少，排出过干过硬的粪便，且排便不畅、困难。一般每周排便次数少于 3 次。

（1）原因：某些器质性病变；排便习惯不良；中枢神经系统功能障碍；排便时间或活动受限制；强烈的情绪反应；各类直肠肛门手术；某些药物的不合理使用；饮食结构不合理，饮水量不足；滥用缓泻剂、栓剂、灌肠；长期卧床或活动减少等。

（2）症状和体征：排便困难，粪块干硬，常伴有腹痛、腹胀、头痛、头晕、食欲不振、乏力，触诊腹部较硬实且有紧张感，有时可触及包块。

3. 大便失禁 是指肛门括约肌不受意识的控制而不自主地排便。

（1）原因：神经肌肉系统的病变或损伤如瘫痪；胃肠道疾患；精神障碍、情绪失调等。

（2）症状和体征：患者不自主地排出粪便。

4. 粪便嵌塞 是指粪便持久滞留、堆积在直肠内，坚硬、不能排出。常发生于慢性便秘的患者。

（1）原因：便秘未能及时解除，粪便滞留在直肠内，水分被持续吸收而乙状结肠排下的粪便又不断加入，使粪块变得又大又硬不能排出，最终发生粪便嵌塞。

（2）症状和体征：患者有排便冲动，腹部胀痛，直肠肛门疼痛等症状，肛门处有少量液化的粪便渗出，但不能排出粪便。

二、影响排便的因素

1. 饮食 饮食是影响排便的主要因素。当摄食量过少、食物中缺乏纤维素或摄入的液体量不足时，可导致排便困难或便秘。有些人因存在与遗传有关的乳糖不耐受问题，难以消化牛奶或乳制品等，乳糖类食物可使他们产生腹泻、肠胀气或痉挛。

2. 环境因素 排便涉及个人隐私，住院患者多与其他患者共用盥洗室，有的卧床患者需要在病室内使用便器排便，因环境缺乏隐蔽性，患者会避免排便或减少排便次数来降低窘迫感。此外，个人养成了固定的排便时间，使用固定的便器，这些习惯一旦被打乱，就会影响患者的正常排便。

3. 活动 活动可维持肌肉的张力，刺激肠道蠕动，有助于维持正常的排便功能。长期卧床或缺少运动，可导致排便困难或便秘。

4. 年龄 2～3 岁以下的婴幼儿由于神经肌肉系统发育不完善，不能控制排便；老年人因腹部肌肉张力降低、肠蠕动减慢造成排便困难或便秘，有些老年人因肛门括约肌松弛而难以控制排便。

5. 治疗因素 有些药物能导致腹泻和便秘。如长期服用抗生素，会干扰肠道内正常菌群的功能而造成腹泻；长期服用镇静剂、吗啡等，可造成便秘。某些治疗和检查会影响个体的排便活动，如服用钡餐、灌肠或肛门手术等。

6. 心理因素 当情绪紧张、焦虑或恐惧时，迷走神经兴奋性增强，肠蠕动增快而导致腹泻；而精神抑郁时，肠蠕动减慢可导致便秘。

7. 疾病 肠道本身的疾病或身体其他系统的病变均可影响正常排便。如会阴部或腹部的伤口疼痛可导致排便异常；脊髓损伤可致排便失禁；结肠炎、大肠癌等可增加排便次数。

三、异常排便活动的护理

（一）腹泻患者的护理

1. 卧床休息 频繁腹泻全身症状明显者，应卧床休息以减少肠蠕动，并注意腹部保暖。

2. 饮食护理 根据病情，酌情给予清淡的少渣、低纤维素、易消化的流质、半流质饮食，忌食生冷、刺激性饮食，腹泻严重者，应暂时禁食。

3. 保护肛周皮肤 每次便后用软纸轻擦，温水清洗，保持皮肤的清洁干燥。必要时肛门周围涂以油膏，保护皮肤，防止破溃感染。

4. 治疗 按医嘱给予止泻剂、口服补液盐等，必要时给予静脉输液，以免发生水和电解质紊乱。

5. 病情观察 密切观察患者生命体征，每日准确记录出入量及大便次数、性状、颜色等，观察肛门周围的皮肤、药物疗效等。

6. 健康教育 向患者讲解有关腹泻的知识，指导患者注意饮食卫生，养成良好的卫生习惯。

7. 隔离 疑为传染性疾病时，应按隔离原则护理。

（二）便秘患者的护理

1. 心理护理 根据患者情况给予解释和指导，以稳定患者情绪，消除其紧张心理。

2. 排便环境 向患者提供隐蔽环境及充足的时间，如关闭门窗，挂床帘或屏风遮挡，注意避开进餐、护理、查房和治疗的时间。

3. 排便姿势 协助患者采取合适的排便姿势，病情允许时让患者下床如厕排便。对手术患者，在手术前应有计划地训练其在床上使用便器。床上使用便盆时，最好采取坐姿或抬高床头，利用重力作用增加腹内压促进排便。

4. 腹部按摩 顺着结肠走行方向做环行按摩，依次为升结肠、横结肠、降结肠、乙状结肠，刺激肠蠕动，帮助排便。

5. 遵医嘱用药 遵医嘱给予口服缓泻药物，刺激肠蠕动，增加粪便中的含水量，而引起导泻的作用。常用的缓泻剂有番泻叶、蓖麻油、大黄等。

6. 针刺疗法 常用穴位有大肠俞、天枢、足三里、关元、气海等。

7. 灌肠 以上方法都无效时，遵医嘱予以灌肠。

8. 健康教育

（1）指导患者多食用蔬菜、水果、粗粮等高纤维食物；餐前提供开水、柠檬汁等热饮料，促进肠蠕动，刺激排便反射；适当提供轻泻食物如梅子汁等促进排便；多饮水，病情许可时每日液体摄入量不少于 2000mL；适当食用油脂类的食物。

（2）适当运动。根据患者的实际情况帮助其制定合理的活动计划并协助实施，如散步、打太极拳，以增加肠蠕动和肌张力，促进排便。

（3）指导或协助患者正确使用简易通便法，常使用开塞露、甘油栓等。

（三）大便失禁患者的护理

1. 心理护理 患者常自卑，心理压力较大，护士应多安慰、给予心理疏导。

2. 环境 定时开窗通风，去除病室内不良气味，保持空气清新。

3. 皮肤护理 及时更换被污染的床单、衣物。便后使用软纸擦拭，用温水清洗肛周皮肤，涂擦油剂予以保护。注意密切观察骶尾部皮肤的变化，预防压疮的发生。

4. 重建控制排便 掌握患者排便时间的规律，定时给予便器，促使患者按时自己排便；必要时与医生协调定时应用导泻栓剂或灌肠，以刺激定时排便，建立排便反射；教会患者进行肛门括约肌及盆底部肌肉收缩锻炼，每次 10 秒左右，连续 10 次，每次锻炼20～30 分钟，每日数次，以患者感觉不疲乏为宜。对排便无规律者，酌情定时给予便器，以试行排便，逐步帮助患者建立排便反射。

（四）粪便嵌塞患者的护理

1. 早期润肠通便 可使用栓剂、口服缓泻剂来润肠通便。

2. 灌肠 必要时先行油类保留灌肠，2～3 小时后再做清洁灌肠。

3. 人工取便 通常在清洁灌肠无效后按医嘱执行。具体方法为：术者戴上手套，将涂润滑剂的示指慢慢插入患者直肠内，触到硬物时注意大小、硬度，然后机械地破碎粪块，一块一块地取出。操作时应注意动作轻柔，避免损伤直肠黏膜。用人工取便易刺激迷走神经，故心脏病、脊椎受损者须慎重使用。操作中如患者出现心悸、头昏时须立刻停止。

4. 健康教育 向患者及家属讲解有关排便的知识，建立合理的膳食结构。协助患者建立并维持正常的排便习惯，防止便秘的发生。

四、与排便有关的护理技术

（一）灌肠法

灌肠法是将一定量的液体由肛门经直肠灌入结肠，帮助患者清洁肠道、排出粪便和积存的气体或由肠道供给药物，以达到确定诊断和治疗目的的方法。

根据灌肠目的，可分为不保留灌肠法和保留灌肠法。不保留灌肠的目的是刺激肠蠕动，又分大量不保留灌肠和小量不保留灌肠；如果反复使用大量不保留灌肠以达到彻底清洁肠道的目的则为清洁灌肠。保留灌肠是将药液灌入并保留在直肠或结肠内，以在局部发挥作用或通过肠黏膜吸收而发挥全身作用，从而达到治疗疾病的目的。

1. 大量不保留灌肠

【目的】

（1）排便排气：软化和清除粪便以解除便秘，或排除肠内积气，减轻腹胀。

（2）清洁肠道：为肠道手术、检查或分娩做准备。

（3）减轻中毒：稀释并清除肠道内的有害物质，减少毒物吸收而减轻中毒。

（4）降温：为高热或中暑患者进行物理降温。

【评估】

（1）核对医嘱：确认医嘱无误，并了解患者病情与灌肠目的。

（2）患者评估

①病情：有无急腹症、消化道出血、妊娠、严重心血管疾病等灌肠禁忌证，有无肝性脑病、充血性心力衰竭、水钠潴留，有无经接触传播疾病，有无痔疮、肛裂、肛瘘等局部病变，有无意识不清或活动受限。

②操作相关知识：既往有无灌肠体验，是否了解操作目的。

③治疗依从性：有无害羞、紧张、焦虑、恐惧等心理反应，是否愿意配合治疗，有无配合操作的能力。

【计划】

（1）环境准备

①保护隐私：酌情放下窗帘，关闭屏风或拉开床帘，请无关人员暂时回避。

②防止受凉：根据季节调节室温。

③查看输液挂钩：注意病房中有无输液挂钩，是否完好，必要时备输液架。

（2）患者准备：理解操作目的，排空小便等待灌肠。

（3）护士准备：确认了解患者病情与灌肠目的，具备操作相关知识与能力，洗手，必要时穿防水围裙或防护服。

228

（4）用物准备

①灌肠溶液：常用 0.1% ～ 0.2% 的肥皂液、生理盐水；每次用量成人 500 ～ 1000mL，小儿 200 ～ 500mL，1 岁以下小儿 50 ～ 100mL；温度一般为 39 ～ 41℃，高热降温时用 28 ～ 32℃，中暑患者用 4℃。将灌肠溶液置量杯内备用。

②选择灌肠用具：可酌情选用一次性灌肠包或灌肠筒。一次性灌肠包内有一次性聚氯乙烯塑料灌肠袋、孔巾、治疗巾、卫生纸、一次性手套，有的还配有医用软皂、润滑油棉球；一次性灌肠袋由袋体、吊耳、引流管路、肛门管、调节器组成，容量 1000mL；灌肠筒为搪瓷或不锈钢硬质容器，筒上连接长约 120cm 的橡胶管、玻璃接管，还需另备肛管、液体调节开关、润滑油棉球、一次性手套及一次性会阴垫。

③整齐摆放：将以上用物按便于使用的原则整齐摆放于治疗车上的治疗盘内，另备水温计、速干手消毒剂、医疗垃圾桶、生活垃圾桶，必要时备便盆、便盆巾。

【实施】以使用一次性灌肠包为例。

实施步骤	操作要点说明
1.核对解释 携用物至床旁，再次核对	·确认患者，取得合作
2.备体位 （1）协助患者取左侧卧位，双膝屈曲	·左侧卧位使乙状结肠、降结肠处于下方，利用重力作用使灌肠液能顺利流入乙状结肠和降结肠；屈膝使卧位稳定，且松弛腹肌 ·取侧卧位前酌情设床档 ·不能自我控制排便者可取屈膝仰卧位，两腿略分开，臀下垫便盆
（2）脱裤至膝，臀部移到床沿	·充分暴露肛门以方便插管
（3）盖好盖被，只暴露臀部	·减少不必要的暴露，保护患者隐私
3.开包铺巾 （1）速干手消毒剂消毒双手，戴口罩 （2）再次检查一次性灌肠包，打开灌肠包 （3）取出治疗巾垫于臀下，孔巾盖于臀部，露出肛门，将弯盘置臀边，卫生纸置治疗巾上备用	·防止污染床单
4.挂灌肠袋 （图11-5） （1）取出灌肠袋，关闭调节器 （2）将灌肠溶液倒入灌肠袋内 （3）将灌肠袋吊耳挂在输液挂钩上，调节输液挂钩高度，使液面距肛门 40 ～ 60cm	·伤寒患者灌肠时压力要低，液面距肛门不得超过 30cm
5.排气插管 （1）取出手套戴好 （2）取润滑油棉球润滑肛管前端 （3）打开液体调节开关，排尽管内气体后关闭开关 （4）一手垫卫生纸分开患者臀部，暴露肛门，嘱患者深呼吸 （5）另一手持肛管轻轻插入直肠 7 ～ 10cm	·若为接触隔离患者，手套应在接触患者前戴上 ·减少插管时的阻力 ·防止空气进入肠道 ·使患者放松，减少肛管插入时对直肠的刺激，利于插管 ·小儿插入 4 ～ 7cm

实施步骤	操作要点说明
6. 灌液 一手固定肛管，另一手开放液体调节开关，使液体缓缓流入。同时注意观察筒内液面下降速度和患者的反应	·如液面下降过慢或停止下降，多由于肛管前端孔道被堵塞，可移动肛管或挤捏肛管，使堵塞管孔的粪便脱落而使液体顺利流入 ·如患者感觉腹胀或有便意，可嘱患者张口深呼吸，以放松腹部肌肉降低腹压，并转移患者的注意力；同时降低灌肠袋的高度以降低灌入溶液的压力以减慢流速，或调整调节夹减慢流速，或暂停片刻 ·患者出现脉速、面色苍白、大汗、剧烈腹痛、心悸气促等异常时，可能是发生肠道剧烈痉挛或出血，应立即停止灌肠，通知医生，给予及时处理。
7. 拔管整理 （1）待灌肠液将流尽时关闭液体调节开关，用卫生纸包裹肛管后轻轻拔出 （2）擦净肛门并指导患者轻轻按揉肛门 （3）取下灌肠袋，放入医疗垃圾桶 （4）撤除孔巾、治疗巾，放入医疗垃圾桶，手套脱下放入医疗垃圾桶 （5）协助患者取舒适卧位，协助穿裤，整理病床，放下床档，移去输液架或输液挂钩 （6）对不能下床者，将便盆、卫生纸、呼叫器放于易取处；对自理能力不足的患者应扶助上卫生间或给予便器 （7）待患者排便后，整理床单位 （8）拉开床帘或窗帘，开窗通风。洗手，取下口罩	·避免空气进入肠道及灌肠液和粪便随管流出 ·揉肛可刺激缩肛反射，有利于液体保留 ·防止病原微生物传播 ·若治疗巾未潮湿，可保留至排便后再弃去 ·整理过程中可交代患者尽量保留 5 ～ 10 分钟后排便，以使灌肠液在肠中有足够的时间软化粪便；灌肠目的为降温者，灌入液体要保留 30 分钟后再排出 ·自理能力不足者，应协助患者取出便盆、擦净肛门、穿裤 ·保持病室的整洁，去除异味
8. 观察记录 （1）观察大便性状，必要时留取标本送检 （2）洗手，记录灌肠结果	·灌肠后大便一次记录为 1/E，灌肠后无大便记录为 0/E，记录于体温单底栏大便项目内 ·降温者应于排便后 30 分钟测量并记录体温

【注意事项】

（1）了解病情：急腹症、消化道出血、妊娠、严重心血管疾病的患者禁忌灌肠；肝昏迷患者禁用肥皂水灌肠，以减少氨的产生和吸收；充血性心力衰竭、水钠潴留的患者禁用生理盐水灌肠；伤寒患者灌肠需少量、低压，溶液量不得超过 500mL，灌肠液面距肛门不得超过 30cm。

（2）维护自尊：灌肠前注意保护患者隐私，减少不必要的暴露以维护自尊。

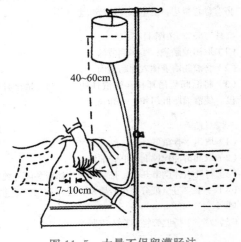

40~60cm

7~10cm

图 11-5 大量不保留灌肠法

（3）正确操作：准确掌握灌肠液的温度、浓度、量、灌入压力以及流速，根据患者体型选择合适的肛管和插管深度，传染病患者注意做好隔离防护。

（4）观察病情：灌肠过程中注意观察患者反应，若患者感觉腹胀或有便意，可嘱患者张口深呼吸，并减慢液体流速或暂停灌入；若患者出现面色苍白、出冷汗、剧烈腹痛、脉搏增快、心悸气急等异常病情变化，应立即停止灌肠，并通知医生紧急处理。

（5）观察效果：观察排出物的量与性状以估计肠道清洁程度，必要时留标本及时送检；降温灌肠者，应保留30分钟后再排便，排便后再隔30分钟复测体温。

【健康教育】向患者及家属讲解大量不保留灌肠的目的、意义以及操作配合要点，以取得理解与配合；为便秘患者灌肠时，向患者及家属讲解维持正常排便习惯的重要性，指导患者保持健康的生活习惯以维持正常排便；为中暑、高热、中毒等患者灌肠时应针对病情进行相关健康教育。

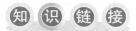

老年患者大量不保留灌肠技巧

老年人肛门括约肌松弛，常规大量不保留灌肠法由于肛管插入对刺激比较敏感的直肠部位，且灌肠压力大，溶液流速快，导致灌肠时液体不易保留，常边灌边流出。在操作中采用较细的肛管，插入20cm深度到达乙状结肠部位，可有利于保留液体以充分软化粪便，提高灌肠效果。

2. 小量不保留灌肠

【目的】

（1）解除便秘：软化粪便，为保胎孕妇、病重、年老体弱、小儿等患者解除便秘。

（2）排出积气：为腹部及盆腔手术后肠胀气患者排除肠道积存气体，减轻腹胀。

【评估】同大量不保留灌肠。

【计划】

（1）环境准备：同大量不保留灌肠。用注洗器灌肠者不需备输液挂钩。

（2）用物准备

①灌肠溶液：选择符合患者需要的灌肠溶液，置量杯内备用。常用的灌肠溶液有："1、2、3"溶液（50%硫酸镁30mL、甘油60mL、温开水90mL）；甘油或液状石蜡50mL，加等量温开水；植物油120～180mL。溶液温度为38℃。

②选择灌肠用具：可酌情选用注洗器或一次性灌肠包。选用注洗器时还需另备肛管、润滑油棉球、弯盘、血管钳、手套及会阴垫、卫生纸。

③整齐摆放：将以上用物按便于使用的原则整齐摆放于治疗车上的治疗盘内，另备水温计、速干手消毒剂、医疗垃圾桶、生活垃圾桶，必要时备便盆、便盆巾。

（3）其他：同大量不保留灌肠。

【实施】

（1）注洗器法

①携用物至床旁，核对患者及灌肠溶液。

②同大量不保留灌肠法，为患者安置体位、臀下垫巾。

③洗手，戴上手套，润滑肛管前段放弯盘中备用，用注洗器抽吸灌肠液，连接肛管并排尽管内气体，用血管钳夹闭肛管，一并置于弯盘内移至患者臀边。

④同大量不保留灌肠法插入肛管。

⑤固定肛管，松开血管钳，缓缓注入灌肠液（图11-6A）。注入速度不得过快，以免刺激排便反射。注毕用血管钳夹闭肛管，取下注洗器，再吸取溶液，松开血管钳后再行灌注。如此反复直至灌肠溶液全部注入完毕。

⑥血管钳夹闭肛管尾端或反折肛管尾端，用卫生纸包住肛管轻轻拔出并分离肛管，放入医疗垃圾桶内。污染的弯盘和血管钳置治疗车下层，用卫生纸擦净患者肛门，取下手套。

⑦协助患者取舒适卧位，嘱患者尽量保留灌肠液 10～20 分钟后再排便，以充分软化粪便。

⑧余同大量不保留灌肠。

（2）一次性灌肠袋法：灌肠袋悬挂宜低，液面距肛门不超过 30cm（图11-6B）。其他操作步骤同大量不保留灌肠。

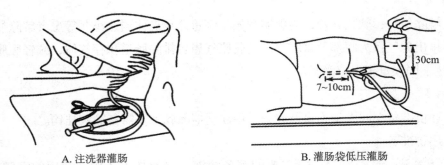

A. 注洗器灌肠　　　　　　　　　　　　　B. 灌肠袋低压灌肠

图 11-6　小量不保留灌肠法

【注意事项】

（1）**缓慢灌注**：灌肠液注入速度不得过快，或压力不宜过高。

（2）**防止气胀**：每次抽吸灌肠液时应反折肛管尾端，以防止空气进入肠道，引起腹胀。

（3）保留时间：嘱患者尽量保留灌肠液 10 ～ 20 分钟后再排便，以充分软化粪便。

【健康教育】向患者及家属讲解维持正常排便习惯的重要性，指导患者及家属保持健康的生活习惯以维持正常排便。

3. 清洁灌肠

清洁灌肠即反复多次进行大量不保留灌肠，目的是彻底清除结肠内的粪便，为直肠、结肠检查和术前做准备。

清洁灌肠的程序和注意事项与大量不保留灌肠大致相同。需注意以下几点：

（1）灌肠溶液：首次用 0.1% 肥皂液，以后用生理盐水，禁忌用清水反复灌洗，以防水、电解质紊乱；每次灌注溶液量约 500mL。

（2）灌肠压力：压力要低，液面距离肛门不超过 40cm。

（3）灌肠次数：以灌后排出液无粪块为标准，两次灌肠之间应有休息的间歇，以避免患者疲乏。最后一次灌肠应在检查或手术前 1 小时完成。

4. 保留灌肠

【目的】将药液灌入到直肠或结肠内，通过肠黏膜吸收达到镇静、催眠的作用，或在局部治疗肠道感染。

【评估】

（1）核对医嘱：确认医嘱无误，核对治疗卡和医嘱相符。在核对者处签全名。

（2）患者评估：是否存在意识障碍及意识障碍的程度，腹胀、腹痛的部位，肠道病变的部位，肛门及肛周皮肤黏膜的状况。

（3）其他：同大量不保留灌肠。

【计划】

（1）环境准备：睡前灌肠者，创造利于睡眠的环境。

（2）患者准备：理解配合操作，排空大小便后休息 30 分钟，做好睡前准备。

（3）用物准备

①灌肠溶液：按医嘱准备，镇静、催眠用 10% 水合氯醛，肠道抗感染用 0.5% ～ 1% 新霉素、2% 小檗碱液或其他抗生素。液量不超过 200mL，溶液温度 39 ～ 41℃。将灌肠溶液置量杯内备用。

②选择灌肠用具：备注洗器或小容量灌肠筒、温开水 5 ～ 10mL、肛管（20 号以下）、液体调节开关、润滑油棉球、一次性手套及一次性会阴垫。

③整齐摆放：将以上用物按便于使用的原则整齐摆放于治疗车上的治疗盘内，另备水温计、速干手消毒剂、医疗垃圾桶、生活垃圾桶，必要时备便盆、便盆巾。

（4）其他：同大量不保留灌肠。

【实施】以使用一次性灌肠包为例。

实施步骤	操作要点说明
1. 核对解释 携用物至床旁，再次核对	·确认患者，取得合作
2. 备体位 （1）协助患者取合适卧位	·慢性痢疾病变部位多在乙状结肠和直肠，应取左侧卧位，阿米巴痢疾病变部位多在回盲部，取右侧卧位
（2）脱裤至膝，臀部移到床沿，臀下垫枕，抬高10cm	·抬高臀部以防止药液溢出，利于药液保留
（3）盖好盖被，只暴露臀部	·减少不必要的暴露，保护患者隐私
3. 挂灌肠袋，排气	·液面距肛门不超过30cm 也可采用注洗器连接肛管注液
4. 润滑、插管	·肛管轻轻插入直肠10～15cm
5. 灌液 打开液体调节开关使液体缓缓流入，灌注完毕注入温开水5～10mL	·注入药液速度要慢 ·温开水冲洗管道，保证药物剂量
6. 拔管交代 嘱患者尽可能保留1小时以上	·以利于药液的充分吸收
7. 整理记录 同大量不保留灌肠	

【注意事项】

（1）灌肠前了解病情

①灌肠前应了解灌肠的目的、病变部位，以确定灌肠的卧位和插管深度。

②肛门、直肠、结肠手术后患者及排便失禁者不宜行保留灌肠。

（2）设法提高灌肠效果：采取有利于药物吸收和保留的措施，包括：①肠道抗感染者灌肠时间以晚上睡眠前、排空大小便后为宜；②选择的肛管要细，以20号以下为宜；③灌入液量要少，不超过200mL；④灌肠时将臀部抬高约10cm；⑤肛管插入要深，15～20cm；⑥压力要低，液面距肛门不超过30cm；⑦灌入的速度要慢；⑧灌入的液体需保留1小时以上。

（二）口服高渗溶液清洁肠道

利用高渗溶液在肠道内形成的高渗环境，使肠道内水分大量增加，从而软化粪便，刺激肠蠕动，加速排便，达到清洁肠道的目的。适用于直肠、结肠检查和手术前肠道准备。口服溶液后，护士应注意观察患者的一般情况，注意排便次数及粪便性质，确定是否达到清洁肠道的目的，并记录。

1. 甘露醇法 患者术前3天进半流质饮食，术前1天进流质饮食，术前1天下午2～4时，口服甘露醇溶液1500mL（20%甘露醇500mL+5%葡萄糖1000mL）。一般服用后15～20分钟即反复自行排便。

2.硫酸镁法　患者术前3天进半流质饮食，每晚口服50%硫酸镁10～30mL。术前1天进流质饮食，术前1天下午2～4时，口服25%硫酸镁200mL（50%硫酸镁100mL+5%葡萄糖盐水100mL）后再口服温开水1000mL。一般服后15～30分钟即反复自行排便。

（三）简易通便法

这是一种简而易行、经济有效的协助患者排便，解除便秘的方法。常用于年老体弱、久病卧床的便秘患者。所用的通便剂为高渗和润滑剂所制成，具有稀释、软化粪便、润滑肠壁，刺激肠蠕动的作用。常用的简易通便方法有：

1.开塞露法　开塞露用甘油或山梨醇制成，装在密闭的塑料胶壳内。成人每次用20mL，小儿每次用10mL。使用时将封口端剪去，先挤出少许液体润滑开口处，患者取左侧卧位，放松肛门括约肌，将开塞露的前端轻轻插入肛门后将药液全部挤入直肠内（图11-7），嘱患者保留5～10分钟后排便。

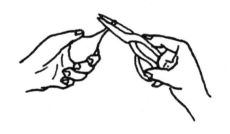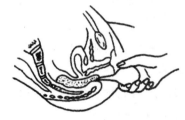

图 11-7　开塞露使用法

2.甘油栓法　甘油栓是用甘油和明胶制成的栓剂，具有润滑的作用。使用方法：操作者戴手套，一手捏住甘油栓底部，尖端朝上轻轻插入肛门至直肠内，抵住肛门处轻轻按摩，嘱患者保留5～10分钟后排便。

3.肥皂栓法　将普通肥皂削成圆锥形（底部直径约1cm、长3～4cm）。使用方法：操作者戴手套，将肥皂栓蘸热水后轻轻插入肛门（具体方法同甘油栓法）。如有肛门黏膜溃疡、肛裂及肛门剧烈疼痛者，不宜使用肥皂栓通便。

项目三　肠胀气的护理

一、肠胀气的定义

肠胀气指胃肠道内有过量气体积聚而不能排出的疾病。患者常感觉腹胀、痉挛性疼痛等。当肠胀气压迫膈肌和胸腔时，可出现气急性呼吸困难。触诊腹部膨隆，叩之呈鼓音。

二、肠胀气的影响因素

食入过多产气性食物、饮食或饮水时吞入大量空气、肠蠕动减少、肠道梗阻及肠道手术后等。

三、肠胀气的护理措施

1. 解除导致肠胀气的原因

2. 运动 鼓励并协助患者下床运动，卧床患者可做床上运动或变换体位。

3. 腹部按摩或热敷 注意热敷的温度不可过高，防止烫伤。

4. 治疗 遵医嘱肌内注射新斯的明等，必要时可行肛管排气或灌肠。

四、肛管排气

肛管排气是将肛管从肛门插入到直肠，排出肠腔内积气的方法。

【目的】排出积气，减轻腹胀。

【评估】

1. 核对医嘱 确认医嘱无误，并了解患者病情与肛管排气目的。

2. 患者评估

（1）患者病情、年龄、意识、治疗情况、生活习惯。

（2）患者活动能力、心理反应及合作程度。

（3）患者排便情况、肛周皮肤情况及肛门括约肌的功能。

【计划】

1. 环境准备

（1）保护隐私：酌情放下窗帘，设屏风或拉开床帘，请无关人员暂时回避。

（2）防止受凉：根据季节调节室温。

2. 患者准备 了解肛管排气的目的、意义、过程、注意事项及配合操作的要点。

3. 护士准备 确认了解患者病情，具备操作相关知识与能力，洗手，戴口罩。

4. 用物准备 将用物按便于使用的原则整齐摆放于治疗车上：肛管、玻璃接头、橡胶管、玻璃瓶（内盛水 3/4 满，瓶口系带）、液状石蜡、胶布、安全别针、手套、弯盘、手消毒液、一次性垫巾、卫生纸。治疗车下另备便盆及便盆巾。

【实施】

1. 核对解释 携用物至患者床旁，核对并解释。

2. 安置体位 协助患者取左侧卧位或仰卧位。将玻璃瓶系于床边，橡胶管一端插入玻璃瓶液面以下，另一端与肛管相连。

3. 插管、固定　戴手套，润滑肛管前段，嘱患者深呼吸，一手暴露肛门，一手持肛管轻轻插入直肠 15～18cm，用胶布固定肛管于臀部。橡胶管留出足以让患者翻身的长度，用别针固定于床单上（图 11-8）。

4. 观察　如有气体排出，可见玻璃瓶内有气泡逸出；如瓶内气泡很少或没有，说明排气不畅，应帮助患者更换卧位或按摩腹部，以促进排气。

5. 拔管记录　拔出肛管，擦净肛门。整理床单位，清理用物，协助患者取舒适卧位。询问患者腹胀情况并记录。

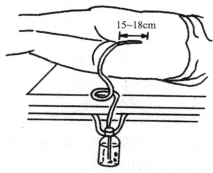

15~18cm

图 11-8　肛管排气法

【注意事项】

保留肛管时间一般不超过 20 分钟，因长时间留置肛管会降低肛门括约肌的反应，甚至导致肛门括约肌永久性松弛。需要时，可在 2～3 小时后再行肛管排气。

复习思考

1. 请比较女性留置导尿法和男性留置导尿法的异同点。

2. 为男患者导尿时，可采取哪些措施以提高成功率？

3. 请比较大量不保留灌肠、小量不保留灌肠及保留灌肠的异同点。

4. 为患者保留灌肠时，可采取哪些措施以提高灌肠效果？

扫一扫,看课件

模块十二

冷、热疗法

【学习目标】

掌握冷疗法和热疗法的禁忌证,冷疗法和热疗法适应对象。

熟悉冷疗法和热疗法的目的、作用机制,常用的冷疗和热疗技术。

了解冷疗法和热疗法的效应及影响因素。

冷、热疗法是用低于或高于人体温度的物质作用于机体的局部或全身,通过神经传导引起皮肤和内脏器官血管的收缩和扩张,从而改变机体各系统体液循环和新陈代谢,达到治疗目的的方法。护理人员应熟悉冷热疗法的生理效应,正确评估患者局部或全身状况,合理应用冷、热疗法,防止不良反应,以确保患者的安全。

案例导入

李东,男,26岁,在高温环境中工作时,体温上升至40℃左右,面色潮红,皮肤灼热,无汗,呼吸急促,脉搏增快。

问题:

(1)如何为患者降温?

(2)该患者哪些部位禁忌用冷?

(3)用冷过程中要注意观察什么?

项目一 概 述

一、冷、热疗法的效应

（一）生理效应

应用冷、热疗法会使机体产生不同的生理效应（见表12-1）。

表12-1 冷、热疗法的生理效应

生理指标	生理效应	
	用热	用冷
血管舒张/收缩	舒张	收缩
细胞代谢率	增加	减少
需氧量	增加	减少
毛细血管通透性	增加	减少
血液黏滞度	降低	增加
血液流动速度	增快	减慢
淋巴流动速度	增快	减慢
结缔组织伸展性	增强	减弱
神经传导速度	增快	减慢
体温	上升	下降

（二）继发效应

继发效应是指用冷或用热超过一段时间后，产生与生理效应相反的作用。如热疗可使血管扩张，但持续用热30～45分钟后则使血管收缩；同样，持续用冷30～60分钟后血管会扩张，这是机体避免长时间用冷或用热对组织的损伤而引起的防御反应。因此，冷、热疗法应有适当的时间，以20～30分钟为宜，如需反复使用，中间必须给予1小时的休息时间，让组织有一个复原过程，防止产生继发效应而抵消应有的生理效应。

二、影响冷、热疗法效果的因素

（一）方式

冷、热应用方式不同效果也不同。水是良好的导体，其传导能力和渗透力比空气强，所以同样的温度湿冷、湿热效果优于干冷、干热。在临床应用中应根据患者情况选择适当的方式，防止冻伤、烫伤。

（二）部位

不同厚度的皮肤对冷热反应的效果不同。皮肤厚的区域，如脚底、手心，对冷、热刺激的耐受力强，效果较差；皮肤较薄的区域，如颈部、前臂内侧对冷热较敏感，效果较好。不同深度的皮肤对冷热的反应也不同，皮肤浅层的冷觉感受器较温觉感受器浅表且多，所以浅层皮肤对冷较敏感。血液循环对冷、热疗法的效果也有影响，血液循环良好的部位，冷热运用的效果就较好。因此，临床上为高热患者物理降温，将冰袋、冰囊放在颈部、腋下、腹股沟等体表大血管处，以增加散热。

（三）温度

冷、热疗法的温度与体表的温度相差越大，机体对冷刺激的反应越强烈，反之则反应越弱。此外，环境温度也会影响用冷、热效果，如环境温度高于或等于身体温度时用热，辐射散热被抑制，热效应增强；而在冷环境中用冷，散热增加，冷效应会增强。

（四）时间

一般为 20～30 分钟，时间过长可引起继发效应，甚至引起不良反应，如疼痛、面色苍白、冻伤、烫伤等。

（五）面积

冷、热疗面积与效应成正比。应用面积越小，对身体血量、温度等各部分影响小，效应就越弱；应用面积越大，产生的效应越强。但面积过大，机体的耐受性差，易引起全身反应。如：大面积热疗法，导致广泛性周围血管扩张，血压下降，若血压急剧下降，患者容易发生晕厥；而大面积冷疗法，导致血管收缩，并且周围皮肤的血液分流至内脏血管，使患者血压升高。

（六）个体差异

个体因年龄、性别、身体状况、生活习惯等的差异，对冷、热的反应不同。老年人体温调节功能减退，对冷刺激的敏感性降低；婴幼儿体温调节中枢尚未发育成熟，对冷刺激的适应能力有限；女性对冷刺激较男性敏感。身体虚弱、感觉迟钝、意识不清、麻痹或血液循环受阻的患者，对冷的敏感性降低，用冷时尤应严密观察，防止冻伤。婴幼儿由于神经系统发育未成熟，对热刺激的适应能力有限；而老年人对热刺激的反应较迟钝；女性比男性对热刺激敏感；身体虚弱、意识不清、感觉迟钝、血液循环受阻的患者，对热刺激的敏感性降低。故用热时应特别警惕烫伤的发生。

项目二　冷疗法

一、冷疗法的目的与适应证

（一）减轻局部充血或出血

冷疗可使局部血管收缩，减轻局部充血；同时冷疗还可使血流减慢，血液黏滞度增加，有利于血液凝固而控制出血。适用于局部软组织损伤初期、扁桃体摘除术后、鼻出血等。

（二）减轻疼痛

冷疗可抑制细胞的活动，减慢神经冲动的传导，降低神经末梢的敏感性而减轻疼痛；同时冷疗使血管收缩，毛细血管的通透性降低，渗出减少，从而减轻疼痛。适用于急性损伤初期、牙痛、烫伤等。

（三）控制炎症扩散

冷疗可使局部血管收缩，血流减少，细胞的新陈代谢和细菌的活力降低，从而限制炎症的扩散。适用于炎症早期。

（四）降低体温

冷直接与皮肤接触，通过传导与蒸发的物理作用，使体温降低，患者舒适。适用于高热、中暑患者。

二、冷疗法禁忌证

（一）局部血液循环明显不良者

用冷会加重血液循环障碍，导致局部组织缺血缺氧而变性坏死。如大面积组织损伤、休克、水肿等。

（二）慢性炎症或深部化脓病灶者

用冷可使毛细血管收缩，血流量减少，妨碍炎症的吸收。

（三）组织损伤、破裂

用冷可降低血液循环，增加组织损伤，而且影响伤口愈合。

（四）对冷敏感者

用冷后可出现皮疹、关节疼痛、肌肉痉挛等现象。

（五）禁用冷疗的部位

1.枕后、耳郭、阴囊处　防止冻伤。

2.心前区　防止引起反射性心率减慢、心律不齐、心房纤颤或心室纤颤。

3.腹部　防止引起腹泻、腹痛。

4.足底　防止引起反射性末梢血管收缩而影响散热或反射性地引起一过性冠状动脉收缩。

三、冷疗技术

根据用冷面积，冷疗法可分局部冷疗法和全身冷疗法。局部冷疗法有冰袋、冰囊、化学冰袋、冰帽、冰槽、湿冷敷等；全身冷疗法有乙醇拭浴、温水拭浴等。

（一）冰袋、冰囊的使用

【目的】用于降温、止血、镇痛、消炎、消肿。

【评估】

1.患者病情、年龄、活动能力，有无意识障碍或感觉障碍。

2.评估冷疗部位与目的，是否需要保暖或保护隐私。

3.局部皮肤及黏膜的循环、感觉、瘀血等情况，有无对冷过敏等。

【计划】

1.**环境准备**　酌情调节室温，遮挡患者。

2.**患者准备**　了解用冷的目的、部位、注意事项及配合要点。

3.**用物准备**　冰袋或冰囊及布套（图12-1）、冰块、木槌、帆布袋、毛巾、脸盆及冷水、冰匙。

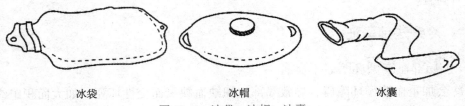

冰袋　　　　　　　　冰帽　　　　　　　　冰囊

图 12-1　冰袋、冰帽、冰囊

将冰块装入帆布袋内，用木槌在袋外敲碎冰块后倒放入盆内，用冷水冲去棱角，以防损坏冰袋。将小块冰装袋 1/2 ~ 2/3 满，排出冰袋内空气并夹紧袋口，用毛巾擦干冰袋，倒提检查冰袋无破损漏水，将冰袋装入布套内备用。

【实施】

实施步骤	操作要点说明
1. 核对解释　再次核对患者	• 确认患者，避免差错，取得合作
2. 放置冰袋　置冰袋于前额、头顶或置于身体大血管处（颈部两侧、腋窝、腹股沟等）；扁桃体手术后冰袋置于颈前颌下（图12-2）	• 放至前额时，应将冰袋悬吊在支架上，以减轻局部压力，但冰袋必须与前额皮肤接触（图12-3）
3. 严密观察 （1）观察冰袋或冰囊有无漏水、冰块是否融化 （2）观察患者的局部皮肤变化及全身反应	• 如有漏水，应及时更换；冰块融化，应及时添加 • 每10分钟查看一次局部皮肤颜色，如出现苍白、青紫或有麻木感，应停止用冷
4. 撤除冰袋　30分钟后撤除冰袋	• 防止发生继发效应；长时间使用者，需间隔1小时后重复使用
5. 整理记录 （1）协助患者取舒适卧位，整理床单位 （2）整理用物 （3）洗手，记录	 • 倒空冰袋的水，倒挂，晾于通风处；布套清洁后晾干备用 • 记录用冷时间、部位、效果与反应

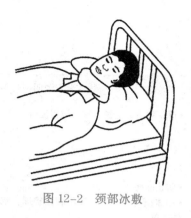

图 12-2 颈部冰敷

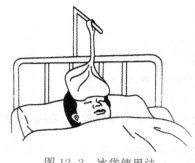

图 12-3 冰袋使用法

【注意事项】

1. 注意观察，随时观察有无漏水、冰块是否融化，注意及时更换或添加。

2. 加强巡视，观察患者的局部皮肤变化及全身反应，防止发生冻伤或其他不良反应。

3. 用冷时间不超过 30 分钟。如为降温，冰袋使用 30 分钟后监测体温，当体温降至 39℃以下，应取下冰袋，并在体温单上做好记录；如需长时间用冷，休息 1 小时后可再次使用。

【健康教育】向患者及家属解释冰袋使用的正确方法、注意事项及应达到的治疗效果。

（二）冰帽、冰槽的使用

【目的】用于头部降温，防治脑水肿，降低脑组织代谢，提高脑细胞对缺氧的耐受性，减轻脑细胞损害。

【评估】

1. 患者的病情、年龄、生命体征、头部情况与意识情况、活动能力、心理反应、合作程度。

2. 患者实施冷疗法的目的，及已采取的治疗、护理情况。

【计划】

1. 环境准备 保持病室安静，调节室温。

2. 患者准备 患者及家属了解冰帽或冰槽的使用目的、部位、注意事项等，配合操作。

3. 用物准备 冰帽或冰槽（图 12-4）、冰块、木槌、帆布袋、毛巾、脸盆及冷水、冰匙、小垫枕、水桶、肛表、凡士林纱布、海绵垫、不脱脂棉球。

将冰块装入帆布袋内，用木槌在袋外敲碎冰块后倒放入盆内，用冷水冲去棱角，用勺将

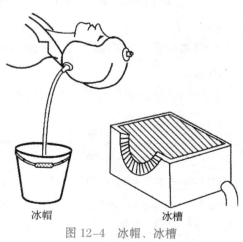

冰帽　　　　　　　冰槽

图 12-4 冰帽、冰槽

冰块装入冰帽（冰槽）内，擦干水迹，备用。

【实施】

实施步骤	操作要点说明
1.再次核对　携物至床旁，再次核对患者	•确认患者，避免差错，取得配合
2.放置冰帽 （1）去枕，铺橡胶单及中单于患者头下，将冰帽或冰槽的排水管置于水桶内 （2）患者头部置于冰帽或冰槽内，后颈部、接触冰块的部位和双耳外面垫以海绵垫	•防止冻伤 •用冰槽时，双耳道塞不脱脂棉球；双眼覆盖凡士林纱布
3.病情观察　观察患者体温、局部皮肤情况、全身反应及病情变化并记录	•每30分钟测量体温一次，维持肛温在33℃左右，不可低于30℃，以防心室纤颤等并发症发生
4.整理记录　用毕，撤除冰帽或冰槽，做好记录	•用物处理要求同冰袋 •记录用冷时间、效果、反应

【注意事项】

1.观察冰帽有无破损、漏水。冰块融化应及时更换。

2.观察患者枕后、耳郭皮肤颜色变化，防止冻伤。实行人工冬眠者注意心率和体温变化，每30分钟测量一次，维持肛温在33℃左右，不可低于30℃，以防心室纤颤、房室传导阻滞等并发症的出现。

【健康教育】向患者及家属解释冰帽或冰槽使用的目的、使用注意事项及应达到的治疗效果。

（三）冷湿敷

【目的】降温、止血、消炎、止痛。

【评估】评估湿敷部位有无伤口。余同冰袋使用前评估。

【计划】

1.用物准备　盆内盛冰水，敷布2块，敷钳2把，小橡胶单和治疗单，毛巾，凡士林，纱布。

2.其他　热敷部位有开放性伤口者，用物要求无菌。同冰袋使用前准备。

【实施】

实施步骤	操作要点说明
1.核对解释　携物至床旁，再次核对患者	•确认患者，取得患者合作
2.暴露患处　暴露患处，在受敷部位下垫一次性治疗巾，受敷部位涂凡士林，盖上一层纱布	•注意保护隐私 •保护皮肤及床单位

续表

实施步骤	操作要点说明
3. 湿敷患处 将敷布浸入冰水盆中，双手各持一把钳子将浸在冰水中的敷布拧至不滴水为宜（图12-5），抖开敷布，折叠后敷在患处；高热患者敷在前额	• 敷布需浸透 • 若有伤口，应按无菌技术操作原则进行 • 高热患者敷于前额
4. 观察效果 每2～3分钟更换一次敷布，冷敷时间为15～20分钟	• 保证冷敷效果，防止发生继发反应
5. 整理记录 撤去敷布和纱布，擦掉凡士林，整理床单位，处理用物；洗手后记录用冷时间、部位、效果和反应	• 消毒后备用 • 便于评价

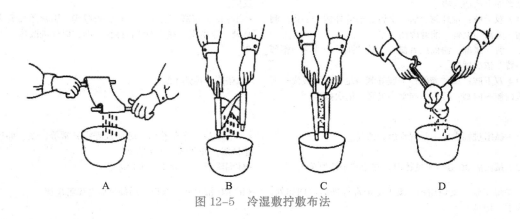

A   B   C   D

图 12-5 冷湿敷拧敷布法

【注意事项】

1. 湿敷处若有开放性伤口，操作应遵守无菌技术原则。

2. 敷布湿度得当，以不滴水为宜。

3. 余同冰袋使用注意事项。

（四）乙醇拭浴法

【目的】为高热患者降温。乙醇是一种挥发性液体，拭浴时在皮肤上迅速蒸发，带走机体大量的热量；同时乙醇还刺激皮肤血管扩张，增加表皮血流量提高局部温度，有利于辐射散热。

【评估】同冰袋使用。同时评估患者的皮肤情况，及有无乙醇过敏史。

【计划】治疗碗内盛25%～35%的乙醇200～300mL（温度32～34℃）、小毛巾2块、大毛巾、热水袋及布套、冰袋及布套、清洁衣裤，必要时备清洁大单、被套、便器。患者按需排空大小便。余同冰袋使用前准备。

【实施】

实施步骤	操作要点说明
1. 再次核对患者	• 确认患者，取得合作
2. 安置患者 （1）置冰袋于头部 （2）松开床尾盖被，协助患者脱去上衣，松解裤带，置热水袋于足底	• 头部置冰袋，有助于降温并防止脑部充血 • 足底置热水袋，促进下肢血管扩张，有利于散热、减轻头部充血，使患者感觉舒适
3. 拍拭肢体　大毛巾垫于擦拭部位下，小毛巾浸入乙醇中，拧至半干，缠于手上呈手套状，以离心方向按以下顺序依次擦拭皮肤，擦拭完毕用大毛巾拭干，及时协助患者穿上清洁衣服 （1）双上肢：颈外侧→肩→上臂、前臂外侧→手背；侧胸→腋窝→上臂、前臂内侧→手心 （2）背、腰部：协助患者侧卧，从"颈下→背部→腰部→臀"依次拭浴 （3）双下肢：从"髋部→下肢外侧→足背；腹股沟→下肢内侧→内踝；股下→腘窝→足跟"依次拭浴	• 先近侧后对侧，每侧（四肢、背腰、臀部）各3分钟，全程不超过20分钟，防止产生继发效应 • 忌擦拭后颈部、胸前区、腹部及足底，以免引起不良反应 • 当擦拭至腋窝、肘窝、手心、腹股沟、腘窝等血管丰富处，应稍用力并适当延长停留时间，以促进散热 • 拭浴毕去掉热水袋
4. 观察处置 （1）拭浴过程中应随时观察患者情况 （2）拭浴后30分钟测量体温，并绘制于体温单上	• 如有寒战、面色苍白、脉搏及呼吸异常等，应立即停止拭浴，并及时与医生联系 • 体温降至39℃以下，去掉冰袋
5. 整理记录　整理用物，按规定消毒处理后放回原处；洗手，记录	• 记录拭浴时间、效果、局部反应及患者反应

【注意事项】

1. 拭浴时，动作要轻柔，以拍拭方式进行，避免用摩擦方式。

2. 因心前区用冷可导致反射性心率减慢、心房纤颤或心室纤颤及房室传导阻滞，腹部用冷可引起腹泻，足底用冷可导致反射性末梢血管收缩影响散热或引起一过性冠状动脉收缩，故忌擦拭后颈部、胸前区、腹部及足底，以免引起不良反应。

3. 新生儿、血液病患者等禁忌使用乙醇拭浴。新生儿高热降温可用 32～34℃温水替代乙醇，温水拭浴的操作程序、操作要点与注意事项同乙醇拭浴。

【健康教育】向患者及家属解释乙醇拭浴的目的、作用、方法、注意事项及应达到的治疗效果。

项目三　热疗法

热疗法是一种利用高于人体体温的物质，作用于机体的局部或全身，以达到促进血液循环、消炎、解痉、解除疲劳的目的。

一、热疗法的目的与适应证

（一）促进炎症消散和局限

热疗使血管扩张，血液循环加快，增强新陈代谢和白细胞的吞噬功能。因而炎症早期用热疗法，可促进炎症渗出物的吸收和消散；炎症后期用热疗法，可促进白细胞释放蛋白溶解酶，溶解坏死组织，促进炎症局限。适用于睑腺炎（麦粒肿）、乳腺炎等患者。

（二）减轻疼痛

热可降低痛觉神经的兴奋性，改善血液循环，加速致痛物质排出；减轻炎症水肿，解除局部神经末梢的压力；使肌肉、肌腱、韧带松弛，增强肌肉组织的伸展性，增加关节的活动范围，减少肌肉痉挛和关节强直，从而解除或减轻疼痛。适用于腰肌劳损、肾绞痛、胃肠痉挛的患者。

（三）减轻深部组织充血

热可使体表血管扩张，血流量增加，使平时大量呈闭锁状态的动静脉吻合支开放，导致全身循环血量重新分布，皮肤血流量增多，深部组织血流量减少，从而减轻深部组织充血。

（四）保暖与舒适

热使局部血管扩张，促进血液循环，使患者感到温暖舒适。适用于年老体弱、早产儿、末梢循环不良、危重的患者。

二、热疗法禁忌证

（一）急腹症未明确诊断前

因用热可减轻疼痛，从而掩盖病情真相而贻误诊断和治疗。

（二）面部危险三角区感染时

面部危险三角区血管丰富，与颅内海绵窦相通，用热可使该处血管扩张，血流量增多，导致细菌和毒素进入血液循环，易引起颅内感染或败血症。

（三）各种脏器内出血时

用热可使血管扩张，促进血液循环，增加脏器的血液供应，加重出血。

（四）软组织损伤或扭伤早期

软组织损伤或扭伤 24 ～ 48 小时内，用热可使血管扩张，通透性增高，加重皮下出血和肿胀，从而加重疼痛。

（五）其他

1. 心、肝、肾功能不全者　热疗使皮肤血管扩张，减少脏器的血液供应，加重病情。

2. 皮肤疾病　患某些皮肤病时不用热，如湿疹、开放性引流伤口处，用热会加重皮肤损坏，增加患者不适。此外，非炎性水肿时不用热，因用热会加重水肿。

3. 孕妇腹部　热疗影响胎儿的生长。

4. 急性炎症　热疗可使局部温度升高，有利于细菌繁殖及分泌物增多，加重病情。

5. 金属移植物部位　金属是热的良好导体，易造成烫伤。

6. 恶性肿瘤　热疗可使癌细胞加速新陈代谢而加重病情，同时使肿瘤扩散转移。

7. 麻痹、感觉异常者慎用

三、热疗技术

根据用热方式，分为干热疗法和湿热疗法两大类。

（一）热水袋热疗法

【目的】保暖、解痉、镇痛。

【评估】

1. 患者病情、年龄、活动能力，有无意识障碍或感觉障碍。

2. 评估热疗目的与部位，是否需要调解室温及保护隐私。

3. 局部皮肤及黏膜的循环、感觉、瘀血等情况，有无开放伤口，有无金属移植物及对热的耐受性等。

【计划】

1. 环境准备　酌情调节室温，遮挡患者。

2. 患者准备　了解热水袋热疗的作用，配合要点。

3. 用物准备　备热水袋及布套、水温计、水壶内盛热水、干毛巾。

测量、调节水温至 60 ～ 70℃，热水袋去塞后放平，一手提袋口边缘，一手灌水至 1/2 ～ 2/3 满（图 12-6），缓慢放平热水袋，排出袋内空气并拧紧塞子，用毛巾擦干，倒提检查无漏水，将热水袋装入布套备用。

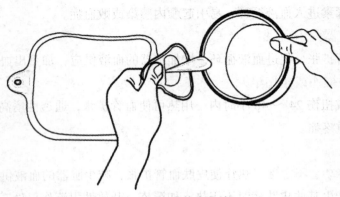

图 12-6　灌热水袋法

【实施】

实施步骤	操作要点说明
1. 再次核对 再次核对患者	• 确认患者，取得合作
2. 安置患者 置热水袋于所需部位，袋口朝向身体外侧	• 袋口塞子上的金属物导热快，朝向外侧以避免烫伤
3. 严密观察 观察用热期间局部皮肤颜色，询问患者感觉	• 如发现潮红、疼痛等，应立即停用，并在局部涂凡士林保护皮肤
6. 整理记录 用毕，取下热水袋，将热水倒空，倒挂，晾干，吹气，拧紧塞子，放阴凉处备用。布套洗净后备用。洗手、记录	• 热水袋处理方法同冰袋处理方法 • 记录用热部位、时间、效果、反应

【注意事项】

1. 使用热水袋时要严格交接班，应经常观察局部皮肤情况，严防烫伤发生。

2. 热水袋内不能装水太满，持续用热者要关注水温变化，及时更换热水。

3. 对昏迷、感觉障碍、循环不良、老人及婴幼儿水温应调至 50℃ 以内，使用时在布套外面再包裹一层毛巾，并加强巡视，以防烫伤。

【健康教育】向患者及家属解释热水袋使用的目的、作用、使用方法与注意事项，及应达到的治疗效果。

（二）热湿敷法

【目的】促进血液循环、消炎、消肿、减轻疼痛。

【评估】评估湿敷部位有无伤口。余同热水袋使用前评估。

【计划】小盆内盛热水（水温 50 ～ 60℃），酌情备热源、热水袋。余同冷湿敷前准备。

【实施】

实施步骤	操作要点说明
1. 核对解释 携物至床旁，再次核对患者	• 确认患者，取得患者合作
2. 暴露患处 暴露患处，在受敷部位下垫一次性治疗巾，受敷部位涂凡士林，盖上一层纱布	• 如暴露身体，用屏风遮挡以保护隐私 • 保护皮肤及床单位
3. 湿敷患处 将敷布浸入热水中，双手各持一把敷钳，将浸在热水中的敷布夹出拧至不滴水为宜，抖开敷布，用手腕试温，不烫手为宜，折叠后敷在患处；上盖塑料纸及棉垫	• 若有伤口，应按无菌技术操作原则进行 • 用热源维持水温或更换盆内热水 • 若患处不忌压，可用热水袋放置敷布上，再盖一大毛巾
4. 观察效果 热敷期间观察局部皮肤及全身情况，每3 ～ 5分钟更换一次敷布，持续15 ～ 20分钟	• 感觉过热时，可揭开敷布一角散热，防烫伤
5. 整理记录 撤去敷布和纱布，擦净凡士林，整理床单位，处理用物；洗手后记录	• 记录热疗部位、时间、效果和反应

【注意事项】

1. 注意调节水温，过高容易烫伤，过低达不到治疗效果。

2. 热敷过程中随时观察局部皮肤颜色和全身情况，防止烫伤。

3. 面部热敷者，嘱热敷后 15 分钟方可外出，以防感冒。

4. 热疗局部如有伤口，需按无菌技术操作，热敷后按外科换药处理。

【健康教育】向患者及家属解释热湿敷的目的、作用、方法、注意事项及应达到的治疗效果。

（三）热水坐浴

【目的】消炎、消肿、止痛，用于会阴部、肛门疾病及手术后。

【评估】评估患者有无低血压、有无晕厥史，有无跌倒风险。余同热湿敷。

【计划】

1. 环境准备　关闭门窗，调节室温，必要时拉起床帘或用屏风遮挡。

2. 患者准备　了解坐浴的目的，主动配合。坐浴前排空大小便，清洗坐浴部位。

3. 用物准备　坐浴椅上置坐浴盆（图 12-7）、40 ～ 45℃ 热水或遵医嘱准备的药液、无菌纱布、毛巾、水温计、浴巾。会阴部有伤口者，备无菌坐浴盆及换药用物。

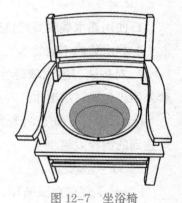

图 12-7　坐浴椅

【实施】

实施步骤	操作要点说明
1. 再次核对患者　确认患者已做好坐浴前准备	• 确认患者，取得合作
2. 协助坐浴 （1）将配好的药液倒入坐浴盆内 1/2 满，测水温 （2）协助患者脱裤至膝部，先用纱布蘸药液擦洗外阴部皮肤，然后将臀部完全浸入盆中 （3）持续 15 ～ 20 分钟	• 确保水温安全有效 • 适应水温，防烫伤
3. 严密观察　热敷期间观察局部皮肤及全身情况	• 出现面色苍白、脉搏加快、眩晕应停止坐浴
4. 整理记录　坐浴毕，用毛巾擦干坐浴部位，协助穿好裤子，取舒适卧位休息，整理床单位；洗手，记录	• 记录坐浴时间、效果、反应

【注意事项】

1. 坐浴过程中注意患者安全，随时观察患者面色、呼吸和脉搏，如诉乏力、头晕、心慌不适，应立即停止坐浴。

2.女患者月经期、妊娠后期、产后2周内、阴道出血和盆腔急性炎症均不宜坐浴，以免引起或加重感染。

3.会阴部有伤口者，需备无菌坐浴盆和药液，坐浴后按外科换药法处理伤口。

【健康教育】向患者及家属解释热水坐浴的目的、作用、方法、注意事项及应达到的治疗效果。

（四）温水浸泡

【目的】消炎、镇痛、清洁和消毒伤口，用于手、足、前臂、小腿部位感染。

【评估】热疗局部是否有伤口。余同热湿敷。

【计划】浸泡盆、43～46℃热水或遵医嘱准备的药液。余同热水坐浴。

【实施】

实施步骤	操作要点说明
1.再次核对　患者	• 确认患者，取得合作
2.助浸泡 （1）测水温，将药液倒入热水中，搅匀 （2）暴露患处，将肢体慢慢放入浸泡盆内，必要时用长镊子夹纱布反复擦拭创面，使之清洁（图12-8） （3）治疗时间15～20分钟	• 随时调节水温，防烫伤 • 镊子尖端勿接触创面 • 定时测量并保持浸泡液的温度
3.密观察　随时观察局部皮肤及水温情况	• 有无发红、疼痛等反应 • 如水温不足，应先移开肢体后加热水，以免烫伤
4.理记录　浸泡毕，用毛巾擦干浸泡部位，撤去治疗用物，协助患者取舒适体位，整理床单位；洗手，记录	• 记录浸泡时间、药液、效果、反应

【注意事项】

1.浸泡过程中注意观察局部皮肤情况，如出现发红、疼痛等反应要及时处理。

2.浸泡部位如有伤口，需备无菌坐浴盆和药液，浸泡后按外科换药法处理伤口。

【健康教育】向患者及家属解释温水浸泡的目的、方法、注意事项及应达到的治疗效果。

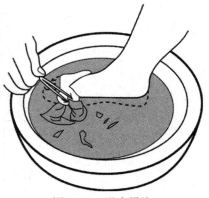

图12-8　温水浸泡

（五）烤灯的使用

烤灯的种类很多，主要是利用红外线、可见光线、电磁波等的辐射热产生热效应而起治疗作用，临床上常用的烤灯有：鹅颈灯、红外线灯、特定电磁波治疗器等。

【目的】消炎、消肿、解痉、镇痛，促进创面干燥、结痂和肉芽组织生长。

【评估】同热水袋使用。

【计划】

1. 环境准备　调节室温，酌情关门窗或遮挡患者。

2. 患者准备　了解烤灯的热疗作用，同意并配合使用烤灯。

3. 用物准备　鹅颈灯、红外线灯，根据治疗部位选择不同功率灯泡：胸、腹、腰、背 500～1000W，手、足部 250W。必要时备有色眼镜或纱布、屏风。

【实施】

实施步骤	操作要点说明
1. 再次核对　患者	• 确认患者，取得合作
2. 照射患处 （1）协患者取舒适体位，暴露患处	• 照射胸前、面颈部，应给患者戴有色眼镜或用纱布遮盖
（2）烤灯对准治疗部位，灯距 30～50cm	• 烤灯上勿放任何覆盖物
（3）照射时间 20～30 分钟（图 12-9）	• 交代患者勿触摸灯泡，以免烫伤
3. 严密观察 （1）照射期间观察局部皮肤，出现桃红色均匀红斑为合适剂量	• 如出现紫红色应停止照射，并给局部涂凡士林以保护皮肤
（2）观察患者反应	• 如有过热、心慌、头昏等感觉，及时报告医护人员
4. 整理记录　照射完毕，撤去烤灯，协患者取舒适卧位，清理用物洗手、记录	• 记录照射部位、时间、效果、反应

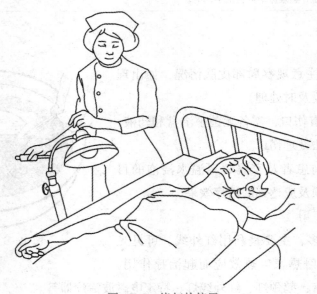

图 12-9　烤灯的使用

【注意事项】

1. 根据治疗部位选择不同功率的红外线灯头，如手、足等小部位用 250W，胸腹、腰背部灯可用 500 ~ 1000W 的大灯头。

2. 照射颈面部、胸部时需注意保护眼睛，可戴有色眼镜或用眼罩遮盖。

3. 照射过程中保持患者舒适体位，嘱咐患者如有过热、心慌、头晕等症状时，及时报告医护人员。

4. 照射过程中注意观察患者全身及局部反应，皮肤出现桃红色均匀红斑为合适剂量，如为紫红色，应立即停止照射，涂凡士林保护皮肤。

5. 面颈部照射后，嘱患者休息 15 分钟后方可外出，以防感冒。

【健康教育】向患者及家属解释烤灯的目的、作用、方法、注意事项及应达到的治疗效果。

复习思考

1.试述冷疗法与热疗法的目的。

2.案例分析

李某，男，30 岁，高热入院。体温 39.8℃，脉搏 120 次 / 分，呼吸 24 次 / 分，护士为其做乙醇拭浴。

请问：

（1）所需乙醇的温度和浓度是多少？

（2）乙醇拭浴时应注意注意哪些问题？

模块十三
给药和药物过敏试验法

【学习目标】

　　掌握安全给药的原则，药物服用的注意事项，超声雾化吸入目的及常用药物，注射原则，皮内、皮下、肌肉、静脉注射的概念、目的、常用部位、注意事项，静脉注射失败的常见原因，提高静脉穿刺成功率的方法，青霉素过敏反应的预防，过敏反应的临床表现及过敏性休克的急救措施，各种皮试液的浓度，皮试结果判断标准，破伤风抗毒素脱敏注射法。

　　熟悉医院常用外文缩写及其意义，给药时间安排，雾化吸入的基本程序。

　　了解药物的种类、领取与保管，影响药物作用的因素，雾化吸入的原理，注射泵的使用，药物过敏反应发生机制。

　　给药是临床最常用的治疗方法之一。药物在预防、诊断和治疗疾病中起着重要的作用。在临床护理工作中，护士是给药的直接执行者和实施者，也是用药过程的监护者。随着新型药物不断推出，药物剂型与品种层出不穷，护士必须具备丰富全面的药学知识，以高度的责任心，严格遵守给药原则与操作规程，按照护理程序运用规范娴熟的给药技术准确、安全地给药，并正确评估患者用药后的疗效与反应，防止和减少不良反应。同时做好药品的管理工作与患者的用药指导。

项目一　给药的基本知识

案例导入

　　李女士，63岁，因"支气管扩张合并肺部感染、左心力衰竭"入院治疗，入院时体温39℃，呼吸急促，端坐呼吸。经过积极治疗后，体温恢复正常，能够平卧，现改用地高辛口服。

问题：

（1）护士按医嘱给药时需查对哪些内容？

（2）如何做到安全正确给药？

护士在执行药物疗法的过程中，不仅要了解药物的药理学知识，还需熟悉药物的领取与保管方法，明确给药的时间与途径，严格遵守给药原则，对患者实施全面、安全的给药护理，使药物治疗达到最佳效果。

一、药物的种类、领取和保管

（一）药物的种类

常用药物的种类依据给药途径不同可分为：

1. 内服药 分为固体剂型和液体剂型，固体剂型有片剂、散剂、胶囊、丸剂等；液体剂型有口服液、合剂、酊剂等。

2. 外用药 包括软膏、粉剂、搽剂、洗剂、滴剂等。

3. 注射药 包括溶液、油剂、混悬液、结晶和粉剂等。

4. 其他 中草药、中成药、粘贴敷片、植入慢溶药片等。

（二）药物的领取和保管原则

1. 药物的领取 药物的领取须凭医生的处方进行。领取方法可因医院规定有所不同，主要包括：

（1）病区药柜：病区药柜备有一定数量的常用药品，由专人负责，定期清点药品存量，根据消耗量到医院中心药房领取和补充。患者使用的贵重药、特殊药须凭医生处方领取；剧毒药、麻醉药，病区内有固定数量，使用时凭医生处方领取。

（2）中心药房：医院内中心药房的工作人员负责病区患者的日间用药。

（3）联网管理：患者用药从医生给出医嘱到医嘱处理、药物计价、药品消耗、结算等均由计算机联网处理。这样既方便了患者，减少了护士的工作量，也提高了管理效率。

2. 病区内药物的保管

（1）药柜放置：药柜应置于通风、干燥处，光线明亮，避免阳光直射，保持整洁。同时应由专人负责，定期检查药品质量，以确保安全。

（2）分类放置：药柜内的药物应按内服、外用、注射等不同分类放置，并按药物有效期的先后顺序有计划地使用，以免失效。剧毒药、麻醉药、贵重药应有明显标记，应加锁保管，实行"三专"，专人负责、专用处方、专本登记，并列入交班内容。

（3）标签明显：所有的药品都应有明显的原厂标签，标签上标明药品名称（中、英文对照）、剂量、浓度、用法、有效期。若标签脱落或模糊不清，则该药不能正常使用。

（4）定期检查药物的质量：定期检查药物的质量和有效期，如发现药物有沉淀、混浊、潮解、异味、霉变等，均应立即停止使用。

（5）妥善保存：根据药物性质采取相应的保存方法，以避免药物变质。①易挥发、潮解或风化的药物：应置于密封瓶内保存，用后应盖紧瓶盖，如甘草、糖衣片、酵母片等。②易受热破坏的药物：应放入冰箱内冷藏（2～10℃）保存，如疫苗、胎盘球蛋白、抗毒血清等。③易燃易爆的药物：应单独存放，远离火源，密闭置于阴凉处，如乙醚等。④易氧化、遇光变质的药物：应装入有色密封瓶中。针剂应放在黑纸避光的纸盒内，置于阴凉处保存，如维生素C、盐酸肾上腺素、氨茶碱等。⑤易过期的药物，按有效期时限的先后，有计划的使用，避免浪费。⑥中药：各类中药应存放在干燥、阴凉、防虫处，芳香性药物应置于密封的器皿中保存。

（6）专用药物：患者个人专用的药物，应注明病室、床号、姓名，单独存放。

二、安全给药的原则

给药原则是一切用药的总则，护士在执行药疗工作中必须严格遵守。

1. 根据医嘱准确给药　给药须有医嘱作为法律依据，护士必须严格根据医嘱给药。护士对医嘱有监督的义务，对于有疑问或错误的医嘱要及时与医生沟通、核对清楚，切忌盲目执行或擅自更改医嘱。

2. 严格执行查对制度　护士在执行药疗时，应首先检查药物的质量，对已过有效期、变质或疑有变质的药物，应禁止使用，严格执行"三查七对"。

（1）三查：摆药后查；服药、注射、处置前查；服药、注射、处置后查。

（2）七对：对床号、姓名、药名、剂量、浓度、时间、用法。

3. 安全正确给药

（1）做到"五个准确"："五个准确"即将准确的药物，按准确的剂量，用准确的途径，在准确的时间内给予准确的患者。备好的药物及时使用，避免放置过久引起药物污染或药效降低。

（2）熟练掌握给药方法：掌握正确的给药方法和技术，是护士胜任药疗工作的必备条件。护士在给药过程中应与患者有效沟通，给药前应向患者解释，以取得合作。同时还要给予患者相应的用药指导，提高患者自己合理用药的能力。

（3）防止过敏反应发生：使用易致过敏反应的药物，用药前应先了解患者的用药史、过敏史及家族史，并按要求做过敏试验，结果为阴性者方可使用，并且在使用过程中加强观察。

（4）临床试验用药：应了解试验用药物的作用及不良反应，征得患者同意后方可应用。用药过程中，必须密切观察疗效及不良反应，同时做好有关记录。

（5）注意配伍禁忌：当有两种或两种以上的药物联合使用时，应核查有无配伍禁忌。

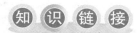

药物配伍禁忌

配伍禁忌，是指两种以上药物混合使用或药物制成制剂时，发生体外的相互作用，出现使药物中和、水解、破坏失效等理化反应，这时可能发生混浊、沉淀、产生气体及变色等外观异常的现象。有些药品配伍使药物的治疗作用减弱，导致治疗失败；有些药品配伍会使副作用或毒性增强，引起严重不良反应；还有些药品配伍使治疗作用过度增强，超出了机体所能耐受的能力，也可引起不良反应，乃至危害患者等。这些配伍均属配伍禁忌。

4. 密切观察用药反应 给药后护士应监测患者的病情变化，密切观察药物的疗效和不良反应，对易引起过敏反应或毒副作用较大的药物，更应注意观察，必要时做好记录。在给药过程中，护士还应根据患者具体的心理、行为反应采取相应的心理护理和行为指导。若发生给药错误，护士应立即报告护士长、主管医师，协助医师做紧急处理，以减少或消除由于给药差错造成的不良后果，并向患者及家属解释、道歉。

5. 指导患者合理用药 合理用药是指充分发挥药物的治疗作用，尽量减少药物的毒副作用，达到迅速、有效的治疗疾病、减轻症状、恢复及促进患者健康的目的。护士应向患者强调遵医嘱用药的重要性，交代在遵医嘱用药的同时切勿自行另购药物服用，以免干扰药物的疗效或增加副作用。

三、给药途径

依据药物的性质、剂型、机体组织对药物的吸收情况和治疗需要等，选择不同的给药途径。常用的给药途径有口服、舌下含服、吸入、皮肤黏膜用药、直肠给药以及注射（皮内、皮下、肌内、静脉注射）等。除动、静脉注射药液直接进入血液循环外，其他药物均有一个吸收过程，吸收顺序依次为：吸入 > 舌下含服 > 直肠 > 肌内注射 > 皮下注射 > 口服 > 皮肤。有些药物不同的给药途径可产生不同的生物效应，如硫酸镁口服产生导泻和利胆作用，而注射则产生镇静和降压作用。

四、给药次数和时间

给药次数与时间取决于药物的半衰期，以能维持药物在血液中的有效浓度为最佳选择，同时考虑药物的特性及人体的生理节奏。临床工作中常用外文缩写来描述给药时间、给药部位和给药次数等，医院常用外文缩写见表13-1。

表13-1　医院常用药物外文缩写与中文译意

缩写	中文译意	缩写	中文译意
qd	每日一次	ac	饭前
bid	每日两次	pc	饭后
tid	每日三次	po	口服
qid	每日四次	inj	注射
qh	每小时一次	H	皮下注射
q2h	每2小时一次	ID 或 id	皮内注射
q4h	每4小时一次	IM 或 im	肌内注射
q6h	每6小时一次	IV 或 iv	静脉注射
qm	每晨一次	iv drip	静脉滴注
qn	每晚一次	st	立即
qod	隔日一次	DC	停止
biw	每周两次	sos	需要时（限用1次，12小时内有效）
am	上午	prn	需要时（长期）
pm	下午	Lip	液体
12n	中午12点	U	单位
12mn	午夜12点	IU	国际单位
hs	睡前	CO	复方外文缩写
OD	右眼	Mist	合剂
OS	左眼	Sup	栓剂
OU	双眼	Pulv	粉剂
AD	右耳	Tab	片剂
AS	左耳	pil	丸剂
AU	双耳	Caos	胶囊
gtt	滴	Tr	酊剂
g	克	Ung	软膏
mL	毫升	Lot	洗剂
ad	加至	Ext	浸膏

五、影响药物作用的因素

药物效应的产生不仅与药物本身的性质与质量有关，而且受机体内外许多因素的影响。护士了解并掌握这些影响因素的作用规律，有助于防止或减少不良反应的发生，使患者获得药物的最佳疗效。

（一）药物因素

1. 药物剂量　药物必须达到一定的剂量才能产生效应。临床上所指的药物治疗量或有效量，是指能对机体产生明显效应而不引起毒性反应的剂量。若药物超过有效量，则易引起毒性反应。

2. 药物剂型　药物的剂型不同，吸收的量与速度也不相同，进而影响药物作用的强弱和快慢。如在注射剂中，其水溶液比油剂、混悬液吸收快；在口服制剂中，其溶液比片剂、胶囊吸收快。

3. 给药途径　给药途径的不同可直接影响药效的快慢与强弱，不同的给药途径也会产生不同的药物效应，如硫酸镁，口服时有导泻与利胆的作用，而注射时会产生镇静和降压作用。

5. 给药时间　合理安排给药时间对提高疗效和降低毒副作用有着重要的影响。如口服药物，在饭前空腹服用，吸收较容易，药效较迅速，但如果是对胃黏膜有刺激性的药物，则必须于饭后服用；对肝、肾功能不良的药物，应适当调整给药间隔时间。

6. 联合用药　联合用药指两种或两种以上的药物同时或先后应用，其目的是增强疗效，减少不良反应。合理的联合用药还可避免耐药性的产生，如异烟肼和乙胺丁醇合用能增强抗结核作用，同时乙胺丁醇还可以延缓异烟肼耐药性的产生。而不合理的联合用药则会使药效下降，毒性增加，如静脉滴注青霉素和维生素 C 时，则维生素 C 可使青霉素的药效降低。有配伍禁忌的药物相互作用不仅使药物失效、变质，甚至还会产生有毒物质，如阿米卡星和链霉素配伍可导致肾功能损害。因此，护士应根据患者的用药情况，判断联合用药是否合理，并指导患者安全用药。

（二）机体因素

1. 生理因素

（1）年龄与体重：一般情况下，药物用量与体重成正比。《中华人民共和国药典》规定，14 岁以下为儿童用药剂量，14～60 岁为成人剂量，60 岁以上为老年人剂量。儿童剂量和老年人剂量应以成人剂量为参考酌情减量。

（2）性别：男女性别不同对药物的反应一般无明显的差异，但女性在用药时应注意药物对"三期"（即月经期、妊娠期、哺乳期）的影响。如子宫对泻药、子宫收缩药及刺激性较强的药物等较敏感，易引起痛经、月经量过多、流产或早产；某些药物可通过胎盘进入胎儿体内，对胎儿生长发育造成影响，严重的可导致畸形；某些药物可经乳汁进入婴儿体内而引起不良反应。所以，女性在月经期、妊娠期和哺乳期用药要慎重。

2. 病理因素 疾病可影响机体对药物的敏感性，也可改变药物在体内的代谢过程，因而影响药物的效应。肝、肾是药物代谢、消除的重要器官，当肝细胞受损时，某些主要在肝脏代谢的药物，如吗啡、苯巴比妥等必须减量、慎用或禁用；当肾功能受损时，某些主要经肾脏消除的药物，如呋塞米、氨基糖苷类抗生素等因半衰期延长，可在体内蓄积而引起中毒，故应减量或禁用。

3. 心理因素 心理因素在一定程度上可影响药物的疗效，如患者情绪的变化、对药物的信赖程度、是否配合治疗、医护人员的语言或暗示作用等情况，均能影响药物的治疗作用。因此，护士在给药过程中，应充分调动患者的主观能动性和抗病因素，以更好地发挥药效。

（三）饮食因素

1. 促进药物吸收，增强药效 如酸性食物可增加铁剂的溶解度，促进铁的吸收，增强疗效；高脂饮食可促进脂溶性维生素 A、维生素 D、维生素 E 的吸收；粗纤维食物可促进肠蠕动，增强驱虫剂的疗效等。

2. 干扰药物吸收，降低药效 如补充钙剂时不宜同吃菠菜，因菠菜中含大量草酸，后者与钙结合形成草酸钙，可影响钙的吸收，降低疗效；铁剂不能与茶水、高脂食物同时服用，因茶叶中的鞣酸与铁形成铁盐，可影响铁的吸收；脂肪既可抑制胃酸分泌，也可影响铁的吸收。

3. 改变尿液 pH 值，影响药效 如氨苄西林、呋喃妥因等在酸性尿液中杀菌力强，因此使用此类药物治疗泌尿系统感染时宜多吃荤食，如鱼、肉、蛋等，在体内代谢时能产生酸性物质，可酸化尿液，增强抗菌作用；若应用头孢菌素类、氨基糖苷类、磺胺类药物，可多吃素食，如蔬菜、豆制品、牛奶等，以碱化尿液，增强疗效。

项目二　口服给药法

口服给药是临床上最常用的给药方法。药物经口服后，通过胃肠道黏膜吸收而进入血液循环，达到全身或在局部发挥作用的一种方法。口服给药法方便、经济又比较安全，但药物吸收较慢，故不适用于急救、意识不清、呕吐频繁、吞咽困难及禁食的患者；此外，某些药物容易受胃肠道中的酸或酶破坏，而不宜采用口服给药。

一、目的

1. 治疗 减轻症状、治疗疾病，维持正常生理功能。

2. 诊断、预防 协助诊断、预防疾病。

二、摆药

（一）病区摆药

1. 用物 药柜（内有各种药物、量杯、滴管、乳体、药匙、纱布或小毛巾）、发药盘或发药车、药杯、小药牌、服药单（本），小水壶内备温开水。

2. 操作方法

（1）操作前：操作前应洗手、戴口罩，打开药柜将用物备齐。

（2）配药：按服药时间挑选小药牌，核对小药牌及服药单，无误后依床号顺序将小药牌插入发药盘内配药，注意用药的起止时间，先配固体药，后配水剂及油剂。

（3）分类摆药：摆固体药片、药粉、胶囊时应用药匙分发，同一患者的数种药片可放入同一个杯内，药粉或含化药须用纸包。

（4）摆水剂：摆水剂用量杯计量，左手持量杯，拇指置于所需刻度，右手持药瓶先将药液摇匀，标签朝上，举量杯使所需刻度与视线平行，缓缓倒入所需药量（图13-1），倒毕以湿纱布擦净瓶口放回原处。同时服用几种水剂时，须分别倒入几个杯内。更换药液品种应洗净量杯。

（5）药液不足1mL：须用滴管测量，以1mL为15滴计算。滴药时滴管稍稍倾斜，盛药前，药杯内应倒入少许温开水，以免药液附着杯壁，影响剂量。

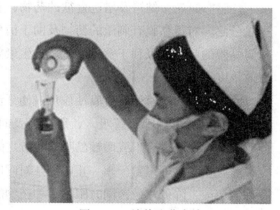

图 13-1 液体取药方法

（6）摆药毕：应将药物、小药牌与服药单全部核对一遍；发药前由别人再查对一次，无误后方可发药。

（二）中心药站

有的医院设有中心药站，为住院患者集中摆药。中心药站具有全院宏观调控药品，避免积压浪费，减少病区摆药、取药、退药、保管等繁琐工作。

病区护士每天查房后，将药盘及小药牌一起送到中心药站，由药站专人负责摆药、核对。摆药一次备一天量，病区护士核对无误后取回，按时发给患者。

各病区可另设一小药柜，存放少量的常用药、抢救药、针剂和极少量毒、麻、限制药品等，以备夜间及临时急用。

三、发药

1. **发药前** 备好温开水，携带发药车或发药盘，服药单进病室。

2. **准确发药** 按规定时间送药至床前，核对床号、姓名，并呼唤患者无误后再发药物，待患者服下后护士方可离开。抗生素类药物需在血液内保持有效浓度，必须准时给药。

3. **发药中特殊情况的处理** 对危重患者护士应予喂服，鼻饲患者应由胃管注入。若患者不在或因故不能当时服药者，将药品带回保管。更药或停药应及时告诉患者，如患者提出疑问，应耐心解释。

4. **发药后** 药杯用肥皂水和清水洗净，消毒擦干后，放回原处备用。油剂药杯应先用纸擦净后清洗再消毒，同时清洁药盘或发药车。

四、服药的健康教育

1. **服药时间** 健胃及增进食欲的药物，宜饭前服，因为刺激舌的味觉感受器，使胃液大量分泌。对胃黏膜有刺激的药物及助于消化的药物宜饭后服，使药物与食物混合，减少对胃黏膜的刺激，以利于食物消化。抗生素要严格按规定的时间准时给药，以维持血药的有效浓度。

2. **服药方式** 对牙齿有腐蚀作用或使牙齿染色的药物，如酸剂、铁剂，服用时应避免与牙齿接触，可用吸水管吸入，服用后及时漱口；缓释片、肠溶片、胶囊吞服时不可嚼碎；舌下含片应放舌下或两颊黏膜与牙齿之间待其溶化。

3. **服止咳糖浆不宜饮水** 止咳糖浆对呼吸道黏膜起安抚作用，服后不宜立即饮水，以免冲淡药液，降低疗效；同时服用多种药物的，应最后服用止咳糖浆。

4. **服磺胺药、发汗药多饮水** 磺胺类药物由肾脏排出，尿少时可析出结晶，堵塞肾小管，故应鼓励患者多饮水。后者起发汗降温，增强药物疗效的作用。

5. **强心苷类药物服药指导** 服用强心苷类药物者应告知患者自测脉率的方法，交代患者按时按量服药，若出现恶心、食欲不振、绿视、脉率异常，应及时寻求医师帮助，切勿自行增加药量；特殊情况漏服者，不可在下顿加服。护士发药前应先测脉率（心率）及心律，脉率（心率）低于 60 次 / 分或节律不齐者应停服，并报告医生进行处理。

6. **注意服药禁忌** 某些有相互作用的药物不能同时服用，如胃蛋白酶在碱性环境里能迅速失去活性，忌与碳酸氢钠、复方氢氧化铝等碱性药物同时服用。某些药物遇热易被破坏，忌用热饮送服或冲服，如脊髓灰质炎疫苗宜冷开水送服，1 小时内禁热饮。

7. 自备药　服用某些特殊药物的患者，凭医生处方整盒或整瓶领回后由患者自己保管药物。护士需及时督促这类患者按时按量服药，并注意观察药物反应。

项目三　雾化吸入法

📚 **案例导入**

患儿，男，3岁，因"重症肺炎"入院治疗，入院时体温39℃，呼吸急促，咳嗽咳痰。需进行超声雾化吸入。

问题：

如果你是责任护士，如何为患儿正确实施超声雾化吸入？

一、概念

雾化吸入法是指用雾化装置将水分或药液分散成较小的雾滴，使其悬浮于空气中，经口或鼻吸入以达到湿化呼吸道黏膜、祛痰、解痉、消炎等治疗目的。雾化吸入药物除了对呼吸道局部有治疗作用外，还可通过肺组织吸收，对全身产生疗效。由于雾化吸入法见效快，药物用量小，不良反应较轻，临床应用日渐广泛。目前常用的有超声雾化吸入法和氧气雾化吸入法。

二、目的与常用药物

1. 湿化呼吸道　稀释和松解黏稠的分泌物，常用药物如 α‑糜蛋白酶、乙酰半胱氨酸溶液（痰咳净）等。

2. 改善通气功能　解除支气管痉挛，保持呼吸道通畅，常用药物如氨茶碱、沙丁胺醇等。

3. 预防和治疗呼吸道感染　常用于胸部手术后、咽喉炎及肺炎等患者，常用药物如庆大霉素、卡那霉素、地塞米松等。

4. 化疗　间歇吸入抗癌药物，以治疗肺癌，常用药物如 5‑氟尿嘧啶、顺铂等。

三、雾化吸入方法

（一）超声波雾化吸入法

超声波雾化吸入法是利用超声波声能产生高频震荡，使药液变成细微的雾滴，随着吸入的空气散布在气管、支气管、细支气管等深部呼吸道而发挥疗效的方法。

1. 操作前准备

（1）评估：评估患者病情、治疗情况、意识状态、自理能力、心理状态及对超声雾化给药的认知及合作程度。

（2）备齐用物：准备超声雾化吸入器（图 13-2），按医嘱备药、弯盘、治疗巾等，检查雾化器是否完好，在水槽内加蒸馏水 250mL，水量要求浸没雾化罐底部的透声膜；将药液用生理盐水稀释至 30～50mL 放于雾化罐内，检查无漏水后，将雾化罐放入水槽内盖好。

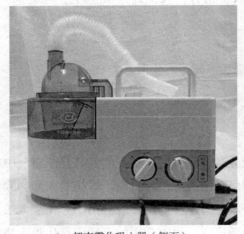 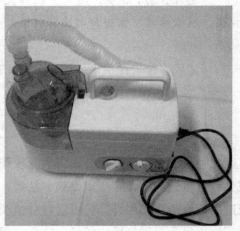

A. 超声雾化吸入器（侧面）　　　　　　　　B. 超声雾化吸入器（上面）

图 13-2　超声雾化吸入器

2. 核对解释　携用物至床旁，核对患者，解释超声雾化吸入的方法、目的、注意事项。

3. 舒适体位　协助患者取舒适卧位，颌下铺治疗巾。

4. 开始雾化　接通电源，调节定时开关至所需时间，一般每次吸入时间为 15～20 分钟；根据患者的病情需要，调节雾量大小，将口含嘴放入患者口中（或罩上面罩），并指导患者用嘴吸气，用鼻呼气，同时密切观察患者反应。

5. 结束雾化　治疗完毕，取下口含嘴结束雾化，先关雾化开关，再关电源开关。

6. 操作后处理　交代或协助患者漱口，擦净面部，取舒适卧位；将水槽内水倒掉。将雾化罐、螺纹管及口含嘴浸泡于消毒液中 1 小时，再洗净晾干备用；洗手，记录。

（二）氧气雾化吸入法

氧气雾化吸入法是利用一定压力的氧气或空气产生的高速气流，使药液为雾状，随吸气进入呼吸道产生疗效的方法。

1. 操作前准备

（1）评估：评估患者病情、治疗情况及心理状态。

（2）备齐用物：检查氧气雾化吸入器是否完好，并将药液稀释至 5mL，并注入雾化罐内。

2. 核对解释　携用物至床旁，核对患者，解释超声雾化吸入的方法、目的、注意事项。

3. 舒适体位　协助患者取舒适卧位。

4. 开始雾化　连接雾化器的接气口与氧气装置的橡皮管，调节氧气流量一般为 6～8L/min；指导患者手持雾化器，将吸嘴放入口中，紧闭口唇吸气，用鼻呼气，如此反复，直至药液吸完为止。

5. 结束雾化　治疗结束，取出雾化器，关闭氧气开关，结束雾化。

6. 操作后处理　整理用物及床单位，协助患者漱口，给患者舒适体位；记录雾化开始、结束的时间及患者的反应；将雾化器浸泡于消毒液中 1 小时，再清洗擦干备用。

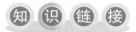

手压式雾化吸入法

手压式雾化器是将药液置于由适当的抛射剂制成的送雾器，由于送雾器内腔为高压，将其倒置，用拇指按压顶部时，其内阀门即打开，药液便从喷嘴喷出，随着深吸气的动作，药物经口缓慢地吸入，尽可能屏住呼吸（10秒左右），再呼气。每次喷 1～2 次，间隔时间不少于 3～4 小时。用后将药瓶置阴凉处保存。由于其出速极快，故 80% 的雾滴会直接喷到口腔及咽部黏膜。临床多用于哮喘患者，以减轻支气管痉挛。

【注意事项】

1. 检查　使用前，先检查仪器各部件有无松动、脱落等异常情况。

2. 严格执行查对、消毒制度　以防差错、事故及交叉感染的发生。

3. 规范使用　超声波雾化吸入器水槽底部的晶体换能器和雾化罐底部的透声膜薄而质脆，易破碎，操作过程中应动作轻、稳，以免损坏；水槽中应有足够的蒸馏水，槽内水温不能超过 50℃，切忌加温水或热水；连续使用超声波雾化器时，中间应间隔 30 分钟。

4. 安全有效　氧气雾化吸入时，严禁接触烟、火和易燃品。氧流量不可过大，以免损坏雾化器颈部；氧气湿化瓶内不装水，以免药液稀释。

5. 加强健康教育　（根据患者的实际需要进行）重点指导患者如何配合操作以及预防呼吸道疾病。

项目四　注射法

📚 案例导入

患者，男，50岁，3天前因受凉淋雨后，出现咳嗽、咽痛伴流涕，全身不适，四肢乏力，就诊时体温39.5℃，诊断为急性上呼吸道感染。医嘱：复方氨林巴比妥注射液2mL肌内注射。

问题：

（1）执行该医嘱时护士应遵循哪些原则？

（2）患者怕肌内注射带来疼痛，护士如何做到"无痛注射"？

（3）如何正确选择注射部位？

注射给药法是将一定量的无菌药液或生物制剂注入体内的方法。注射给药的主要特点是药物吸收快，血药浓度迅速升高，适用于各种原因不宜口服给药或需要药物迅速发生疗效的患者。因此，护士必须熟练掌握各种注射法的操作规程，确保患者安全、有效，防止感染及并发症的发生。常用的注射法有皮内注射、皮下注射、肌内注射、静脉注射。

一、注射原则

（一）严格执行查对制度

1. 三查七对　严格执行"三查七对"制度，确保用药安全。

2. 认真检查药物质量　发现药液混浊、变色、沉淀，药物已过有效期，安瓿有裂痕，密封瓶盖松动等情况均不能使用。

3. 注意药物的配伍禁忌　若几种药物同时注射，在确认无配伍禁忌后方可进行。

（二）严格遵守无菌操作技术原则

1. 注射前的要求　环境清洁，符合无菌技术操作基本要求；操作者应衣帽整洁，洗手，戴口罩。

2. 注射用物符合无菌要求　注射所用无菌物品在灭菌有效期内，一次性用品包装完好无漏气。

3. 注射部位皮肤消毒　用2%碘酊棉签以注射点为中心，由内向外螺旋式涂擦，消毒范围直径应在5cm以上，待干后，用70%乙醇棉签脱碘后注射；或用安尔碘涂擦消毒1～2遍，待干后即可注射。

（三）选择合适的注射器与针头

根据药液量、黏稠度、刺激性强弱、注射方法及患者情况，选择合适的注射器和针头。注射器要无裂缝，完整，不漏气。针头要锐利，无钩，无弯曲，型号合适。注射器与针头紧密衔接。一次性注射器的包装应密封，且在有效期内。

（四）注射药液应现用现配

注射药液应现用现配，即时注射，以免放置时间过久，药物疗效降低或被污染。

（五）选择合适的注射部位

选择注射部位应避开血管、神经，不可在局部有硬结、损伤、炎症、瘢痕处进针。对需长期进行注射的患者，应经常更换注射部位。静脉注射时选择的血管应由远心端到近心端。

（六）注射前排尽空气

注射前必须排尽注射器内空气，以免空气进入血管形成空气栓塞。

（七）掌握合适的进针深度

各种注射法分别有不同的进针深度要求。进针时不可将针梗全部刺入皮肤内，防止不慎发生断针时处理困难。

（八）推药前检查回血

进针后、注射药液前应抽动活塞，检查有无回血。动、静脉注射必须有回血后方可注入药液。皮下、肌内注射时，抽吸无回血方可注入药液；如有回血，应迅速拔针，不可将药液注入血管内。

（九）掌握无痛注射技术

1. 分散注意力 解除患者的思想顾虑，分散其注意力；指导患者做深呼吸，尽可能地身心放松。

2. 舒适体位 指导并协助患者采取舒适体位，以利肌肉放松，易于进针。

3. 注射时做到"二快一慢" 即进针与拔针要快，推注药液速度要慢、均匀。

4. 特殊药物注射要求 对刺激性强的药物或油剂，应选择长针头，进针要深，以免引起疼痛和硬结。注射完毕拔针时，适当延长按压穿刺点的时间。如需同时注射几种药物，一般先注射刺激性较弱的药物，然后注射刺激性较强的药物。

（十）严格执行消毒隔离制度，防止交叉感染

注射时，要做到一人一针一管、一人一根止血带、一人一个垫枕。所用过的一次性物品按医疗垃圾处理原则，统一进行处理。

二、注射前准备

（一）用物准备

1. 核对医嘱 核对注射卡和医嘱单，核对无误后签名。

2. 备注射盘

（1）皮肤消毒液：2% 碘酊、70% 乙醇或安尔碘。

（2）无菌持物钳罐：内存无菌持物钳或镊。

（3）其他：消毒棉签、铺好的无菌盘、无菌纱布、弯盘，免洗手消毒液等，必要时备砂轮、开瓶器。

3. 备注射器和针头　型号合适，包装完好、无漏气，在有效期内。

（1）注射器：注射器由空筒、活塞两部分组成（图 13-3）。空筒前端为乳头部，空筒上标有容量刻度；活塞包括活塞体、活塞轴、活塞柄。其中乳头、空筒内壁、活塞体应保持无菌，不得用手触摸。

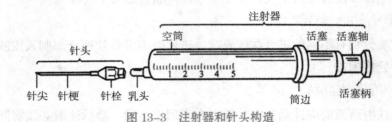

图 13-3　注射器和针头构造

（2）针头：针头分为针尖、针梗、针栓三个部分（图 13-3）。除针栓外壁外，其余部分不得用手指触摸，以防污染。注射器规格、针头型号及主要用途见表 13-2。

表 13-2　注射器规格、针头型号及主要用途

注射器规格	针头型号	主要用途
1mL	4～5	皮内注射、注射小剂量药液
2mL、5mL	6～7	皮下注射、肌内注射、静脉采血
10mL、20mL、30mL、50mL、100mL	7～12	静脉注射、静脉输血、采血、各种穿刺

4. 注射药物及其他　遵医嘱准备，常用的有溶液、油剂、混悬剂、结晶、粉剂等。

（二）抽吸药液

1. 自安瓿内抽取药液的方法

（1）折断安瓿：查对药名后将安瓿顶端药液弹至体部，用 75% 乙醇消毒颈部，用砂轮在安瓿颈部划一锯痕后重新消毒安瓿（易折安瓿无需锯痕），取无菌纱布裹住安瓿并折断，检查药液内有无玻璃碎屑。

（2）抽吸药液（图 13-4）：备注射器及针头，持注射器刻度朝上，针尖斜面向下，放入安瓿内的液面下，抽动活塞，吸取药液。

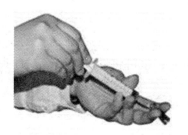 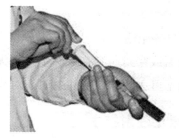

A. 自小安瓿内吸取药液　　　　　　　B. 自大安瓿内吸取药液

图 13-4　自安瓿内吸取药液

2. 自密封瓶内吸取药液法

（1）消毒瓶塞：用启瓶器除去铝盖中心部分，常规消毒瓶盖顶部及其周围。

（2）抽吸药液：备注射器及针头，注射器内吸入与所需药液等量的空气后将针头插入瓶塞内并注入空气（图 13-5A），倒转药瓶，使针头在液面以下，吸取药液至所需量后（图 13-5B），以食指固定针栓，拔出针头。

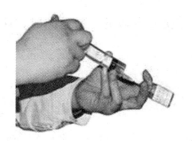 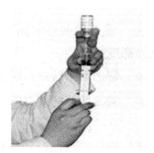

A. 注入等量空气　　　　　　　　　　B. 抽吸药液

图 13-5　自密封瓶内吸取药液

3. 其他药物抽取法　吸取结晶和粉剂药物时，先抽吸无菌生理盐水或专用溶媒注入瓶中，将结晶或粉剂溶化，待药物充分溶解后吸取；如为混悬液须摇匀后立即抽取；油剂可先加温（易被热破坏者除外）或将药瓶用两手对搓后，用稍粗针头吸取。

（三）排尽空气

将针头垂直向上，先回抽活塞使针头内的药液流入注射器内，并使气泡聚集在乳头处，再轻推活塞，排出空气（图 13-6）。

（四）再次查对

再次查对药瓶与注射卡，确认药名、浓度、剂量

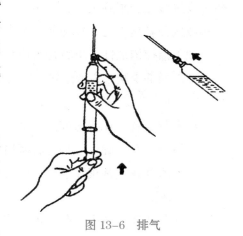

图 13-6　排气

均无误。

（五）保持无菌

将空安瓿或密封瓶套在针头上放于无菌盘内备用；也可将针头护套套在针头上，但安瓿或密封瓶不可丢弃，以便注射时查对。

三、常用注射技术

常用注射法包括皮内注射法、皮下注射法、肌内注射法和静脉注射法。

（一）皮内注射法

皮内注射法：将少量药液注射于表皮与真皮之间的方法。

【目的】

1. 过敏试验　对某种药物进行过敏试验，以观察有无过敏反应。

2. 预防接种

3. 局部麻醉　局部麻醉的起始步骤。

【部位】

1. 皮内试验　常选用前臂掌侧下段处，因该处皮肤较薄，易于注射，且此处肤色较淡，易于辨认局部反应。

2. 预防接种　常选用上臂三角肌下缘。

3. 局部麻醉　实施局部麻醉处的局部皮肤。

【评估】

1. 核对医嘱　确认医嘱无误，核对注射卡和医嘱相符。在核对者处签全名。

2. 患者评估

（1）病情及操作目的：了解患者的病情、注射目的。若为过敏试验，应了解患者的用药史或过敏史、家族史，目前是否处于空腹、紧张、疲劳或麻醉状态；若为预防接种，需了解被接种者是否已到接种期，有无发热等接种禁忌证。

（2）治疗依从性：患者是否理解操作目的，是否愿意配合操作及合作程度。

（3）局部皮肤：患者注射部位的皮肤是否完整无损，有无瘢痕、炎症及色素沉着现象。

【计划】

1. 患者准备　在病房或注射室等待注射，勿离开。

2. 护士准备　确认了解患者病情及注射目的，具备操作相关知识与能力。

3. 用物准备　常规注射盘、注射卡、按医嘱准备药物、1mL 注射器及 4～5 号针头。

【实施】

1. 准备药液　洗手，戴口罩，按注射前准备的要求抽吸好药物，置于无菌盘中备用。

2. 查对解释　携用物到患者处，核对床号、姓名、注射卡。确认患者准备妥当，向患者简要介绍操作过程及配合方法。

3. 消毒排气 指导患者取舒适卧位并暴露注射局部，选择注射部位，常规消毒皮肤，待干。取出无菌盘中备好的药液，再次查对药物并排尽注射器内空气。

4. 进针推药 左手绷紧注射部位皮肤，右手持注射器，针头斜面向上，与皮肤呈 5° 刺入皮内（图 13-7）。待针头斜面完全进入皮内后，放平注射器，左手拇指固定针栓，右手推活塞，注入药液。

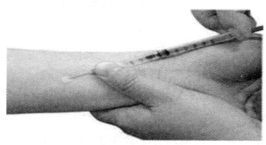

图 13-7　皮内注射

5. 拔针 预防接种者，注射完毕迅速拔出针头，取无菌干棉签按压针眼。局麻者继续向深层浸润注射后拔出针头，按压针眼。分离针头至锐器盒，注射器放入医疗垃圾桶。

6. 查对整理 再次查对注射卡、药瓶与患者，确认注射无误。协助患者取舒适卧位，交代患者注射后注意事项。

7. 记录观察 洗手，脱口罩，记录医嘱执行情况，观察患者用药后反应。

【注意事项】

1. 严格执行注射原则，做到安全注射。

2. 注射时针尖斜面必须全部进入皮内，以免药液漏出；但进针角度不能过大，特别是卡介苗皮内注射时切不可注射到皮下，以免引起严重深部脓肿。

3. 预防接种者告知患者或家属正常的接种后反应，卡介苗接种者局部出现红肿时不能热敷。

4. 注射目的若为药物过敏试验，其操作注意事项详见项目五中的青霉素过敏试验。

（二）皮下注射法

皮下注射法：将少量药液或生物制剂注入皮下组织的方法。

【目的】

1. 预防接种。

2. 局部麻醉用药。

3. 不宜口服给药且需要在一定时间内发生药效者，如胰岛素、阿托品、肾上腺素等药物的注射。

【部位】常选用上臂三角肌下缘、腹壁、后背、大腿前侧和外侧。

【评估】

1. 核对医嘱 确认医嘱无误，核对注射卡和医嘱相符。在核对者处签全名。

2. 患者评估

（1）病情及操作目的：了解患者的病情、注射目的及治疗情况。

（2）治疗依从性：患者是否理解操作目的，是否愿意配合操作及合作程度。

（3）注射部位：患者注射部位的皮肤情况，长期胰岛素注射者，是否有轮换注射部位的计划。

【计划】

1. 环境准备 必要时拉下床帘，或屏风遮挡患者。

2. 患者准备 了解注射目的及注意事项，在病房或注射室等待注射，勿离开。接受胰岛素注射者，注射前未进食。

3. 护士准备 确认了解患者病情与皮下注射的目的，具备操作相关知识与能力，洗手，戴口罩。

4. 用物准备 常规注射盘 1 套、注射卡、按医嘱准备药液、1 ~ 2mL 注射器及 5 ~ 6 号针头。药液少于 1mL 时用 1mL 注射器，以保证注入的药物剂量准确无误。

【实施】

实施步骤	操作要点说明
1. 准备药液 洗手，戴口罩，按注射前准备的要求抽吸好药物，置于无菌盘中备用。	
2. 核对解释 携用物至患者处，查对并解释	· 确认患者，取得合作 · 注射餐前胰岛素者，确认患者已备好食物
3. 消毒排气 选择注射部位，常规消毒皮肤、待干，打开无菌盘，取出抽好药液的注射器再次查对，排尽空气	·
4. 快速进针 一手绷紧局部皮肤，一手持注射器，示指固定针头斜面向上，与皮肤呈 30°~ 40°，快速将针梗的 1/2 ~ 2/3 刺入皮下（图 13-8）	· 进针角度不宜超过 45°，以免刺入肌层
5. 查回血 松开绷皮肤的手，抽动活塞，检查有无回血	· 确认针头未刺入血管内
6. 推注药物 如无回血，缓慢推注药液	· 如有回血，拔出针头重新注射
7. 拔针按压 注射毕，用干棉签轻压针刺处，快速拔针后按压片刻	· 压迫至松手不出血为止
8. 查对安置 再次查对，安置患者	
9. 整理记录 整理床单位，清理用物，洗手，脱口罩，记录	· 用物严格按消毒隔离原则处理

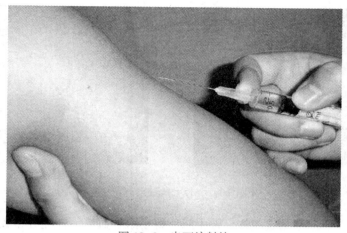

图 13-8 皮下注射法

【注意事项】

1. 进针角度 针头刺入角度不应超过 45°，对于过瘦者须捏起局部组织或适当减小进针角度，以免针头刺入肌层。

2. 药量准确 注射药液不足 1mL 时，必须用 1mL 注射器，以保证注入药液量准确。

3. 注射部位 长期皮下注射的患者，应有计划地更换注射部位，避免局部出现硬结，影响药物吸收。

4. 禁忌 剂量过大或刺激性较强的药物不宜做皮下注射。

【健康教育】对需要长期注射者，应指导病人学会正确实施自我注射。帮助患者建立轮流交替注射部位的计划，经常更换注射部位，有利于药物的充分吸收。

（三）肌内注射

肌内注射是将少量药液注入肌肉组织内的方法。人体肌肉组织有丰富的毛细血管网，因此，药物注入肌肉组织后，吸收迅速而完全。

【目的】

1. 注射不宜采用口服或不宜静脉注射且要求比皮下注射更快获得疗效的药物。

2. 注射刺激性较强或剂量较大的药物。

【部位】

注射部位多选择肌肉较丰厚，远离大血管及神经的部位。最常用的部位是臀大肌，其次为臀中肌、臀小肌、股外侧肌、上臂三角肌。

1. 臀大肌注射定位法 注射时，为避免损伤坐骨神经，定位方法有两种：①十字法（图 13-9A）：从臀裂顶点向右或向左作一水平线，然后从髂嵴最高点作一垂直平分线，将一侧臀部分为四个象限，其外上象限避开内下角（髂后上棘至股骨大转子连线），即为注射区。②联线法（图 13-9B）：取髂前上棘与尾骨连线的外上 1/3 处为注射部位。

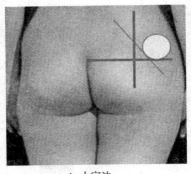
A. 十字法

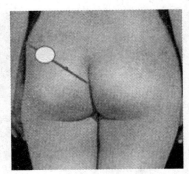
B. 联线法

图 13-9　臀大肌注射定位法

2. 臀中肌、臀小肌注射定位法　臀中肌、臀小肌处血管、神经分布较少，且脂肪组织较薄，目前已广泛使用。其定位方法有两种：①构角法（图 13-10A）：操作者以食指尖、中指尖分别置于患者髂前上棘和髂嵴下缘处，这样患者髂嵴和操作者食指、中指之间便构成一个三角形区域，即为注射部位。②三横指法（图 13-10B）：髂前上棘外侧三横指处（以患者的手指宽度为标准）。

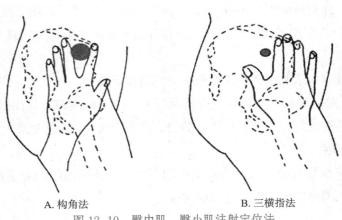

A. 构角法　　　　　　　　　　　　B. 三横指法

图 13-10　臀中肌、臀小肌注射定位法

3. 股外侧肌注射定位法　大腿中段外侧，一般成人在髋关节下 10cm 至膝上 10cm、宽约 7.5cm 的范围内为注射部位（图 13-11）。此处大血管、神经干很少通过，适用于多次注射。

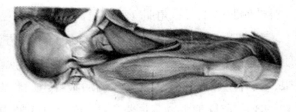

图 13-11　股外侧肌注射定位法

4. 上臂三角肌注射定位法 上臂外侧，肩峰下2～3横指处为三角肌注射部位（图13-12）。此处肌肉不如臀部肌肉丰厚，只能做小剂量注射。

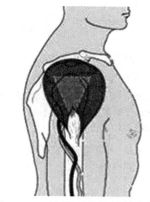

图 13-12　上臂三角肌注射定位法

【评估】

1. 核对医嘱 确认医嘱无误，核对注射卡和医嘱相符。在核对者处签全名。了解药物的刺激性与黏稠度。

2. 患者评估

（1）病情及操作目的：了解患者病情、注射目的及治疗周期计划。注射致敏药物前需了解患者的用药史、皮试结果情况。

（2）患者依从性：患者是否理解操作目的，是否愿意配合操作及合作程度。

（3）注射部位：患者注射部位皮肤、肌肉组织情况及肢体活动能力。

【计划】

1. 环境准备

（1）保护隐私：酌情放下窗帘，设屏风或拉开床帘，请无关人员暂时回避。

（2）防止受凉：根据季节调节室温。

2. 患者准备 了解肌内注射的目的及注意事项，在病房或注射室等待注射，勿离开。

3. 护士准备 确认了解患者病情与注射目的，具备操作相关知识与能力。

4. 用物准备 常规注射盘1套、注射卡、按医嘱准备的药液、2～5mL注射器及6～7号针头。

【实施】

实施步骤	操作要点说明
1. 准备药液 洗手，戴口罩，按注射前准备的要求抽吸好药物，置于无菌盘中备用。	
2. 核对解释 携用物至床旁，再次核对	·确认患者，取得合作
3. 备体位 协助患者取合适体位	·为使臀部肌肉松弛，减少疼痛，常取下列体位 （1）侧卧位：上腿伸直放松，下腿稍弯曲 （2）俯卧位：足尖相对，足跟分开，头偏向一侧 （3）仰卧位：两腿伸直，自然仰卧，常用于危重或不能翻身的患者，注射在臀中肌、臀小肌 （4）坐位：凳子稍高，嘱患者坐稳，放松局部肌肉
4. 定位消毒 选择注射部位、定位，常规消毒皮肤、待干	

实施步骤	操作要点说明
5. 核对排气　打开无菌盘，取出药液再次核对，并排尽空气	·刺激性强的药液可采用留置气泡技术
6. 穿刺进针　一手拇指、示指绷紧局部皮肤，一手执笔式持注射器，中指固定针栓，将针头迅速垂直刺入针梗的2/3（图13-13A）	·切勿将针梗全部刺入，以防针梗从根部衔接处折断，难以取出 ·消瘦者及患儿的进针深度酌减
7 查回血　松开绷紧皮肤的手，抽动活塞，检查有无回血（13-13B）	·确认针头未刺入血管内
8. 推药观察　如无回血，缓慢注入药液（13-13C），同时观察患者的表情及反应	·体现"两快一慢"
9. 拔针按压　注射毕，快速拔针，用干棉签轻压进针处，按压片刻（13-13D）	·防止药液外渗与溢出
10. 整理记录　再次进行核对，协助患者取舒适卧位，整理床单位，清理用物，洗手，脱口罩，做好记录	·用物处理严格按消毒隔离原则分类处理

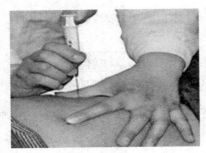

A. 进针

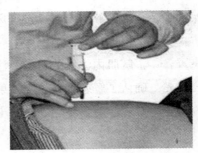

B. 抽回血

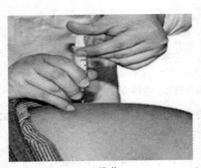

C. 推药

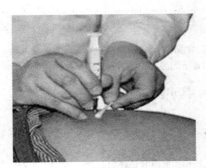

D. 拔针

图 13-13　肌内注射

【注意事项】

1. 严格遵循注射原则　做到安全注射。

2. 进针深度　注射时，切勿将针梗全部刺入，以防针梗从根部衔接处折断，无法取出。若针头折断，应嘱患者保持原位不动，护士一手固定局部组织，以防断针移位，另一手迅速用止血钳夹住断端拔出；如断端全部刺入肌肉组织，立即请外科医生行手术取出。对消瘦者或小儿进针深度应酌减。

3. 幼儿注射 2 岁以内小儿不宜选择臀大肌注射，因幼儿臀大肌发育不完善，有损伤坐骨神经的危险，可选用臀中、小肌或股外侧肌注射。

4. 轮换注射部位 需长期肌内注射的患者，应经常更换注射部位，以利于药物的充分吸收，防止组织损伤或皮下硬结。

【健康教育】

1. 体位 臀部肌肉注射时，为使臀部肌肉放松，减轻疼痛与不适，可嘱患者取侧卧位、俯卧位、仰卧位或坐位。为使局部肌肉放松，患者侧卧位时上腿伸直，下腿稍弯曲；俯卧位时足尖相对，足跟分开，头偏向一侧。

2. 硬结的处理 注射后局部不宜立即热敷或按摩，以免局部皮下出血。对因长期多次注射出现局部硬结的患者，教会其局部热敷的方法：用 50% 硫酸镁进行湿敷，或配合理疗，以促进炎症消退和药物吸收。

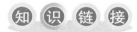

留置气泡技术

留置气泡技术是用注射器抽吸药液后，再吸进 0.2～0.3ml 空气的方法。注射时，气泡在上，当全部药液注入后，再注入空气。其原理为，该方法可使针头部位的药液全部进入肌肉组织内，并预防拔出针头时药液渗入皮下组织，从而减低组织受刺激的程度，减轻病人不适。再者，亦可将药液限制在所注射的肌内局部，以利其吸收。

（四）静脉注射法

静脉注射法：由静脉注入无菌药液的方法。药液可直接进入血液循环而达全身，是作用最快的给药方法。

【目的】

1. 注入药物 注入不宜口服、皮下或肌内注射又需迅速发生药效的药物。

2. 诊断性检查 注入药物以协助临床诊断，如胆囊 X 线摄片、肾功能检查前注入药物等。

3. 静脉输液、输血或营养治疗的前驱步骤

【部位】

1. 四肢浅静脉 上肢常用贵要静脉、正中静脉、头静脉、腕部及手背静脉，下肢常用大隐静脉、小隐静脉、足背静脉（图 13-14）。

2. 股静脉　位于股三角区，在股动脉和股神经的内侧（图 13-15）。

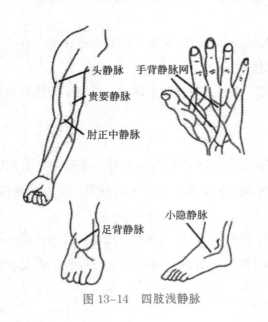

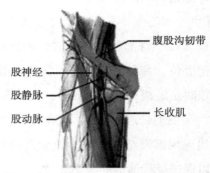

图 13-14　四肢浅静脉　　　　图 13-15　股动脉、股静脉的解剖位置

【评估】

1. 核对医嘱　确认医嘱无误，核对注射卡和医嘱相符。在核对者处签全名。了解药物的性质。

2. 患者评估

（1）病情及操作目的：了解患者的病情、意识状态、注射目的，治疗周期计划。

（2）治疗依从性：患者是否理解操作目的，是否愿意配合操作及合作程度。

（3）注射部位：患者注射部位的皮肤情况，静脉是否明显、静脉充盈度及静脉管壁弹性，肢体的血液循环情况。

【计划】

1. 环境准备　光线明亮，同室病友无铺床类灰尘飞扬的操作。

2. 患者准备　患者或家属了解静脉注射的目的及注意事项，在病房或注射室等待注射，勿离开。末梢循环不良的患者，可用热水袋局部热敷，以使静脉充盈。

3. 护士准备　确认了解患者病情与注射目的，具备操作相关知识与能力。

4. 用物准备　常规注射盘 1 套、注射卡，按医嘱准备药液，根据药量选定注射器及 7～9 号针头或头皮针，另备止血带、小垫枕和一次性垫巾、胶贴，必要时备手套。

【实施】

实施步骤	操作要点说明
1. 准备药液 洗手，戴口罩，按注射前准备的要求抽吸好药物，置于无菌盘中备用	·严格执行查对制度和无菌操作原则
2. 核对解释 携用物至床旁，再次核对	·确认患者，取得合作
3. 选择静脉进行穿刺	
➤ 四肢浅静脉注射 （1）选择合适静脉：在穿刺部位下方垫小枕；在穿刺部位上方（近心端）约6cm处扎止血带，选择静脉，再松开止血带	·选择粗直、弹性好、易于固定的静脉，避开关节和静脉瓣
（2）常规消毒皮肤，待干，再扎上止血带，嘱患者握拳	·止血带末端向上
（3）从无菌盘取出药液，再次查对，接头皮针并排尽空气	·使静脉充盈、显露，便于穿刺
（4）以左手拇指绷紧静脉下端皮肤，使其固定；右手持拇指示指持头皮针翼，针头斜面向上，与皮肤呈15°～30°角自静脉上方或侧方刺入皮下，再刺入静脉（图13-16A），见回血，再沿静脉推进少许	·穿刺时应沉着，一旦出现局部血肿，立即松开止血带，拔出针头，按压局部，另选其他部位静脉穿刺 ·见暗红色血液回流，提示针头进入静脉
（5）松开止血带，嘱患者松拳，固定针头（图13-16B）	
➤ 股静脉注射 （1）协助患者取仰卧位，穿刺侧下肢伸直略外展外旋，常规消毒局部皮肤	·有出血倾向者不宜采用股静脉注射 ·必要时穿刺侧股下可垫小枕以显露注射部位
（2）抽吸药液，再次查对，排尽空气	
（3）术者按无菌技术原则戴上无菌手套，一手示指和中指于腹股沟处扪及股动脉搏动最明显部位并固定，另一手持注射器，针头和皮肤呈90°或45°角，在股动脉内侧0.5cm处刺入，抽动活塞见有暗红色血液，固定针头	·抽出暗红色血液，提示针头已进入股静脉
4. 推注药液 缓慢推注药液	·注药过程中要缓慢地试抽回血，以检查针头是否仍在静脉内，如有局部疼痛或肿胀隆起，抽无回血，应拔出针头，更换部位，重新注射
5. 拔针按压 注射毕，将干棉签放于穿刺点上方，快速拔出针头，按压片刻	·按压2～3分钟松手不出血为止 ·股静脉注射，拔针后局部用无菌纱布加压止血3～5分钟，以免引起出血或形成血肿
6. 整理记录 整理并做好记录再次核对，协助患者取舒适卧位，整理床单位，清理用物。洗手，做好记录	·用物处理严格按消毒隔离原则进行

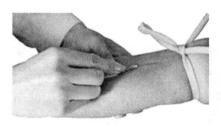
A. 注射器进针法

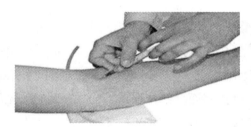
B. 静脉注射推药

图 13-16 静脉注射法

【注意事项】

1. 静脉选择　一般选择弹性好、粗直、相对固定、避开关节部位的静脉。为保护血管，应有计划地自远心端至近心端选择血管。

2. 注射速度　根据病情及药物性质调整注入药物的速度，必要时使用微量注射泵。注射中随时听取患者主诉，观察患者局部皮肤及病情变化。

3. 防止药物外渗　注射对组织刺激性强的药物时，注射前应以生理盐水作为穿刺引导药液，穿刺后先注入少量生理盐水，证实针头在血管内后，再换药液推注，以防药液外渗于皮下而发生组织坏死。注射过程中定期抽回血，以确认针头是否在血管内。如静脉出现烧灼感、触痛或其他异常感觉，用50%硫酸镁湿敷或报告医生进行处理。保持皮肤清洁，以防发生感染。

4. 职业防护　患者不合作而使操作者有针刺伤风险，或为经血液传播疾病患者穿刺时，操作者必须戴手套。

5. 股静脉穿刺　穿刺中若回血呈鲜红色，表示误刺入股动脉，应立即拔出针头，并用无菌纱布压迫穿刺处5～10分钟，直至无出血为止，再改用另一侧股静脉重新穿刺；有出血倾向的患者禁忌股静脉穿刺。

6. 健康教育　指导患者拔针后的正确按压方法，告知穿刺局部不宜热敷，穿刺侧肢体短时间内不宜剧烈活动。

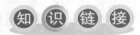

微量注射泵

微量注射泵是电子调速注射装置，能将小剂量药液持续、均匀、定量注入人体静脉内，操作便捷、定时、定量，根据病情需要可随时调整药物浓度、速度，使药物在体内能保持有效血药浓度。运用微量泵抢救危重患者，能减轻护士工作量，提高工作效率，准确、安全、有效地配合医生抢救。临床上常用于小儿静脉注射，及某些药物如度冷丁、毛花苷丙、硫酸镁、氨茶碱等静脉注射。

【静脉穿刺失败的常见原因】

1. 针头未刺入静脉内　穿刺时，因进针角度过小或因静脉滑动，针头刺入皮下组织，抽吸无回血，推注药液可见局部皮肤隆起并有疼痛。

2. 针头斜面一部分在血管内　穿刺时，见回血后未平行进针或推进针尖斜面不完全；或在穿刺成功后，因固定不当或松解止血带方法欠妥，导致针头移位，使针尖斜面部分在血管外，抽吸可见回血，推药时部分药液渗出至皮下组织，局部皮肤隆起并伴有疼痛。

3. **针头刺破对侧血管壁** 针头刺入略深，即针头斜面部分穿破对侧静脉管壁，抽吸有回血，推注时部分药液溢至深部组织，虽局部皮肤暂无明显隆起，但患者有明显疼痛感。

4. **针头刺入深层组织** 针头刺入过深，即针头穿透对侧静脉管壁后进入深层组织，抽吸无回血，推注药液时局部皮肤无隆起，但有疼痛感。

【特殊病人的穿刺要点】

1. **肥胖患者** 肥胖者皮下脂肪较厚，静脉位置较深，不明显，但相对固定，注射时，在摸清血管走向后由静脉上方进针，进针角度可稍加大，但一般不超过40°。

2. **水肿患者** 可沿静脉解剖位置，用手按揉局部，并按压血管周围的浮肿部位，以暂时驱散皮下水分，使静脉充分显露后再行穿刺。

3. **脱水患者** 血管充盈不良，穿刺困难。可做局部热敷、按摩，待血管充盈后再穿刺。

4. **老年患者** 老人皮下脂肪较少，静脉易滑动且脆性较大，针头难以刺入或易穿破血管对侧。注射时，可用手指分别固定穿刺处静脉上下两端，再沿静脉走向穿刺。

5. **烧伤患者** 烧伤严重的患者，选择血管较困难，不便扎止血带，也不易固定。应首选健康皮肤处的血管，以指压法代替止血带，穿刺成功以后用无菌纱布覆盖针眼以绷带固定。烧伤愈合的浅表静脉十分脆弱，不宜选择小血管，以防血管破裂，药液渗出。

项目五 药物过敏试验法及过敏反应的处理

📖 案例导入

患者，男，23岁，化脓性扁桃体炎。医嘱：青霉素皮试。皮试5分钟后患者突然感到胸闷、气促，且面色苍白、出冷汗，脉细弱，测血压为60/46mmHg。

问题：

（1）请判断该患者出现了什么情况？

（2）立即采取的急救措施包括哪些？

某些药物在临床上使用过程中，常可引起不同程度的过敏反应。为了合理使用药物，充分发挥药物疗效，防止过敏反应的发生，在使用某些药物前除须详细询问患者的过敏史、用药史、家族史外，还须做药物过敏试验。在做药物过敏试验过程中，要准确配制药液，熟练掌握操作方法，认真观察患者反应，正确判断结果，做好发生过敏反应时的抢救准备，熟练掌握抢救技术。

一、青霉素过敏试验法及过敏反应的处理

青霉素主要用于敏感的革兰阳性球菌、阴性球菌和螺旋体感染。青霉素毒性较低，最常见的不良反应是过敏反应，其发生率在各种抗生素中最高，为3%～6%。常发生于多次接受青霉素治疗者，偶见初次用药患者。由于任何剂型和剂量、任何给药途径与时间、任何年龄，均可能发生过敏反应，因此使用任何青霉素制剂时均应做过敏试验，结果阴性方可用药，同时要加强用药前后监测，及时发现过敏反应并处理。

（一）青霉素过敏发生的原因

青霉素过敏反应发生的根本原因是抗原和抗体的相互作用。青霉素本身不具有免疫原性，其制剂中所含的高分子聚合体及其降解产物（青霉噻唑和青霉稀酸）作为一种半抗原，这些物质进入机体后与蛋白质、多糖及多肽类结合形成全抗原，刺激机体产生特异性抗体 IgE。IgE 黏附于某些组织如皮肤、鼻咽部、支气管黏膜下微血管壁周围的肥大细胞上或血液中的嗜碱性粒细胞表面，使机体呈致敏状态。当过敏体质的人再次接触该抗原时，抗原即和抗体在致敏细胞上相互作用，导致肥大细胞破裂，释放出生物活性物质，如组胺、缓激肽、5-羟色胺等血管活性物质，引起平滑肌痉挛、腺体分泌增多、毛细血管扩张及通透性增强，从而产生一系列过敏反应的临床表现。

（二）青霉素过敏反应的临床表现

1. 过敏性休克　属于 I 型变态反应，是过敏反应中最严重的一种反应。过敏性休克的发生率为5～10人/万人，多在用药后5～20分钟内发生，反应迅速的甚至在用药后数秒内发生，也有极少数患者发生于连续用药的过程中。过敏性休克的主要临床表现有：

（1）呼吸系统症状：喉头水肿、支气管痉挛和肺水肿引起胸闷、气促、哮喘、呼吸困难等，并伴有濒死感。

（2）循环系统症状：周围血管扩张导致有效循环血量不足而引起面色苍白、冷汗、发绀、脉细弱、血压下降等。

（3）中枢神经系统症状：脑组织缺氧引起头晕眼花、四肢麻木、意识丧失、抽搐、大小便失禁等。

2. 血清病型反应　属于 III 型变态反应，也称免疫复合物型变态反应。一般于用药后7～12天发生症状，临床表现与血清病相似，有发热、关节肿痛、皮肤瘙痒、荨麻疹、全身淋巴结肿大、腹痛等。

3. 器官或组织的过敏反应

（1）皮肤过敏反应：瘙痒、荨麻疹，严重者发生剥脱性皮炎。

（2）呼吸道过敏反应：可引起哮喘或促发原有的哮喘发作。

（3）消化系统过敏反应：恶心、呕吐、腹痛、腹泻、便血等。

上述症状可单独出现也可同时存在，临床上最早出现的是呼吸道过敏症状或皮肤瘙痒。因此，护士必须观察患者用药后的反应，认真倾听患者的主诉。

（三）青霉素过敏性休克的急救措施

1. 就地抢救 立即停药，进行抢救，使患者平卧，注意保暖。

2. 首选肾上腺素注射 立即皮下注射 0.1% 盐酸肾上腺素 0.5 ～ 1mL，小儿酌减。如症状不缓解，可每隔 30 分钟皮下或静脉注射 0.1% 盐酸肾上腺素 0.5mL，直至脱离危险期。此药是抢救过敏性休克的首选药物，它具有收缩血管、增加外周阻力、增加心输出量及松弛支气管平滑肌等作用。

3. 纠正缺氧、改善呼吸 给予氧气吸入，当呼吸受抑制时，应立即进行口对口呼吸，并肌肉注射尼可刹米或洛贝林等呼吸兴奋剂。因喉头水肿影响呼吸时，应立即准备气管插管或配合施行气管切开术。

4. 抗过敏治疗 根据医嘱立即给予地塞米松 5 ～ 10mg 静脉注射或用氢化可的松 200 ～ 400mg 加入 5% ～ 10% 葡萄糖液 500mL 内，静脉滴注。按医嘱应用抗组织胺类药物，如肌内注射异丙嗪 25 ～ 40mg 或苯海拉明 20 ～ 40mg。

5. 建立静脉通路 立即开放静脉通路，可遵医嘱给予 10% 葡萄糖溶液或平衡液静脉滴注。

6. 加强观察，及时处理 密切观察患者生命体征、尿量等临床指征，及时处理异常情况，并做好病情动态变化与抢救的护理记录。如患者血压下降不回升，可遵医嘱给予多巴胺、间羟胺等升压药物；如患者心搏骤停，应立即进行胸外心脏按压；若出现酸中毒，可遵医嘱给予碳酸氢钠静脉滴注以纠正酸中毒。患者未脱离危险期时，不宜搬动。

（四）青霉素过敏反应的预防

1. 了解病情 用药前必须详细询问患者的用药史、过敏史和家族史，已知有过敏史者，应禁止做过敏试验。对已接受青霉素治疗的患者，停药 72 小时以上再用，或连续用药过程中更换药物批号，均须重做过敏试验，试验结果为阴性者方可用药。

2. 做好急救准备 在做青霉素试验和注射前均应做好急救的准备工作，备好盐酸肾上腺素、注射器和抢救设备。

3. 正确实施 正确实施过敏试验，包括：皮试液溶媒应选择 0.9% 氯化钠注射液，皮试液浓度与注射剂量要准确，试验结果判断要准确。配制青霉素皮试液的注射器及针头、青霉素注射盘应专用。

4. 现用现配 青霉素溶解稀释后的水溶液性质极不稳定，易产生降解产物致过敏反应发生，因此青霉素过敏试验药液必须现配现用。

5. 严密观察 用药过程中，应严密观察患者的反应，首次注射青霉素者注射后留观 30 分钟，以防迟缓性过敏反应发生。

6. 阳性结果的处理 皮试结果阳性者禁用青霉素，及时报告医生，在体温单、医嘱单、病历、床头卡、门诊病历上醒目地注明，并告知患者及家属。

（五）青霉素过敏试验法

青霉素过敏试验通常以皮内注射 0.1mL（含青霉素 20～50U）的试验液，根据局部皮丘变化及患者全身情况来判断试验结果，过敏试验结果阴性方可使用青霉素。

【目的】通过试用小剂量青霉素，试探患者对青霉素是否过敏，以作为临床应用青霉素的依据，并防止对青霉素过敏的患者因接触较多的药物而出现严重过敏反应。

【评估】

1. 核对医嘱 确认医嘱无误，核对注射卡和医嘱相符。在核对者处签全名。

2. 患者评估

（1）病情及操作目的：了解患者病情，用药史、过敏史、家族史，是否处于饥饿、疲劳、过度紧张或麻醉等不宜皮试的状态。

（2）治疗依从性：患者对药物过敏试验的认识，患者是否愿意配合操作及其合作程度。

（3）注射部位：患者注射部位的皮肤是否完好，有无疤痕或色素沉着。

【计划】

1. 环境准备 是否自然光线，光线是否充足。

2. 患者准备 了解药物过敏试验的目的、过程及注意事项，饥饿而病情允许进食者先适量进食。在病房或注射室等待注射，勿离开。

3. 护士准备 掌握青霉素皮试结果的观察方法，熟悉青霉素过敏反应的处理措施。

4. 用物准备 常规注射盘 1 套、注射卡，5mL 和 1mL 注射器各一副、青霉素 80 万 U，0.9%氯化钠注射液 10mL、青霉素过敏急救盒（内含 0.1% 盐酸肾上腺素、地塞米松各 1 支，带针头的 2mL 注射器 1 副，纱布 1 块）等。

【实施】

实施步骤	操作要点说明
1. 配制皮试液 洗手，戴口罩，按注射前准备的要求抽吸、配制好皮肤过敏试验用药液	·皮试液浓度标准：含青霉素 G 200～500U/mL
（1）抽吸 4 mL 生理盐水加入 80 万 U 青霉素中，充分溶解	·注入生理盐水后回抽等量空气，保证密封 ·含青霉素 20 万 U/mL
（2）用 1mL 注射器，先抽吸上液 0.1 mL，再抽吸生理盐水 0.9mL，混匀	·抽吸过程中注意注射器内勿抽进空气 ·含青霉素 2 万 U/mL
（3）将注射器内上液推弃 0.9 mL，再抽吸生理盐水 0.9mL，混匀	·每次稀释后要充分混匀 ·含青霉素 2000 U/mL
（4）将注射器内上液推弃 0.9 mL（或 0.75 mL），再抽吸生理盐水至 1 mL，混匀	·含青霉素 200U/mL（或 500U/mL）
（5）换接 $4\frac{1}{2}$ 针头贴好标记，放入青霉素专用盘内备用	·注明试验液名称、配制时间

实施步骤	操作要点说明
3. 核对解释　携物至患者处，再次核对，确认已准备妥当	·确认患者，取得合作
4. 皮内注射 （1）协助患者取合适卧位，暴露注射部位	·取前臂掌侧下段为穿刺部位，因该处皮肤较薄，易于进针且肤色较淡，易于辨认皮试结果
（2）70% 乙醇消毒皮肤，待干	·忌用碘酊消毒，以免影响对局部反应的观察
（3）遵照皮内注射要点注射 0.1mL 青霉素皮试液，注射完毕，迅速拔出针头	·注入剂量要准确·拔针后不要按压针眼
5. 核对交代　再次核对无误，告知患者注意事项	·嘱患者：不可用手按揉局部，以免影响观察结果；勿离开病室，20 分钟后观察结果；如有不适及时告知医护人员
6. 整理　协助患者取舒适体位，整理床单位及用物，处理注射用物，洗手，摘口罩	·注意观察患者皮试后反应
7. 结果判断　20 分钟后观察并判断皮试结果	·观察注射局部皮肤反应，同时要询问患者全身情况及自觉症状
8. 记录皮试结果 （1）阴性：用蓝笔或黑笔标记"–" （2）阳性：用红笔标记"+"	·将过敏试验结果记录在病历上 ·阴性者遵医嘱应用药物 ·阳性者禁用青霉素，并在医嘱单、体温单、病历卡、床头卡、注射卡、门诊卡上标明"青霉素阳性"，告知医生更换药物，同时告知患者及其家属

【注意事项】

1. 严格遵守操作规程　准确配制皮试液浓度，抽吸药液量要准确，每次抽吸后应充分混匀，稀释液生理盐水应专用。

2. 准确判断皮试结果　皮丘无改变，周围无红肿，无红晕，患者无自觉症状，无不适表现为阴性；皮丘隆起增大，出现红晕硬结，直径大于 1cm 或周围出现伪足，有痒感为阳性表现，可伴有头晕、心悸、恶心，严重者可出现过敏性休克。

3. 可疑阳性应做对照试验　如对皮试结果有怀疑，可在对侧前臂皮内注射生理盐水0.1mL，以作对照，确认青霉素皮试结果为阴性方可用药。

4. 防止迟缓反应发生　皮内试验和用药过程中严密观察患者反应，用药后应让患者留观 20 分钟，无不良反应方可离开，并准确、及时做好记录。

5. 不宜空腹进行皮肤试验和药物注射　有的患者因空腹用药会出现晕针、疼痛刺激等，并产生头晕眼花、出冷汗、面色苍白、恶心等反应，易于和过敏反应相混淆，应注意区分。

二、头孢菌素过敏试验及过敏反应的处理

头孢菌素类过敏反应的机制与青霉素相似，主要由抗原和抗体相互作用所引起。此

外，头孢菌素类与青霉素之间呈现不完全的交叉过敏反应，对青霉素过敏的患者中，有10%～30%对头孢菌素类过敏，而对头孢菌素类过敏者绝大多数对青霉素过敏。

1. 皮内试验液的配制 试验药液以1mL含500μg头孢菌素等渗盐水溶液为标准。配制方法见表13-3。

表13-3 头孢菌素皮试液的配制方法（500μg/mL）

头孢菌素	0.9%氯化钠注射液	药液含量	要求
0.5g	2mL →	250mg/mL	充分溶解
取上液0.2mL	0.8mL →	50mg/mL	摇匀、稀释
取上液0.1mL	0.9mL →	5mg/mL	摇匀、稀释
取上液0.1mL	0.9mL →	500μg/mL	配制完毕换接 4$\frac{1}{2}$ 针头，贴好标记妥善放置

2. 试验方法 皮内注射头孢菌素皮试溶液0.1mL（50μg）。

3. 试验结果 判断、记录试验结果同青霉素皮内试验法。

4. 注意事项

（1）凡既往使用头孢菌素类药物发生过敏反应者，不得再做过敏试验。

（2）皮试结果阴性者，用药后仍有发生过敏反应的可能，故在用药期间应密切观察，如有过敏反应，应立即停药并通知医生，处理方法同青霉素过敏反应。

三、链霉素过敏试验及过敏反应的处理

链霉素主要对革兰阴性细菌及结核杆菌有较强的抗菌作用。链霉素本身的毒性作用及所含杂质（链霉素胍及二链霉胺）具有释放组胺的作用，可引起中毒反应和过敏反应。因此，使用链霉素时，必须做药物过敏试验。操作方法基本同青霉素皮内试验法。

1. 过敏试验方法

（1）皮内试验液的配制：试验药液以2500U/mL链霉素等渗盐水溶液为标准。配制方法见表13-4。

表13-4 链霉素过敏试验法药液的配制方法（2500U/mL）

链霉素	0.9%氯化钠注射液	药液含量	要求
100万U	3.5mL →	25万U/mL	充分溶解
取上液0.1mL	0.9mL →	2.5万U/mL	摇匀
取上液0.1mL	0.9mL →	2500U/mL	配制完毕换接 4$\frac{1}{2}$ 针头，贴好标记妥善放置

（2）试验方法：皮内注射 2500U/mL 链霉素皮试液 0.1mL（250U）。

（3）试验结果：判断、记录试验结果同青霉素皮内试验法。

2. 过敏反应的临床表现与急救措施

（1）链霉素过敏反应临床上较少见：其表现同青霉素过敏反应。但链霉素可同时伴有更严重的毒性反应，如全身麻木、肌肉无力、耳鸣、耳聋、眩晕等中毒症状。

（2）急救措施同青霉素过敏反应：出现中毒反应时，可在急救措施中另加用 10% 葡萄糖酸钙或稀释一倍的 5% 氯化钙溶液进行静脉注射。另外，链霉素杂质可与钙离子结合，从而减轻毒性症状。

四、破伤风抗毒素过敏试验及过敏反应的处理

破伤风抗毒素（TAT）是马的免疫血清，对人体是一种异种蛋白，具有抗原性，注射后容易出现过敏反应。因此，用药前须做过敏试验，曾用过 TAT 但停药超过一周者，如需再次使用，也应重新做过敏试验。

1. 皮内试验液的配制　试验药液以 1mL 含 150IU 破伤风抗毒素（TAT）等渗盐水溶液为标准。配制方法见表 13-5。

表 13-5　破伤风抗毒素皮试液的配制方法（150IU/mL）

TAT（1 支 1500IU）	0.9% 氯化钠注射液	药液含量	要求
取上液 0.1mL	0.9mL →	150IU/mL	摇匀后贴好标记备用

2. 试验方法　皮内注射破伤风抗毒素皮试液 0.1mL（15IU），注射后 20 分钟观察、判断试验结果。

3. 试验结果

（1）阴性（−）：局部无红肿，无全身反应。

（2）阳性（＋）：局部皮丘红肿、硬结，直径大于 1.5cm，红晕范围直径超过 4cm，有时出现伪足、痒感。全身反应同青霉素过敏反应。

（3）TAT 脱敏注射法：对 TAT 过敏试验阳性患者，可采用小剂量多次脱敏注射疗法。破伤风抗毒素脱敏疗法的机制：小量抗原进入体内后同吸附于肥大细胞或嗜碱性粒细胞上的 IgE 结合，使其逐步释放出少量的组胺等活性物质；而机体本身有一种组胺酶释放，它可使组胺分解，不致对机体产生严重损害，因此在临床上可不出现症状。经过多次小量地反复注射后，可使细胞表面大部分的 IgE 抗体甚至全部被结合而消耗掉，最后大量注射破伤风抗毒素，便不会发生过敏。脱敏注射方法见表 13-6。

表 13-6　破伤风抗毒素脱敏注射方法

注射次数	TAT	0.9% 氯化钠注射液	注射方法	观察间隔时间
1	0.1mL	0.9mL	IM	20 分钟
2	0.2mL	0.8mL	IM	20 分钟
3	0.3mL	0.7mL	IM	20 分钟
4	余量	稀释至 1mL	IM	20 分钟

在脱敏注射过程中，应密切观察患者反应。若发现患者出现面色苍白、发绀、荨麻疹、头晕及心悸等不适或过敏性休克，应立即停止注射 TAT，按青霉素过敏性休克的急救措施处理。若过敏反应轻微，可待症状消退后，酌情减少剂量，并增加注射次数，以达到顺利注入余量的目的。

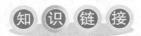

人体破伤风免疫球蛋白

人体破伤风免疫球蛋白是一种血液制品抗感染药，系用乙型肝炎疫苗免疫后再经吸附破伤风疫苗免疫的健康人血浆，经提取、灭活病毒制成，需在 2～8℃ 的暗处保存。仅供臀部肌内注射，不需做皮试，不得用做静脉注射。

人体破伤风免疫球蛋白是针对破伤风杆菌的特异性免疫球蛋白，每支 250IU，含有高效价的破伤风抗体，能中和破伤风毒素。主要用于预防和治疗破伤风，尤其适用于对马血清破伤风抗毒素（TAT）有过敏反应者。对人免疫球蛋白类制品有过敏史者禁用。

五、普鲁卡因过敏试验及过敏反应的处理

普鲁卡因为常用的局麻药，主要用于浸润麻醉、神经阻滞麻醉、蛛网膜下腔麻醉。偶发轻重不一的过敏反应。凡首次应用普鲁卡因或注射普鲁卡因青霉素者，均须做皮肤过敏试验，试验结果阴性者方可用药。操作方法基本同青霉素皮内试验法。

1. 皮内试验液的配制　试验药液以 0.25% 普鲁卡因等渗盐水溶液为标准。配制方法见表 13-7。

表 13-7 普鲁卡因皮试液的配制方法（0.25%）

1% 普鲁卡因	0.9% 氯化钠注射液	浓度	要求
取上液 0.25mL	0.75mL →	0.25%	摇匀后贴好标记备用

2. 试验方法 皮内注射 0.25% 普鲁卡因皮试液 0.1mL（0.25mg）。

3. 试验结果 判断、记录试验结果及过敏反应的急救措施同青霉素皮内试验法。

六、细胞色素 C 过敏试验及过敏反应的处理

细胞色素 C 是一种细胞呼吸激活剂，常作为治疗组织缺氧的辅助用药。偶见过敏反应，用药前仍须做过敏试验，结果阴性者方可用药。操作方法基本同青霉素皮内试验法。

（一）过敏试验方法

1. 皮内试验法

（1）试验液的配制：试验药液以 1mL 含细胞色素 C 0.75mg 的等渗盐水溶液为标准，配制方法见表 13-8。

（2）试验方法：皮内注射细胞色素 C 皮试液 0.1mL（0.075mg），注射后 20 分钟观察、判断试验结果。

表 13-8 细胞色素 C 皮内试验药液的配制方法（0.75mg/mL）

细胞色素 C（2mL 含 15mg）	0.9% 氯化钠注射液	药液含量	要求
取上液 0.1mL	0.9mL →	0.75mg/mL	摇匀后贴好标记备用

2. 划痕试验法

（1）在患者的前臂下段，用 70% 乙醇常规消毒皮肤，待干。

（2）取细胞色素 C 原液（每 1mL 含细胞色素 C7.5mg）1 滴，滴于皮肤上。

（3）用无菌针头在表皮上划痕两道，长约 0.5cm，深度以微量渗血为度。

3. 试验结果判断

（1）阴性（－）：局部无红肿。

（2）阳性（＋）：局部红肿，直径大于 1cm，有丘疹。

（二）注意事项及急救措施 同青霉素过敏反应。

七、碘过敏试验及过敏反应的处理

临床上常用碘化物造影剂做肾脏、胆囊、膀胱、支气管、脑血管等造影检查，此类药物也可发生过敏反应。凡是首次应用该药者，应在碘造影前 1 ～ 2 天做过敏试验，结果为

阴性者方可做碘造影检查。操作方法基本同青霉素皮内试验法。

1. 过敏试验方法

（1）口服试验法：口服 5% ～ 10% 碘化钾 5mL，3 次 / 日，共 3 天，观察结果。

（2）皮内注射法：皮内注射碘造影剂 0.1mL，注射后 20 分钟观察、判断试验结果。

（3）静脉注射法：在患者静脉内缓慢注入碘造影剂 1mL（30% 泛影葡胺 1mL），注射后 5 ～ 10 分钟观察、判断试验结果。在静脉注射造影剂前，必须先做皮内注射，然后再行静脉注射，如为阴性方可进行碘造影。

2. 试验结果

（1）口服法：服药后出现口麻、流泪、流涕、头晕、恶心、呕吐、荨麻疹等反应为阳性。

（2）皮内试验法：局部有红肿、硬结，直径大于 1cm 为阳性。

（3）静脉注射法：观察患者有无全身反应。如血压、脉搏、呼吸、面色等改变为阳性。

3. 过敏反应的救治措施　同青霉素过敏反应。

4. 注意事项

（1）造影前先做皮试：静脉注射造影剂前，必须先做皮内试验，阴性者做静脉注射试验，静脉试验阴性者方可进行碘造影。

（2）备好急救药品：少数患者过敏试验为阴性，但在注射碘造影剂时仍可发生过敏反应，所以在造影时需备好急救药品。

复习思考

1. 简述给药的原则。

2. 如何做到无痛注射？

3. 简述臀大肌注射定位方法。

4. 常见静脉注射失败的原因有哪些？

5. 青霉素过敏性休克的症状有哪些？

6. 如何配制青霉素试敏液？如何判断皮试结果？

7. 如何进行破伤风抗毒素脱敏注射？

8. 案例分析

王某，男，40 岁，青霉素过敏试验阴性，遵医嘱肌内注射青霉素 80 万 U，在注射后突然感到胸闷、气急，同时面色苍白、出冷汗，脉搏 116 次 / 分，血压 70/50mmHg。

（1）根据患者的临床表现，此患者可能出现了哪种情况？

（2）护士该如何处理？

扫一扫，看课件

模 块 十 四

静脉输液

【学习目标】

掌握静脉输液的目的，静脉输液操作方法及注意事项，静脉输液速度的调节原则，输液时间和输液速度的计算方法，输液故障的处理，常见静脉输液不良反应的原因及护理。

熟悉中心静脉穿刺定位，静脉留置针输液的护理，输液泵的应用，输液微粒污染的来源及对机体的危害。

了解补液原则，经外周静脉中心静脉置管输液，输液港。

正常情况下，人体的水、电解质、酸碱度均保持在恒定的范围，以维持机体内环境的相对平衡状态，保证机体的正常生理功能，但在疾病和创伤时，易发生水、电解质及酸碱平衡紊乱。通过静脉输液，可以迅速地补充机体丧失的体液和电解质，增加血容量，改善微循环，维持内环境的稳定；还可以通过静脉输注药物，达到治疗疾病的目的。因此护士必须熟练掌握有关静脉输液的知识和技能，以保证患者的治疗和抢救安全有效。

项目一　概　述

静脉输液是利用大气压和液体静压的原理将一定量的无菌液体或药物经静脉输入体内的方法。

一、静脉输液的目的

1.补充水分及电解质，预防和纠正水、电解质和酸碱平衡失调　常用于剧烈呕吐、腹泻、大手术后的患者。

2.增加血容量，改善微循环，维持血压　常用于休克、大出血、严重烧伤的患者。

3. 补充营养，供给热能，促进组织修复　常用于慢性消耗性疾病、不能经口进食、禁食、胃肠吸收障碍、大手术后的患者。

4. 输入药物，治疗疾病　常用于中毒、感染、组织水肿及各种经静脉输入药物治疗的患者。

二、常用溶液和作用

（一）晶体溶液

晶体溶液的特点是分子小，在血管内留存时间短，对维持细胞内外水分的相对平衡有重要作用，能有效纠正体内水、电解质失调。临床上常用晶体溶液有：

1. 葡萄糖溶液　主要用于补充水分和热量，常用作静脉给药的载体和稀释液。常用溶液有 5% 葡萄糖溶液、10% 葡萄糖溶液。

2. 等渗电解质溶液　主要用于补充水分和电解质。常用溶液有 0.9% 氯化钠溶液、5% 葡萄糖氯化钠溶液和复方氯化钠溶液（林格氏等渗溶液）等。

3. 碱性溶液　主要用于纠正酸中毒、调节酸碱平衡。常用溶液有 5% 碳酸氢钠和 11.2% 乳酸钠溶液。

4. 高渗溶液　主要用于利尿脱水、降低颅内压。常用溶液有 20% 甘露醇、25% 山梨醇、25% 和 50% 葡萄糖溶液等。

（二）胶体溶液

胶体溶液的特点是分子大，在血管内留存时间长，能有效维持血浆胶体渗透压，增加血容量，改善微循环，提高血压。临床上常用胶体溶液有：

1. 右旋糖酐　常用溶液有中分子右旋糖酐和低分子右旋糖酐。中分子右旋糖酐能提高血浆胶体渗透压，扩充血容量；低分子右旋糖酐有降低血液黏稠度，改善微循环和抗血栓形成的作用。

2. 代血浆　常用溶液有羟乙基淀粉、氧化聚明胶、聚乙烯吡咯酮等。作用与低分子右旋糖酐相似，扩容效果良好，急性大出血时可与全血共用。

3. 血液制品　常用的血液制品有 5% 清蛋白和血浆蛋白。能提高血浆胶体渗透压，扩大和增加循环血容量，补充蛋白质，纠正低蛋白血症，有助于组织修复和增强机体免疫力。

（三）静脉高营养液

静脉高营养液能供给患者热能，维持正氮平衡，补充各种维生素和矿物质。其主要成分有氨基酸、脂肪酸、维生素、矿物质、高浓度葡萄糖或右旋糖酐以及水分。常用溶液有复方氨基酸、脂肪乳剂等。

三、临床补液原则

1. 先晶后胶　先输入一定量的晶体溶液以迅速扩容、改善血液浓度、促进微循环，然后输入适量胶体溶液以维持血浆胶体渗透压、稳定血容量。但对于大量失血所致的低血容量性休克，则应尽早补给胶体溶液。

2. 先盐后糖　有利于稳定细胞外液渗透压和恢复细胞外液容量。除高渗性脱水患者应先输入 5% 葡萄糖溶液外，一般先输无机盐溶液，后给葡萄糖溶液。

3. 先快后慢　为及时纠正体液失衡，早期阶段输液速度宜快，病情平稳后逐步减慢。但具体输液速度需根据患者的病情、年龄、心肺功能给予调整。

4. 补钾四不宜　不宜过早（见尿后补钾）；不宜过浓（浓度不超过 0.3%）；不宜过快（通常成人为 30～40gtt/min）；不宜过多（成人每天不超过 6g；小儿不超过 0.2g/kg）。

项目二　常用输液方法

案例导入

内科病房下午 3 时接受了一位"慢性肺源性心脏病、呼吸道感染"的 65 岁老大爷。医生询问完大爷的病史和为其进行体格检查后开了输液医嘱：5% 葡萄糖 250mL+ 丹参 20mL，静脉滴注，1 次 / 日；5% 葡萄糖 250mL+ 环磷腺苷 60mg，静脉滴注，1 次 / 日；0.9% 氯化钠 250mL+ 氨曲南 2g，静脉滴注，2 次 / 日。

问题：

（1）护士在为该患者输液时，如何安排输液顺序？

（2）该患者以哪种输液装置为宜？输液成功后如何调节滴速？

（3）若该患者从下午 4 时开始输液，大约何时可以输完当日液体？

一、常用输液方法的类别

（一）根据输液装置分类

按照输液时输入液体是否与大气相通，分为密闭式静脉输液法和开放式静脉输液法。

1. 密闭式输液法　密闭式静脉输液法是将一次性输液器插入原装密封瓶和软包装密封袋进行输液的方法。因此法污染机会少，故目前临床广泛使用。

2. 开放式输液法　开放式静脉输液法是将溶液倒入开放式输液吊瓶内进行输液的方

法。优点是可灵活变换液体种类和数量，可随时按需要添加药物，适用于危重、抢救、手术及儿科患者。但药液易被污染，目前临床上较少使用。

（二）根据穿刺部位分类

1. 周围静脉输液法 周围浅静脉是指分布于皮下的肢体末端静脉。此法操作简单，危险性小，临床已广泛使用。

（1）上肢浅静脉：常用的有肘正中静脉、头静脉、贵要静脉、手背静脉网。手背静脉网是成年患者输液时的首选部位。

（2）下肢浅静脉：常用的有大隐静脉、小隐静脉和足背静脉网。因下肢静脉有静脉瓣，容易形成血栓，有增加静脉栓塞和血栓性静脉炎的危险，故下肢浅静脉不作为静脉输液时的首选部位。

2. 头皮静脉输液法 头皮静脉分支多且浅表易见，不易滑动，便于固定。较大的头皮静脉有颞浅静脉、额静脉、耳后静脉及枕静脉（图14-1）。头皮静脉输液常用于3岁以下的患儿，具体操作方法见儿科护理。

3. 中心静脉置管输液法 中心静脉置管输液是指将导管从锁骨下静脉、颈内静脉或股静脉插入，导管远端留置在右心室上方的上腔静脉或下腔静脉内，通过导管将液体输入腔静脉（图14-2）。适用于需要长期持续静脉输液或需要静脉高营养的患者。由于穿刺置管技术要求较高，特别是锁骨下静脉穿刺难度较大，临床一般由麻醉师或有经验的医生，及经过专业培训的护士在严格无菌条件下完成。

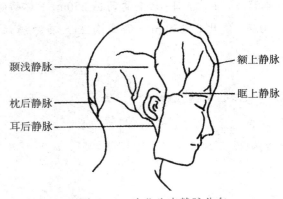

图 14-1　小儿头皮静脉分布

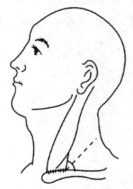

图 14-2　锁骨下静脉

（三）根据穿刺针头分类

1. 一次性头皮钢针输液法 头皮钢针使用方便，容易穿刺，但钢针容易刺破血管，不适合长期留置。仅用于清醒合作患者的短期（＜4小时）或单次给药，不用于发疱性药物或腐蚀性药物静脉输液。

2. 外周静脉留置针输液法 外周静脉留置针又称套管针，具有对人体亲和性好、套管不易穿破血管壁、便于患者活动及搬动等特点，可减少因反复穿刺而造成的血管损伤，减轻患者痛苦；留置期间可随时静脉给药而利于紧急抢救。适用于预计非单次给药的短期（＜6天）静脉输液治疗患者，不宜用于腐蚀性药物等持续性静脉输注。

（四）几种特殊输液法

1.经外周静脉置入中心静脉导管输液法　经外周静脉置入中心静脉导管（peripherally inserted central catheter，PICC）输液法是经上肢贵要静脉、肘正中静脉、头静脉、肱静脉、颈外静脉（新生儿还可通过下肢大隐静脉、头部颞静脉、耳后静脉等）穿刺置管，使导管尖端位于上腔或下腔静脉的输液方法。目前临床 PICC 导管大多采用硅胶材质，柔软、有弹性，可在血管内留置 7 天至 1 年。PICC 宜用于中长期静脉治疗，除不应用于高压注射泵注射造影剂和血流动力学监测外，可用于任何性质的药物输注，特别是输入高浓度或强刺激性药物、静脉营养液等高渗溶液。中国卫生行业标准（WS/T433–2013，静脉治疗护理技术操作规范）规定：PICC 置管操作应由经过 PICC 专业知识与技能培训、考核合格且有 5 年及以上临床工作经验的操作者完成。本教材不介绍其具体操作程序。

2.输液港输液法　植入式静脉输液港（implantable venous access port，简称 Port）又称植入式中心静脉导管系统（CVPAS），简称输液港。输液港是一种可以完全置入体内的闭合静脉输液系统，包括尖端位于上腔静脉的导管部分及埋植于皮下的注射座。埋置时，通过小手术将导管末端经皮下穿刺置于人体的大静脉中，如锁骨下静脉、上腔静脉，剩余导管和输液底座埋藏在胸壁皮下组织并缝合固定，治疗时将无损伤针从皮穿刺到注射底座的输液槽，既可以方便地进行静脉注射、采血标本，也可以输液或输血。输液港的优点：①全皮下埋植，降低了感染的风险；②导管末端在大静脉中，能够迅速稀释药物浓度，避免对血管壁的刺激和损伤，减少静脉炎和药物外渗的机会；③使用期限可长达 8 到 10 年，减少了血管穿刺次数，患者接受药物治疗方便又轻松；④置管者日常生活不受限制，生活质量提高。临床常用于高浓度化疗药物、完全胃肠外营养等需要长期反复静脉治疗或输注的患者。

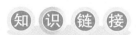

脐静脉输液

脐静脉输液是指新生儿出生后，在其脐静脉建立一条静脉通路来进行静脉给药或输液的方法。多用于早产儿。

骨髓输液

骨髓输液又称骨内输液，是儿科应用急救药物的一种有效的静脉替代途径，主要用于儿童及新生儿的急救。目前，被列为美国心脏病并学会生命支持和儿科生命支持的训练课程。

二、静脉输液操作流程

（一）经头皮钢针穿刺周围静脉密闭式输液法

以下简称头皮针输液。

【评估】

1. 核对医嘱 二人核对医嘱、输液卡、输液执行单、输液瓶贴，确定无误后签全名。了解所用药物的特性、治疗作用及可能出现的不良反应，使用致敏药物前需了解过敏试验情况；如需加入多种药物，注意药物的配伍禁忌。

2. 患者评估

（1）病情：患者年龄，有无心、肺、肾疾病；用药史，目前用药目的、用药情况；有无意识不清或活动受限；穿刺部位皮肤、血管及肢体活动情况；是否需要如厕。

（2）操作相关知识：既往有无输液体验，是否了解操作目的、对输液相关知识的认知度。

（3）治疗依从性：心理状态，合作意愿，配合操作的能力。

【计划】

1. 环境准备 光线明亮，调节输液挂钩或输液架至合适高度。

2. 患者准备 理解操作目的，输液前排空大小便，卧位舒适。

3. 护士准备 确认了解患者病情与输液目的，具备操作相关知识与能力，洗手，戴口罩。

4. 用物准备 输液执行单、输液执行记录卡、手消毒液，注射盘内备皮肤常规消毒液（安尔碘）、无菌棉签、输液器（必要时备避光输液器）、输液贴或胶布、输液瓶贴、砂轮、小垫枕、治疗巾、止血带、血管钳、弯盘、锐器回收盒。必要时备启瓶器、瓶套、夹板、绷带、输液泵。

【实施】

实施步骤	操作要点说明
1. 核对备药 （1）核对瓶签上的药名、剂量、浓度、有效期，检查瓶盖有无松动，瓶身有无裂缝，对光检查溶液质量 （2）将输液瓶贴倒贴在药液瓶标签旁 （3）去除液体瓶盖中心部分，必要时套上瓶套 （4）常规消毒瓶塞，遵医嘱加入所需药物	·在光线充足条件下检查药瓶及药物的质量，检查时间不少于10秒钟，确保药物质量 ·输液瓶贴勿覆盖原有的标签 ·玻璃瓶装液体需套瓶套 ·加药前后均要仔细核对，确保无误 ·由静脉药物配置中心配制液体的医院，无需护士加药

实施步骤	操作要点说明
2. 备输液器 （1）检查输液器后打开包装袋 （2）将输液管针头插入瓶塞直至针头根部，拧紧输液管针头和头皮针连接处，关闭调节器 （3）通气管末端塞于瓶套内	· 输液器包装完整、无漏气，在有效期内 · 防止药液漏出和空气进入体内；注意保持无菌
3. 核对解释 携用物至床旁，再次核对床号、姓名	
4. 挂瓶排气（图 14-3） （1）一手夹持头皮针和调节器，一手将输液瓶倒挂在输液架上 （2）将茂菲滴管倒置，抬高下段输液管，打开调节器使液体流入到茂菲滴管的 1/2 ～ 2/3 满时，反折茂菲滴管根部的输液管，迅速将茂菲滴管放下，同时缓慢降低下段输液管，当液体流至乳头和头皮针连接处，输液管的下段无气泡时关闭调节器 （3）确认输液管内无气泡后将输液管放置妥当备用	· 注意保护穿刺头皮针，避免倒挂输液瓶时药液从通气管流出，造成药液浪费及头皮针污染 · 茂菲滴管内液体至 1/2 ～ 2/3 满，反折茂菲滴管根部输液管时气体少，排气成功率高 · 如果下段输液管上部分内有小气泡可轻弹输液管，使气泡进入茂菲滴管；如果下段输液管下部分有气泡，可轻弹输液管，同时将过滤器垂直向上，使气泡进入过滤器处
5. 选择静脉 （1）帮助患者选择舒适卧位，肢体下放治疗巾，止血带及小垫枕 （2）手指探明血管方向及深浅，扎上止血带确定合适静脉后，再松开止血带	· 选择粗直、弹性好的静脉，并注意避开关节、静脉瓣 · 距穿刺点上方 6cm 处扎止血带，并且开口向上
6. 消毒皮肤 常规消毒皮肤，待干，准备输液贴或胶布，再扎上止血带	· 消毒范围 ≥ 5cm，两次消毒，避免感染
7. 查对排气 （1）再次核对床号、姓名、药液 （2）打开调节器再次排气后，关闭调节器至不流液为止 （3）对光检查，确保头皮针、输液管、输液器内无气泡	· 操作中查对 · 排药液于弯盘内，尽量减少药液的浪费，排气时针头不能倒置或离弯盘太近，防止污染
8. 穿刺固定 （1）取下护针帽，嘱患者握拳，左手绷紧皮肤，右手持头皮针针柄，与皮肤成 15°～ 30°角，从静脉上方或侧方刺入皮下，见回血后再沿静脉方向潜行刺入少许 （2）一手拇指固定针柄，松开止血带，嘱患者松拳，打开调节器，待药液滴入通畅，用输液贴或胶布固定（图 14-4）	· 穿刺后针尖斜面必须全部在血管内 · 穿刺点保持无菌，无输液贴时用无菌棉球覆盖穿刺点，再用胶布固定
9. 调节滴速 据患者的年龄、病情、药物性质调节滴速，或遵医嘱调节	· 一般成人 40 ～ 60gtt/min，儿童 20 ～ 40gtt/min；婴幼儿、年老体弱、心肺肾功能不良者滴速宜慢；休克、脱水严重、心肺肾功能良好者滴速宜快；一般药液、利尿剂滴速可稍加快；升压药物、含钾药物、高渗盐水、刺激性强的药物滴速宜慢

实施步骤	操作要点说明
10. 再次核对 核对床号、姓名、药液名称、浓度、剂量，给药时间和给药方法	· 操作后查对
11. 整理记录 （1）取出治疗巾、止血带及小垫枕 （2）整理床单位，协助患者取舒适卧位 （3）将呼叫器放于患者易取处 （4）整理用物 （5）洗手，记录	· 告知患者采取正确而舒适的体位，示范如何活动可避免液体渗出，又有效减轻疲劳感，同时也保证输液顺利进行，避免液体外渗而重新穿刺 · 交代患者及家属不能随意调节滴速 · 记录输液开始的时间、滴入药物的种类、滴速，并签全名（图14-5）
12. 巡视观察 输液过程中定时巡视	· 观察滴速和穿刺部位有无疼痛、红肿等液体外渗现象，有无输液不良反应，是否需要帮助
13. 及时换液 核对下一瓶液体，无误后常规消毒瓶塞，从上一液体瓶内拔出粗针头，插入下一瓶内，确保滴管液面高度合适、输液管中无气泡、输液通畅后签字记录	· 更换输液卡时，认真执行查对制度 · 严格执行无菌操作，防止污染 · 持续输液超过24小时者，每天更换输液器
14. 拔针按压 输液完毕，轻揭输液贴或胶布，关闭调节器，迅速拔针后嘱患者按压片刻，至无出血	· 最佳拔针时间在滴管药液滴完，输液管液面下降速度减慢或停止，严防造成空气栓塞 · 先拔出针头再按压，防止加重损伤血管 · 按压部位为皮肤穿刺点及上方血管穿刺点
15. 整理记录 （1）协助患者取舒适卧位，整理床单位 （2）整理用物 （3）洗手，记录	· 污物按规定处理，避免交叉感染 · 记录输液停止时间、患者的全身及局部状况，并签全名

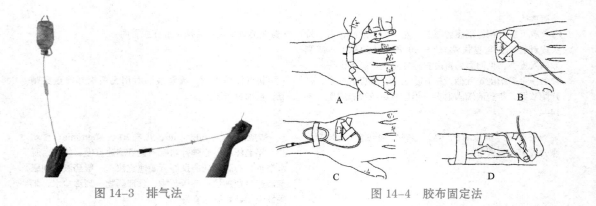

图14-3 排气法   图14-4 胶布固定法

输 液 观 察 记 录 卡

姓名　　　年龄　　　床号　　　年　　月　　日

用药

输液时间：					执行者：		
巡视时间	补液情况			滴数／分	尚存量	签　名	
	通畅	外溢	阻塞				

图 14-5　输液观察记录卡

（二）外周静脉留置针输液法

以下简称留置针输液。

【评估】

1. 评估患者的治疗计划　确认患者适于使用留置针。留置针不能用于持续的发疱性药物治疗（必要时可限用于 30～60 分钟内的短时间输注）、肠外营养输注及渗透压超过 900 mOsm/L 液体的输注。如需输入多组药物，注意合理安排输液顺序。

2. 选择合适的穿刺部位　评估患者的血管情况。成年患者使用前臂血管，儿童患者常用手部、前臂和腋以下上臂，避免肘部穿刺；幼儿和学步期小儿可使用头皮静脉。非必要时不选择下肢静脉，并避开手腕内侧、关节、疼痛区域、有开放性损伤、感染的远端部位，偏瘫侧肢体、乳腺手术患侧、行腋窝淋巴结清扫术、动静脉造瘘侧均应避免穿刺。

3. 其他　同头皮针输液。

【计划】

1. 静脉留置针　宜选择满足患者治疗需要的最小规格留置针。成人可用 20～24G，新生儿、儿童及老人可选择 22～24G，需要快速补液、静脉高压注射造影剂时，可选择

16 ～ 20 G。

2.其他 输液贴膜 1 张，暂停输液时需备封管液。余同头皮针输液。

【实施】

实施步骤	操作要点说明
1. 同头皮针输液 1–4	
2. 检查用物 （1）检查留置针（图 14–6）的包装、型号、生产日期、有效期后取出，确认针尖及套管尖端完好 （2）检查无菌透明敷贴外包装并打开，写明留置日期	·针尖无倒钩、边缘无毛刺可使用
3. 初步排气 将输液器上的针头全部插入留置针的肝素帽内，打开输液器的调节器，排尽输液管内、针头及留置针内的空气，关闭调节器	·有条件时可采用无针式连接装置，以减少护士针刺伤
4. 扎带消毒 扎好止血带，消毒皮肤（直径 ≥ 8cm；2 次消毒）	·止血带距穿刺点上方 10cm，以防发生感染
5. 查对排气 （1）再次核对床号、姓名、药液 （2）打开调节器再次排气后，关闭调节器至不流液为止 （3）对光检查，确保头皮针、输液管、输液器内无气泡 （4）旋转松动外套管，调整针头斜面向上，除去留置针护针套（图 14–7）	·操作中查对 ·避免外套管与针芯粘连
6. 穿刺送管 （1）左手绷紧皮肤，右手持留置针翼，保持针尖斜面向上，从血管上方使针头与皮肤成 15°～ 30°角进针，见回血后放平穿刺针继续推进 0.3 ～ 0.5cm （2）边推进边退出针芯 （3）三松 松止血带，嘱患者松拳，打开调节器	·动作轻巧、熟练，防止针芯损伤血管，确保外套管在血管内 ·将针芯放入锐器回收盒
7. 固定调速 （1）用无菌透明敷贴对留置针管作密闭式固定 （2）采用高举平台法，用胶布将肝素帽桥行固定在穿刺点上方皮肤上（图 14–8） （3）将输液针头或输液管固定于皮肤上，并在敷贴上记录留置日期和时间 （4）调节滴速	·固定牢固，松紧度适宜 ·采用无张力敷贴，避免气泡和空隙，勿卷边 ·肝素帽固定至少高于穿刺点 3cm，勿固定在敷贴上 ·留置针保留时间：72 ～ 96 小时
8. 核对挂卡 核对床号、姓名、药液，在输液卡上护士签名、记录，并将输液卡挂于输液架上	·操作后查对
9. 整理记录 （1）取出治疗巾、止血带及小垫枕 （2）整理床单位，协助患者取舒适卧位 （3）将呼叫器放于患者易取处 （4）整理用物 （5）洗手，记录	 ·记录输液开始的时间、滴入药物的种类、滴速、患者的全身及局部状况，并签全名

实施步骤	操作要点说明
10. 巡视观察与及时换液 同头皮针输液	
11. 暂停输液前封管 （1）输液将结束时，关闭调节器，分离输液管与输液针头	· 使用可来福正压接头者，不需封管
（2）将注射器乳头与输液针头连接，正压封管后拔出针头	· 正压封管：边退针边推注封管液，直至针头完全退出，防止发生血液凝固阻塞输液通道 · 尽量使用单剂量系统封管液，如单剂量小瓶或有标签的预充式冲洗器：①无菌生理盐水，每次 5～10mL；②稀释肝素溶液，10～100U/mL，每次 2～5mL
12. 整理记录 （1）整理用物，输液针头弃置锐器盒	· 按规定处理污物，避免交叉感染
（2）协助患者取舒适卧位，整理床单位	
（3）交代注意事项	· 穿刺侧肢体不可长时间下垂，避免重体力劳动，保护套管针，尽量避免血液回流 · 穿衣服时，先穿留置侧肢体，再穿另一侧，脱衣服时，先脱无留置侧肢体
（4）洗手，记录	
13. 输液间歇期的护理 （1）观察	· 留置期间穿刺部位有无红、肿、热、痛、瘙痒、导管脱出等情况，如有应及时处理 · 若无菌敷贴与皮肤间有气泡或松动、污染、完整性受损，或穿刺处出现渗液、渗血、出汗较多时，应立即更换无菌敷贴
（2）定时行脉冲式冲管：冲一下，停一下	· 使用无菌生理盐水冲管者，每隔 6～8 小时冲管 1 次；使用稀释肝素溶液，8～12 小时冲管 1 次
14. 再次输液 按输液方法备好药物与输液器，排气，常规消毒肝素帽胶塞，将输液器针头插入肝素帽内，打开调节器，调节滴速，开始输液	· 每次输液之前应冲洗血管通路装置并抽回血，以评估导管功能，预防并发症
15. 拔针 （1）轻揭胶布，0°或180°撕除无菌敷贴	· 当留置针不再需要或 ≥ 24 小时未使用时，应拔除 · 先掀起无菌敷贴一角，拇指与食指捏住此角向同侧轻拉，使空气进入无菌敷贴于皮肤之间，无菌敷贴和皮肤自然分离；然后依次掀起无菌敷贴另外三角同法撕脱
（2）无菌干棉签轻压穿刺点上方，关闭调节器，迅速拔出留置针，嘱患者按压片刻，至无出血	

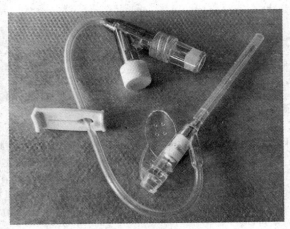

图 14-6 静脉留置针

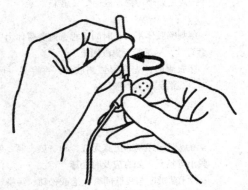

图 14-7 旋转松动外套管

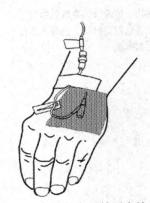

图 14-8 静脉留置针固定法

三、输液速度与时间的计算

（一）输液速度计算

在输液过程中，每毫升溶液的滴数称为该输液器的点滴系数。目前常用输液器的点滴系数有 10、15、20 几种型号，计算时以生产厂家输液器包装上标明的点滴系数为准。静脉滴注的速度与时间可以按下列公式计算：

1. 计算每分钟滴数 已知输入液体总量与计划所用输液时间，则：

$$\text{每分钟滴数} = \frac{\text{液体总量（mL）} \times \text{点滴系数（gtt/mL）}}{\text{输液时间（min）}}$$

例：某患者需输液体 1600mL，计划 5h 输完（所用输液器的点滴系数为 15），求每分钟滴数。

$$\text{每分钟滴数} = \frac{1600 \times 15}{5 \times 60} = 80 \text{（gtt/mL）}$$

2. 计算输液所需要的时间 已知每分钟滴数与输液总量，则：

$$输液时间（小时）= \frac{输体总量（mL）\times 点滴系数（gtt/mL）}{每分钟滴数（gtt/min）\times 60（min/h）}$$

例：某患者静脉输液 1800mL，每分钟滴数为 40 滴，所用输液器的点滴系数为 20，需用多长时间输完？

$$输液时间（小时）= \frac{1800\times20}{40\times60}=15h$$

（二）输液辅助装置输液泵的使用

电脑微量输液泵是电子输液控制装置，它通过作用于输液导管达到控制输液速度的目的，能将药液长时间、均匀衡定、精确微量地输入体内。常在需严格控制输液速度和药量的情况下使用，如危重患者、心血管疾病患者的治疗与抢救、应用升压药、抗心律失常药、婴幼儿静脉输液和静脉麻醉。输液泵的种类很多，其主要操作程序大致相同，输液泵的结构见图 14-9。

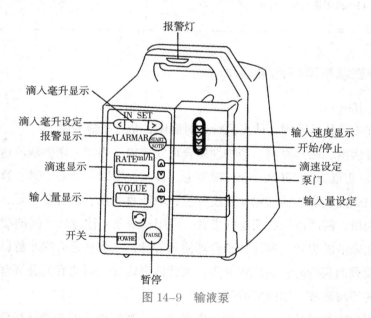

图 14-9 输液泵

实施步骤	操作要点说明
1. 核对解释 携用物至床旁，再次核对	·确认患者，取得合作
2. 固定输液泵 将输液泵固定在输液架上或放置在床旁桌上。接通电源，打开电源开关	·解输液泵的工作原理，熟练掌握其使用方法
3. 连接输液泵 按常规排尽输液管内的空气。打开"泵门"，将输液管放置在输液泵的管道槽中，关闭"泵门"	

实施步骤	操作要点说明
4. 设定　设定输液速度及输液量	
5. 连接　按静脉输液方法穿刺固定静脉后，将穿刺针与输液泵内的输液管连	
6. 启动　确认输液泵设置无误后，按"开始/停止"键，启动输液	·使用输液泵控制输液的过程中，护士应加强巡视 ·告知患者，一旦输液泵出现报警，应及时拉呼叫器求助护士，以便及时处理 ·不要随意搬动输液泵，防止输液泵电源线因牵拉而脱落 ·输液肢体不要剧烈运动，防止输液管道被牵拉脱出 ·输液泵内有蓄电池，如需如厕，可以请护士帮忙暂时拔掉电源线，返回后重新插好
7. 结束　当输液量接近预先设定的"输液量限制"时，"输液量显示"键闪烁，提示输液结束	
8. 整理　输液结束时，再次按"开始/停止"键，停止输液。按"开关"键，关闭输液泵，打开"泵门"，取出输液管	·消毒、保养输液泵

四、操作注意事项与健康教育

（一）注意事项

1. 严格遵守无菌技术原则，认真执行查对制度，防止事故发生。

2. 根据患者病情、用药原则、药物性质合理安排输液顺序，调整输液速度。一般成人40～60gtt/min，儿童20～40gtt/min；对年老、体弱、婴幼儿及心、肺、肾功能不良者输入速度宜慢，刺激性较强的药物输注速度宜慢；对严重脱水、血容量不足、心肺功能良好者速度可适当加快；需严格控制滴速的患者，使用输液泵。注意药物间的配伍禁忌。

3. 对于长期输液的患者，应保护和合理使用静脉，一般从远心端小静脉开始；需输入对血管刺激性较大的药物时，应确定针头在血管内再输注，药物宜充分稀释，输注完毕应再输入一定量的等渗溶液，以保护静脉。

4. 输液过程中应加强巡视，认真倾听患者主诉，观察患者的全身及局部反应，及时处理输液故障，并主动配合医生处理各种输液反应。

5. 为防止空气栓塞的发生，输液前必须排尽输液管及针头的气体，输液中要及时更换输液瓶，加压输液时要有护士看守，输液完毕要及时拔针。

6. 严禁在输液的肢体进行抽血化验或测量血压；避免使用下肢血管进行穿刺。

7. 输液器应24小时更换1次，如怀疑被污染或完整性受到破坏时，应立即更换。

8. 留置针输液的注意事项

（1）留置时间：静脉留置针保留时间：72～96 小时。

（2）观察要点：观察穿刺点及周围皮肤的完整性，若穿刺部位发生渗液、渗血时应及时更换敷料，穿刺部位的敷料发生松动、卷边、污染时应立即更换。及时发现和处理静脉炎、导管堵塞、静脉血栓、液体渗漏及皮下血肿等并发症。

（3）冲管与封管：暂停输液时应正压封管，每次输液前、输液完毕均应脉冲式冲管，输液间歇也应定时冲管，以保持静脉输液通道的通畅，还可以将残留药液冲入到血液中，减少对局部静脉的刺激。

（二）健康教育

1. 向患者及家属说明年龄、病情及药物性质是决定输液速度的主要因素，嘱咐其不可自行调节输液速度以免发生意外。

2. 向患者及家属讲解常见输液反应的症状及防治方法，告知患者及家属一旦出现输液反应，应及时通知护士。

3. 留置针输液时，应注意保护穿刺侧肢体，如：勿提重物、可适量活动但勿活动过度、卧床休息时注意避免压迫穿刺侧肢体、避免肢体下垂，以防止回血堵塞留置针。穿刺局部谨防潮湿污染，洗澡前可在穿刺处外裹保鲜膜。

4. PICC 带管者注意事项

（1）留置时间不宜超过 1 年（或遵照产品使用说明书）。

（2）穿刺侧肢体应进行适当的功能锻炼，如松握拳、屈伸等动作，以促进静脉回流，减轻水肿。但应避免过度外展、外伸，或做引体向上、托举哑铃等持重锻炼；避免物品及躯体压迫置管侧肢体。

（3）注意观察：① PICC 局部是否清洁干燥，贴膜有无卷曲、松动、贴膜有无汗液；②针眼周围有无发红、疼痛、肿胀，有无渗出；③评估穿刺肢体有无凹陷或非凹陷性水肿，定期测量上臂围；④观察导管的肝素帽有无脱落、导管体外部分有无打折，破损。若有异常，应及时回医院进行护理。

项目三　常见输液故障

一、溶液滴入不畅

1. 针头滑出血管外　液体注入皮下组织，回抽无回血，局部肿胀、疼痛。处理方法：拔出针头，更换针头后重新选择血管穿刺。

2. 针头斜面紧贴血管壁　回抽有回血，但液体滴入不畅或不滴。处理方法：调整针头位置或适当变换肢体位置，至点滴通畅为止。

3. 针头阻塞 回抽无回血，溶液不滴，轻轻挤压滴管下端靠近针头处的输液管时，感觉有阻力，松手又无回血。处理方法：拔出针头，更换针头后重新穿刺。切忌强行挤压导管或用溶液冲洗针头，以免血凝块进入静脉内造成栓塞。

4. 压力过低 回抽有回血，但滴速缓慢。因输液瓶悬挂高度不足，或患者肢体抬举过高所致。处理方法：适当抬高输液瓶，或放低患者肢体。

5. 静脉痉挛 回抽有回血，但滴液不畅。常因患者穿刺肢体在寒冷环境中暴露时间过长，或输入液体温度较低，或药物浓度过高、刺激性强所致。处理方法：在穿刺局部热敷，缓解静脉痉挛。

二、茂菲滴管液面异常

（一）茂菲滴管内液面过高

1. 滴管侧壁有调节孔 先夹住滴管上方的输液管，打开调节孔，待液面下降至滴管露出液面，关闭调节孔，松开滴管上的输液管，继续滴注。

2. 滴管侧壁无调节孔 将输液瓶取下，倾斜输液瓶，使插入瓶内的针头露出液面，滴管内液体缓缓下流直至露出液面，再将输液瓶挂回输液架继续点滴（图14-10）。

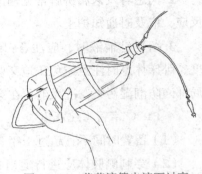

图14-10 茂菲滴管内液面过高

（二）茂菲滴管内液面过低

1. 滴管侧壁有调节孔 可夹闭滴管下端的输液管，打开调节孔，当液面升高至所需高度时，即可关闭调节孔，松开下端输液管，继续输液。

2. 滴管侧壁无调节孔 可以反折滴管下端输液管，用手挤压滴管，迫使液体下流至滴管内，当液面升高至所需高度时，停止挤压，松开滴管下端输液滴管即可。

（三）茂菲滴管内液面自行下降

输液过程中，若茂菲滴管内液面自行下降，应该检查滴管上端输液管和滴管的衔接处是否紧密，有无漏气或裂隙。如有漏气，应立即更换输液器。

项目四 输液不良反应与护理

📖 **案例导入**

某女性患者，70岁，因慢性阻塞性肺气肿并发肺部感染来院就诊，遵医嘱予以输液抗感染治疗。半个小时后患者突然出现呼吸困难、气促、咳嗽、咳粉红色泡沫痰，肺部闻及湿啰音。此时液体已输入约 300mL。

问题：

（1）该患者发生此病情变化的可能原因是什么？

（2）护士发现后应如何护理？

输液过程中，因受多种因素的影响，可出现一系列与预期输液目的无关的不良反应。常见的有发热反应、循环负荷过重反应、静脉炎、空气栓塞、液体外渗等。

安全输液是指在输液的过程中无人为的意外情况发生，患者无不良反应。具体包含了三层含义：①患者安全，指输液治疗对患者无害，不发生输液不良反应；②医务人员安全，指减少医务人员输液操作中被针刺伤或血液污染等意外事故的发生；③环境安全，指使用合理的收集工具，不让静脉输液废弃物对他人或环境造成危害。因此，专业静脉治疗护士不仅要全面掌握专业知识技能与输液标准，而且还需与患者进行有效沟通，根据患者病情、家庭社会支持、治疗方案、药物性质、患者静脉状况等因素进行综合评估计划，选择正确的输液通路与穿刺工具，进行规范的操作和维护，以保障输液安全。

一、发热反应

发热反应是最常见的一种输液反应。

1.原因 因输入致热物质引起。多由于用物清洁灭菌不彻底，输入的溶液或药品不纯，消毒保存不良，输液器灭菌不严或已被污染，输液过程中未能严格执行无菌操作所致。

2.临床表现 多发生在输液后数分钟至 1 小时，表现为畏冷、寒战、发热。轻者体温在 38℃左右，停止输液后数小时内体温自行恢复正常；重者初起寒战，继之高热，体温可高达 41℃，并伴有头痛、脉速、恶心、呕吐等全身症状。

3.预防 输液前严格检查药液质量、输液用具的包装及灭菌有效期；严格执行无菌操作；避免多种药物联用；加药后认真检查药液的澄清度，发现异常现象，立即弃去。

4.护理措施

（1）反应轻者减慢输液速度，继续观察病情变化。重者立即停止输液，通知医生。

（2）对症处理，如寒战者给予保暖，高热者给予物理降温。

（3）遵医嘱给予抗过敏药物或激素治疗。

（4）注意观察生命体征变化，每半小时测量体温 1 次。

（5）做好记录，保留剩余溶液和输液器进行检测，查找引起发热反应的原因。

二、急性循环负荷过重

1. 原因 常见有以下原因

（1）输液速度过快，短期内输入大量液体，使循环血容量急剧增加，心脏负荷加重。

（2）患者原有心肺功能不良。

2. 临床表现 输液过程中患者突然出现胸闷、气促、呼吸困难、咳嗽、咳粉红色泡沫样痰，严重时痰液从口、鼻涌出，听诊双肺可闻及湿啰音，心率快且节律不齐。

3. 预防 严格控制输液速度与输液量，特别是对年老体弱、婴幼儿、心肺功能不良的患者，点滴速度不易过快，液量不可过多。

4. 护理措施

（1）立即停止输液，并通知医生进行紧急抢救。

（2）在病情允许的情况下，安置患者端坐位，双腿下垂，以减少下肢静脉血液的回流，减少心脏负担。

（3）加压给氧，氧流量达 6～8L/min，可提高肺泡内氧分压，减少肺泡内毛细血管漏出液的产生，增加氧的弥散，改善低氧血症；在湿化瓶内放入 20%～30%乙醇溶液，以减低肺泡内泡沫表面的张力，使泡沫破解消散，从而改善肺部气体交换，减轻缺氧症状。

（4）遵医嘱给予镇静、平喘、强心、利尿、扩血管等药物，以舒张周围血管，加速体液排出，减少回心血量，减轻心脏负荷。

（5）必要时进行四肢轮扎，用止血带或血压计袖带适当给四肢加压至阻断静脉血流，但动脉血流仍通畅，每隔 5～10 分钟轮流放松一侧肢体上的止血带，可有效减少静脉回心血量，待症状缓解后，逐渐解除止血带。

（6）安慰患者，给予心理支持，以解除其紧张情绪。

三、空气栓塞

1. 原因 常见原因有以下三种：

（1）输液前输液管内空气未排尽，输液管连接不紧密，输液管漏气。

（2）加压输液时无人守护，液体输完未及时更换药液或拔针，导致空气进入静脉。

（3）拔出较粗的、近胸腔的深静脉导管后，穿刺点封闭不严密。

进入静脉的空气形成空气栓子，气体随血液经右心房到达右心室。如果空气量少，则随着心脏的收缩，从右心室压入肺动脉并分散到肺小动脉内，最后经毛细血管吸收，因此损害较小；如果空气量大，则空气在右心室内阻塞肺动脉入口（图 14-11），使血液不能进入肺内，气体交换发生障碍，引起机体严重缺氧而死亡。

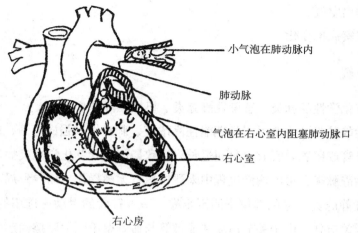

图 14-11 空气在右心室内,栓塞肺动脉入口

2. 临床表现 患者感到胸部异常不适或胸骨后疼痛,出现呼吸困难和严重发绀,有濒死感。听诊心前区可以闻及持续响亮的水泡声,心电图呈心肌缺血和急性肺心病的改变。

3. 预防

(1)输液前认真检查输液器质量,排尽输液管内空气。

(2)输液过程中加强巡视,发现故障及时处理,连续输液者应及时更换输液瓶,输液完毕及时拔针。

(3)拔除较粗贴近胸腔的深静脉导管时,必须严密封闭穿刺点。

(4)加压输液时,应专人守护。

4. 护理措施

(1)发生空气栓塞,立即通知医生进行抢救。

(2)让患者取左侧并头低足高卧位(图 14-12)。头低足高位时可增加胸内压力,以减少空气进入静脉;左侧卧位可使肺动脉的位置低于右心室,有利于气泡漂浮移向右心室尖部,避开肺动脉入口,随着心脏舒缩,将空气混成泡沫,分次小量进入肺动脉内,逐渐被吸收。

(3)给予高流量氧气吸入,提高患者的血氧浓度,纠正缺氧状态。

(4)如果患者安置有中心静脉导

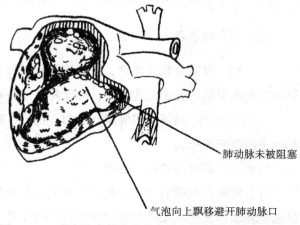

图 14-12 患者取左侧头低足高位,空气避开肺动脉入口

309

管，可经导管抽出空气。

（5）严密观察病情变化。

四、静脉炎

1. 原因 有化学性静脉炎、感染性静脉炎、机械性静脉炎。

（1）化学性静脉炎：主要由于长期输注高浓度、刺激性较强的药液，或静脉内放置刺激性大的留置导管或留置导管放置时间过长，导致局部血管壁化学性炎症。

（2）感染性静脉炎：可因输液过程中未严格执行无菌操作，而导致局部静脉感染。

（3）机械性静脉炎：穿刺部位未固定牢靠，造成针管的滑动；选用的导管管径太粗；穿刺部位太靠近关节处，由于关节活动造成针管与血管壁不断地摩擦而产生发炎反应。

2. 临床表现 输液部位沿静脉走向出现条索状红线，局部组织表现发红、肿胀、灼热、疼痛，有时伴有畏寒、发热等全身症状。

3. 预防 严格执行无菌操作；刺激性较大的药物应充分稀释后使用，并减慢点滴速度，防止药物溢出血管外；长期输液者，有计划更换输液部位，以保护静脉；静脉内置管应该选择无刺激性或刺激性较小的导管，留置时间不宜过久。

4. 护理措施

（1）停止在发生静脉炎的血管处输液，抬高患肢并制动，避免受压。

（2）用 50% 硫酸镁溶液或 95% 乙醇，每日 2 次湿热敷，每次 20 分钟。

（3）超短波理疗，每日 1 次，每次 15～20 分钟。

（4）将药物如意金黄散加醋调成糊状，局部外敷，每日 2 次，可起到清热、止痛、消肿的作用。

（5）合并全身感染，遵医嘱给予抗生素治疗。

五、药物渗漏

1. 原因 穿刺时刺破血管，或输液过程中针头或留置导管滑出血管外，使液体进入血管外组织而引起；患者过度活动；局部静脉压增高；药物因素。

2. 临床表现 局部组织肿胀、苍白、疼痛、输液不畅，如药物有刺激性或毒性，可引起严重的组织坏死。

3. 预防 需要注意以下方面：

（1）输液穿刺前要评估穿刺部位皮肤情况和静脉条件，在满足治疗需要的情况下，尽量选择较细、较短、无刺激或刺激性较小的针头或导管，尽量缩短导管的留置时间。

（2）尽量选择粗直、弹性良好的血管进行穿刺，切勿在同一部位反复穿刺。

（3）尽量做到一针见血，妥善固定针头，减少输液肢体的活动，避免针头移动。

（4）输入刺激性较大的药物前，应使用生理盐水作为引导液，确定针头在血管内方可接药液滴注。

（5）加强输液巡视，经常检查点滴是否通畅。

4.护理措施

（1）发生液体外渗时，应立即停止输液，更换肢体和针头重新穿刺。

（2）根据外渗药物的性质、种类、刺激强度，给予适当的处理并记录（如果是化疗药物外渗则按照化疗药物外渗处理程序进行）。

（3）抬高患肢，促进静脉回流和渗出液的吸收，减轻疼痛和水肿。

（4）密切观察外渗部位皮肤颜色、温度、疼痛的性质等，如果局部组织发生溃疡、坏死，应给予外科清创、换药等处理。

（5）安慰患者，做好心理疏导。

六、输液微粒污染

（一）相关概念

1.输液微粒 是指输入液体中的非代谢性颗粒杂质，其直径一般为 1 ～ 15μm，少数可达 50 ～ 300μm。

2.输液微粒污染 是指在输液过程中，将输液微粒带入人体，对人体造成严重危害的过程。

（二）输液微粒的来源

1. 药物制作过程中混入异物与微粒。

2. 盛装药液容器的不洁净。

3. 输液器与加药用注射器不洁净。

4. 输液环境不洁净，如切割安瓿、开瓶塞，反复穿刺溶液瓶橡胶塞致橡胶塞撕脱等，均可导致微粒进入液体内。

（三）输液微粒污染的危害

输液微粒对人体的危害，主要取决于微粒的大小、形状、化学性质以及堵塞血管的部位、血流阻断的程度和人体对微粒的反应。最易受微粒损害的脏器有肺、脑、肝、肾等部位。

1. 可直接堵塞血管，引起局部供血不足，组织缺血、缺氧，甚至坏死。

2. 红细胞聚集在微粒上，形成血栓，引起血管栓塞和静脉炎。

3. 微粒进入肺毛细血管，可引起巨噬细胞增殖，包围微粒形成肺内肉芽肿。

4. 出现血小板减少症和过敏反应。

5. 刺激组织而发生炎症或形成肿块。

（四）预防输液微粒污染的措施

1. 制剂生产方面 严格执行制剂生产操作规程，选用优质原材料，采用先进工艺和设备，保证生产车间空气净化合格，提高检验技术，确保药液质量。

2. 掌握药物配伍禁忌 配药时要查对配伍禁忌表，按药物说明书要求配药，配药后检查药液质量；中草药注射液应单独输注。

3. 输液环境及操作方面

（1）建立静脉药物配制中心：是在符合国际标准、依据药物特性设计的洁净操作环境下，由受过专门培训的药学技术人员（包括护理人员）严格按照操作程序进行静脉注射药物集中配置的工作机构。

（2）净化操作环境：配液室或静脉输液药物配置中心采用100级净化工作台，病室内安装空气净化装置，以达到净化空气、消除微粒污染。

（3）选用优质的输液器具：采用安装输液终端过滤器的密闭式一次性输液器，可有效截留任何途径污染的输液微粒。合理选择输液加药针头，避免选择大针头。因针头越大，液体中的胶屑颗粒越大。

（4）严格遵守操作规程：严格执行无菌操作，采取密闭式输液方式。药液现配现用，避免污染。正确切割与擦拭玻璃安瓿，对"非易折"型安瓿锯痕应小于颈段的1/4周，开启前用75%乙醇擦拭颈段以减少微粒污染，忌用镊子等物品敲开；抽吸药物时将针头置于安瓿中部，不倒置安瓿；不反复使用注射器、针头和反复穿刺橡胶塞；加药速度不宜过快，因大于50μm以上的微粒沉淀较快，可沉淀于针管内，减少微粒进入药液。

复习思考

1. 简述静脉输液的目的。

2. 常见的输液故障有哪些？

3. 输液过程中，发现患者药液不滴，应如何分析原因并给予处理？

4. 输液微粒对人体有哪些危害？

5. 对输液时发生循环负荷过重（肺水肿）的患者给予20%～30%乙醇湿化吸氧的机制是什么？

6. 静脉输液发生空气栓塞时，应置患者于何种体位？为什么？

7. 如何预防输液时静脉炎的发生？

8.案例分析

　　王女士，38岁，因腹泻、呕吐一天，诊断为急性胃肠炎而在肠道门诊留观。上午10时给予静脉输液，输液30分钟后，患者发冷、寒战，体温38.7℃。

　　请分析：

　　（1）患者可能发生了什么情况?

　　（2）如何护理?

模 块 十 五

静脉输血

【学习目标】

掌握静脉输血的目的、静脉输血的方法、成分输血的概念及优点、常见输血不良反应及护理。

熟悉各种血液制品的保存条件、有效期及使用对象，自体输血的优点与方法。

了解血型及交叉配血试验，直接输血。

📚 案例导入

王某，男性，不慎发生交通事故，伤后有一过性神志不清，清醒后感右上腹剧烈疼痛，呈持续性、刀割样，短时间内腹痛逐渐扩至全腹，并出现头晕、心悸、面色苍白、肢端发凉；恶心、呕吐 2 次，呕吐物为咖啡样液体，量不多，被急送到医院。体检：体温 36.5℃，脉搏 110 次 / 分，血压100/76mmHg，呼吸 22 次 / 分，腹腔穿刺抽出不凝固血液并混有胆汁。医疗诊断：肝脏裂伤伴失血性休克。

问题：

（1）该患者如需静脉输血，输血的目的是什么？

（2）为该患者静脉输血应选择哪种血液类型？

（3）为该患者静脉输血可能会出现哪些输血反应？

项目一 概 述

静脉输血是将全血或成分血通过静脉输入体内的方法，是急救和疾病治疗的重要措施之一。但在输血过程中也可能会出现一些不良反应，给患者造成不同程度的伤害。因此，护士必须严格按照静脉输血的操作规程，熟练地完成静脉输血的各项操作要求，并密切观察患者的反应，以确保输血安全有效。

一、静脉输血目的

（一）各种原因引起的大出血，补充血容量

各种原因引起的大出血为静脉输血的主要适应证。输血可增加有效循环血量，改善心排出量和全身血液灌流，提高血压，促进循环，用于失血、失液引起的血容量减少或休克患者。如一次性出血量＜500mL时，机体可自我代偿，不必输血；失血量在500～800mL时，一般首选晶体溶液、胶体溶液或少量血浆输注；失血量＞1000mL时，应及时补充全血或血液成分。

（二）纠正贫血

增加血红蛋白含量，促进携氧功能。用于纠正各种原因所致的贫血或慢性消耗性疾病患者。

（三）补充血浆蛋白

增加蛋白质，改善营养状态，维持血浆胶体渗透压，保持有效循环血容量。用于低蛋白血症及大出血、大手术的患者。

（四）补充血小板和各种凝血因子

改善凝血机制，有助于止血。用于凝血功能障碍患者。

（五）补充抗体、补体

增强机体免疫能力。用于严重感染患者，切忌使用库存血。

（六）排除有害物质

改善组织器官的缺氧状况。用于一氧化碳、苯酚等化学物质中毒。

二、血液制品的种类

（一）全血

全血用于急性大量血液丢失可能出现低血容量休克的患者，或患者存在持续活动性出血，估计失血量超过自身血容量的30%时考虑输注。但全血或血浆不宜用作扩容剂，晶体液或并用胶体液扩容仍是治疗失血性休克的主要输血方案；血容量补足之后，输血目的是提高血液的携氧能力，首选红细胞制品。回输自体全血不受本指征限制，根据患者血容量决定。

全血的保存温度和时间与浓缩红细胞（CRC）相同（见表15-1），库存血虽含有血液的所有成分，但其有效成分随保存时间的延长而发生变化，其中，白细胞、血小板、凝血酶原等成分破坏较多，钾离子含量增多，酸性增高，含保存液的库存血pH值为7.0～7.25，大量输注时，可引起高钾血症和酸中毒。

（二）成分血

成分血是将血液中各种细胞成分、血浆和血浆蛋白成分用科学的方法加以分离、提纯，制成高浓度、高纯度、低容积的制剂，根据患者病情需要，有针对性地输入。其优点为节约血源、针对性强、治疗效果好、不良反应少以及便于保存和运输等（表15-1）。

表 15-1　成分血的保存和临床运用

品名	特点	保存方式及保存期	作用及适应证	备注
1. 红细胞				
浓缩红细胞（CRC）	每袋含 200mL 全血中全部红细胞，总量 110～120mL，红细胞压积 0.7～0.8。含血浆 30mL 及抗凝剂 8～10mL，运氧能力和体内存活率等同一袋全血 规格：110～120mL/袋	4±2℃ ACD：21 天 CPD：28 天 CPDA：35 天	作用：增强运氧能力 适用：①各种急性失血的输血；②各种慢性贫血；③高钾血症，肝、肾、心功能障碍者输血；④小儿、老年人输血	交叉配血试验
少白细胞红细胞（LPRC）	过滤法：白细胞去除率96.3%～99.6%，红细胞回收率＞90%；手工洗涤法：白细胞去除率79±1.2%，红细胞回收率＞74±3.3%；机器洗涤法：白细胞去除率＞93%，红细胞回收率＞87%	4±2℃ 24 小时	作用：（同 CRC） 适用：①由于输血产生白细胞抗体，引起发热等输血不良反应的患者；②防止产生白细胞抗体的输血（如器官移植的患者）	与受血者ABO 血型相同
红细胞悬液（CRCs）	400mL 或 200mL 全血离心后除去血浆，加入适量红细胞添加剂后制成，所有操作在三联袋内进行 规格：由 400mL 或 200mL 全血制备	（同 CRC）	（同 CRC）	交叉配血试验
洗涤红细胞（WRC）	400mL 或 200mL 全血经离心去除血浆和白细胞，用无菌生理盐水洗涤 3～4 次，最后加 150mL 生理盐水悬浮。白细胞去除率＞80%，血浆去除率＞90%，RBC 回收率＞70% 规格：由 400mL 或 200mL 全血制备	（同 LPRC）	作用：增强运氧能力 适用：①对血浆蛋白有过敏反应的贫血患者；②自身免疫性溶血性贫血患者；③阵发性睡眠性血红蛋白尿症；④高钾血症及肝肾功能障碍需要输血者	主侧配血试验
冰冻红细胞（FTRC）	去除血浆的红细胞加甘油保护剂，在 -80℃保存，保存期 10 年，解冻后洗涤去甘油，加入 100mL 无菌生理盐水或红细胞添加剂或原血浆。白细胞去除率＞98%；血浆去除＞99%；RBC 回收＞80%；残余甘油量＜1%。洗除了枸橼酸盐或磷酸盐等 规格：200mL/袋	解冻后 4±2℃ 24h	作用：增强运氧能力 适用：①同 WRC；②稀有血型患者输血；③新生儿溶血病换血；④自身输血	加原血浆悬浮红细胞要做交叉配血试验。加生理盐水悬浮只做主侧配血试验

续表

品名	特点	保存方式及保存期	作用及适应证	备注
2. 血小板				
手工分离浓缩血小板（PC-1）	由 200mL 或 400mL 全血制备。血小板含量为 ≥ 2.0×10^{10}/袋 20～25mL，≥ 4.0×10^{10}/袋 40mL～50mL 规格：20 mL～25mL/袋，40～50mL/袋	22±2℃（轻振荡）24 小时（普通袋），或 5 天（专用袋制备）	作用：止血 适用：① 血小板减少所致的出血；② 血小板功能障碍所致的出血	需做交叉配血试验，要求 ABO 相合，一次足量输注
机器单采浓缩血小板（PC-2）	用细胞分离机单采技术，从单个供血者循环液中采集，每袋内含血小板 ≥ 2.5×10^{11}，红细胞含量 < 0.41 mL 规格：150～250mL/袋	（同 PC-1）	（同 PC-1）	与受血者 ABO 血型相同
3. 白细胞				
机器单采浓缩白细胞悬液（GRANs）	用细胞分离机单采技术由单个供血者循环血液中采集。每袋内含粒细胞 ≥ 1×10^{10}	22±2℃ 24 小时	作用：提高机体抗感染能力 适用：中性粒细胞低于 0.5×10^9/L，并发细菌感染，抗生素治疗 48 小时无效者。（从严掌握适用证）	必须做交叉配血试验。ABO 血型相同
4. 血浆				
新鲜液体血浆（FLP）	含有新鲜血液中全部凝血因子，血浆蛋白为 6～8g/L；纤维蛋白原 2～4g/L；其他凝血因子 0.7～1 单位/mL 规格：根据医院需要而定	4±2℃ 24 小时（三联）	作用：补充凝血因子，扩充血容量 适用：① 补充全部凝血因子（包括不稳定的凝血因子 V、Ⅷ）；② 大面积烧伤、创伤	要求与受血者 ABO 血型相同或相容
新鲜冰冻血浆（FFP）	含有全部凝血因子。血浆蛋白为 6～8g/L；纤维蛋白原 2～4g/L；其他凝血因子 0.7～1 单位/mL 规格：自采血后 6～8 小时内（ACD 抗凝剂：6 小时内；CPD 抗凝剂：8 小时内）速冻成块 规格：200mL，100mL，50mL，25mL	-20℃以下 1 年（三联）	作用：扩充血容量，补充凝血因子 适用：① 补充凝血因子；② 大面积创伤、烧伤	要求与受血者 ABO 血型相同或相容，37℃ 摆动水浴融化
普通冰冻血浆（FP）	FFP 保存一年后即为普通冰冻血浆 规格：200mL，100mL，50mL，25mL	-20℃以下 4 年	作用：补充稳定的凝血因子和血浆蛋白 作用：① 主要用于补充稳定的凝血因子缺乏，如 Ⅱ、Ⅶ、Ⅸ、Ⅹ因子缺乏；② 手术、外伤、烧伤、肠梗阻等大出血或血浆大量丢失	要求与受血者 ABO 血型相同

续表

品名	特点	保存方式及保存期	作用及适应证	备注
冷沉淀（Cryo）	每袋由 200mL 血浆制成。含有：Ⅷ因子 80～100 单位；纤维蛋白原约 250mg；血浆 20mL 规格：20mL	−20℃以下 1 年	适用：①甲型血友病；②血管性血友病（vWD）；③纤维蛋白原缺乏症	要求与受血者 ABO 血型相同或相容

（三）其他血液制品

1. 白蛋白液 从血浆提纯获得，能提高机体血浆蛋白和胶体渗透压，用于低蛋白血症患者。常用 5% 白蛋白液。

2. 纤维蛋白原 适用于纤维蛋白缺乏症、弥散性血管内凝血（DIC）患者。

3. 抗血友病球蛋白浓缩剂 适用于血友病患者。

三、血型与交叉配血试验

（一）血型

血型是指红细胞膜上特异性抗原的类型。由于此类抗原能促成红细胞凝集，在凝血反应中起抗原作用，故又称为凝集原。与临床关系最密切的是 ABO 血型系统和 Rh 血型系统。

1. ABO 血型系统 人类红细胞膜上含有 A、B 两种类型的凝集原，根据红细胞膜上所含凝集原的不同，将血型分为 A、B、AB、O 四型。血清中含有与 A、B 凝集原起反应的特异性抗体称为凝集素，分别称为抗 A 凝集素和抗 B 凝集素（表 15-2）。

表 15-2 ABO 血型系统

血型	红细胞膜上的抗原（凝集原）	血清中的抗体（凝集素）
A	A	抗 B
B	B	抗 A
AB	A、B	无
O	无	抗 A ＋抗 B

2. Rh 血型系统 人类红细胞除含 A、B 抗原外，还有 C、c、D、d、E、e 六种抗原，称为 Rh 抗原（也称为 Rh 因子）。其中 D 抗原的抗原性最强。医学上通常将红细胞膜上含有 D 抗原者称为 Rh 阳性，而缺乏 D 抗原者称为 Rh 阴性。汉族人中，约 99% 为 Rh 阳性，1% 左右为 Rh 阴性。

（二）血型鉴定和交叉配血试验

为保证输血安全，受血者与供血者之间必须进行血型鉴定和交叉配血试验。血型鉴定主要是鉴定 ABO 血型和 Rh 血型；交叉配血试验是检查其他次要的抗原与其相应抗体的反应情况。

1. 血型鉴定

（1）ABO 血型鉴定：通常是采用已知的抗 A、抗 B 血清来检测红细胞的抗原并确定血型。若被检血液在抗 A 血清中发生凝集，而在抗 B 血清中不发生凝集，说明被检血液为 A 型；若被检血液在抗 B 血清中发生凝集，而在抗 A 血清中不发生凝集，说明被检血液为 B 型；若被检血液在抗 A 血清和抗 B 血清中均凝集，说明被检血液为 AB 型；若被检血液在抗 A 血清和抗 B 血清中均不凝集，则被检血液为 O 型（表 15-3）。

表 15-3　ABO 血型鉴定

血型	与抗 A 血清中的反应	与抗 B 血清中的反应
A	＋	－
B	－	＋
AB	＋	＋
O	－	－

（2）Rh 血型鉴定：Rh 血型主要是用抗 D 血清来鉴定。若受检者的红细胞遇抗 D 血清后发生凝集，则受检者为 Rh 阳性；若受检者的红细胞遇抗 D 血清后不发生凝集，则受检者为 Rh 阴性。

2. 交叉配血试验　输血科（血库）要逐项核对输血申请单、受血者和供血者血样，复查受血者和供血者 ABO 血型，并常规检查患者 Rh（D）血型［急诊抢救患者紧急输血时 Rh（D）检查可除外］，正确无误时可进行交叉配血。直接交叉和间接交叉试验结果都没有凝集反应，即为配血相容，可以输血（表 15-4）。

（1）直接交叉相容配血试验：用受血者血清和供血者红细胞进行配血试验，检查受血者血清中有无破坏供血者红细胞的抗体。要求绝对不能有凝集或溶血现象。

（2）间接交叉相容配血试验：用供血者血清和受血者红细胞进行配血试验，检查供血者血清中有无破坏受血者红细胞的抗体。

表 15-4　交叉配血试验

	直接交叉相容配血试验	间接交叉相容配血试验
供血者	红细胞	血清
受血者	血清	红细胞

四、静脉输血原则

1. 输血前检验 输血前必须检验血型及做交叉配血试验。

2. 输注同型血液 无论是输全血还是输成分血，均应选用同型血液输注。紧急情况下，输全血时如无同型血，可选用 O 型血输给患者；AB 型血的患者可接受其他血型血。此时直接交叉配血试验无凝集，间接交叉配血试验可有凝集。但因输入量少，输入血清中的抗体被受血者体内大量的血浆稀释，不足以引起受血者的红细胞凝集，一般不出现反应。因此，在紧急特殊情况下，一次输入最多不超过 400mL，且输入速度要慢。输注血浆时在特殊情况下可进行 ABO 血型相容输注，相容关系为 AB 型血浆可输给任何受血者；A 型血浆可输给 A 型和 O 型受血者；B 型血浆可输给 B 型和 O 型受血者；O 型血浆只能输给 O 型受血者。

3. 再次输血检验 患者如果需要再次输血，则必须重新做交叉配血试验，以排除机体己产生抗体的情况。

项目二 静脉输血方法

一、间接输血法

【评估】

1. 核对医嘱 双人认真核对医嘱、输血申请单、血标本试管标签上的患者信息。

2. 患者评估

（1）病情及病史

①查阅病历：了解患者年龄、生命体征、输血目的，有无输血史，有无急性肺水肿、充血性心力衰竭、肺栓塞、恶性高血压、真性红细胞增多症、肾功能极度衰竭及对输血有变态反应等输血禁忌证，是否已检测乙肝两对半、丙型肝炎病毒抗体、艾滋病毒抗体、梅毒螺旋体抗体等输血前免疫检测项目，是否已配合医生签署输血治疗同意书。

②床旁评估：持输血申请单和贴好标签的试管，至床旁当面核对患者姓名、性别、年龄、病案号、病室 / 门诊、床号、血型和诊断，观察穿刺部位皮肤、血管及肢体活动情况；是否需要如厕。

（2）操作相关知识：对输血相关知识的了解程度，是否了解输血目的、输血可能的并发症。

（3）治疗依从性：有无恐惧、焦虑等。

【计划】

1. 患者准备 了解输血的目的、方法、注意事项及配合要点；签写输血治疗同意书；

排空大小便；取舒适体位。

2. 护士准备 洗手、戴口罩；熟悉输血相关知识及操作程序和注意事项。

3. 用物准备

（1）采血标本送检：抽取患者静脉血标本 2 ～ 5mL 注入备好的试管，与输血申请单和交叉配血单一起送输血科测定血型、交叉配血。禁止同时采集两位患者的血标本，以免发生混淆。凡输注全血、红细胞、白细胞、手工分离浓缩血小板等患者，均应进行交叉配血试验。机器单采浓缩血小板应 ABO 血型同型输注。

（2）取血

①接取血通知：输血科（血库）配血合格后通知取血。

②双人"三查八对"：取血者与发血者双方共同查对。"八对"是指：患者的姓名、性别、门急诊号或病案号、供血者的血袋号、申请与实发的血液种类、血量，患者与供血者的血型、交叉配血试验结果。住院患者还需核对患者的病室与床号。"三查"即查血液有效期、血液质量和血袋是否完好。经核对确认信息准确无误、血液无过期、血袋完整无破漏、血液外观无变质破坏，双方共同签字后方可领出血液。正常库存全血分为明显的两层（上层为浅黄色的血浆，下层为暗红色的红细胞，两者边界清楚，无红细胞溶解），血液无变色、混浊，无凝块、气泡或其他异常物质。凡血袋有下列情形之一的，一律不得发出：标签破损、漏血；血袋有破损、漏血；血液中有明显凝块；血浆呈乳糜状或暗灰色；血浆中有明显气泡、絮状物或粗大颗粒；未摇动时血浆层与红细胞的界面不清或交界面上出现溶血；红细胞层呈紫红色；过期或其他须查证的情况。

③血液取出后"五不可"：不可退回，血液一经发出不可退回；不可震荡，血液勿剧烈震荡，以免红细胞大量破坏而引起溶血；不可久置，取回的血应尽快输用，解冻的血浆应在 2 ～ 6℃保存，24 小时内输注；不可加温，防止血浆蛋白凝固变性而引起输血反应，如为冷藏血液，应在室温下放置 15 ～ 20 分钟后再输入；不可加药，护士不得往血液内加入其他药物。

④再次查对：回病区后须两名医护人员再次进行双人三查八对。

（3）其他用物准备：0.9% 氯化钠溶液、输血器（滴管内有滤网，9 号静脉穿刺针头）、一次性手套。其余同密闭式输液法。

【实施】

实施步骤	操作要点说明
1. 三查八对 携用物及病历至床旁，两名护士一起再次三查八对	· 确定无误方可输入
2. 输血前冲管 协助患者安置合适体位，按静脉输液法先输入少量 0.9% 氯化钠溶液	· 冲洗输血器管道

实施步骤	操作要点说明
3. 输入血液 （1）血袋托于手上，以旋转式动作将血液轻轻摇匀 （2）打开贮血袋封口，常规消毒开口处塑料管，将输血器针头从 0.9%氯化钠溶液瓶上拔下，插入贮血袋塑料管内，缓慢将贮血袋倒挂于输液架上	· 避免剧烈震荡
4. 调节记录 （1）调节输血速度，宜先慢后快 （2）记录输血时间、滴速、签全名	· 开始应少于 20 滴/分 · 输入血液 10～15 分钟后，如无不良反应，根据患者病情、年龄及血液种类调节输血速度
5. 指导患者　助患者取舒适卧位，再次核对无误后，脱手套，洗手，置呼叫器于患者易取处，交代注意事项	
6. 巡视观察　输血中加强巡视，观察生命体征及病情变化，仔细询问和倾听患者主诉，保持输血通畅	· 如出现异常情况应及时处理
7. 输血后冲管　输血完毕，再输入少量 0.9%氯化钠溶液	· 将输血器内的血液全部输入患者体内
8. 拔针交代 （1）拔针，协助患者按压穿刺点 （2）协助患者取舒适卧位，整理床单位	· 交代注意事项
9. 整理记录 （1）垃圾分类处理，血袋送回输血科（血库） （2）洗手，记录	· 血袋保存至少 24 小时 · 记录输血日期、时间、输注的血液及其成分的量、血液制品编号、有无输血反应、执行者签字
（3）将输血记录单（交叉配血报告单）贴在病历中	

【注意事项】

1. 根据医嘱及输血申请单采集血标本，每次只能采集一位患者的标本，禁止同时采集两个患者的血标本，避免差错事故的发生。

2. 严格执行无菌操作和查对制度，输血时必须由两名护士核对无误后方可输入。

3. 血制品内不得加入其他药品，如钙剂、高渗或低渗溶液，并避免和其他溶液相混，以防血液凝集或溶解。冷藏血制品不能加温，以免血浆蛋白凝固变性而引起不良反应。

4. 输血前认真检查血液质量和血液保存时间。正常库存血分为两层，上层为血浆，呈淡黄色、半透明，下层为红细胞，呈均匀暗红色，两层界限清楚，无凝块。如血细胞呈暗紫色、血浆变红、两层之间界限不清或有明显血凝块等，提示有溶血，不可再用。

5. 输血前后及输入两袋血液之间，需输入少量 0.9%氯化钠溶液，以防发生不良反应。连续输血者，输血器每 4 小时应更换一次。

6. 严格控制输血速度，输血时遵循先慢后快的原则。输血开始前 15 分钟宜慢（不超过 20 滴/分），并严密观察病情变化，若无不良反应，再根据病情需要调节速度；一般情况下输血速度为 5 ～ 10mL/min；急性大量失血需快速输血时，输血速度可达到 50 ～ 100mL/min；年老体弱、婴幼儿及有心肺功能障碍者，输血速度宜慢 1 ～ 2mL/min；血小板输注速度要快，以患者能耐受为准，一般 80 ～ 100 滴 / 分；新鲜血浆输注速度不超过 5 ～ 10mL/min，融化后的冰冻血浆应在 4 小时内输完；凝血因子输注速度以患者能耐受的最快速度为宜，凝血酶原复合物每瓶（用 30mL 0.9% 氯化钠溶液融化）应在 3 ～ 5 分钟内快速静脉注射。1 个单位的全血或成分血应在 4 小时内输完。

7. 输血过程中，加强巡视，观察有无输血反应的征象，并询问患者感觉。一旦出现异常情况立即停止输血，及时报告并进行处理。

8. 输血后，血袋放入 4℃左右冰箱中保存 24 小时，以备患者出现输血反应时检查分析原因，如 24 小时后无输血反应发生再放入医用垃圾袋中集中焚化处理。有关化验单存入病历保存。

二、直接输血法

将供血者的血液抽出后立即输给患者的方法，适用于无库血而患者又急需输血及婴幼儿的少量输血。用物准备同静脉注射，另备一无菌盘、50mL 注射器数副（根据输血量多少而定）、3.8% 枸橼酸钠溶液。

1. **核对医嘱** 认真进行"三查八对"，确认无误后，向供血者和受血者解释，取得合作。

2. **备注射器** 请供血者和患者分别仰卧于床上，并露出一侧手臂，护士戴手套，用 50mL 一次性注射器抽入 3.8% 枸橼酸钠溶液 5mL，轻轻转动使针筒内壁沾上 3.8% 枸橼酸钠溶液，排气后，放入无菌盘内备用。

3. **选择静脉** 选择粗大静脉（一般为肘正中静脉），将血压计袖带缠于供血者上臂并充气，压力维持在 100mmHg 左右，常规消毒穿刺部位皮肤。

4. **抽血输血** 再次查对供血者和患者的姓名、血型及交叉配血结果，三人合作：一人按静脉穿刺法抽取血液，一人传递，另一人按静脉注射法缓慢输注给受血者，如此连续进行，连续抽血时，不必拔针头，只需更换注射器，在更换期间放松袖带，并用手指压迫穿刺部位前端静脉，以减少出血。

5. **拔针按压** 输血毕，拔出针头，用无菌纱布按压穿刺点至无出血，安置患者及供血者，整理床单位，向受血者、供血者交代注意事项。

6. **整理用物** 清理用物，垃圾分类处理，洗手，记录。

三、自体输血

自体输血是指采集患者自己的血液或术中失血，经过洗涤、加工，再回输给患者本人的输血方法。自体输血不需做血型鉴定和交叉配血试验，不会产生同种异体输血时因抗原抗体免疫反应所致的溶血、发热、过敏和移植物抗宿主等免疫反应，也避免了经血液传播的疾病，是最安全的输血方法。还可以节省血源，缓解血源紧张的矛盾，特别是在为稀有血型和无供血条件的边远地区外科手术提供血源中具有非常重要的意义。

1. 贮存式自体输血 对符合条件的择期手术患者，于术前抽取自体血，放于血库低温保存，待手术时再输还给患者。一般于术前 3 ～ 5 周开始，每周或隔周采血一次，直至手术前 3 天为止，以利机体血浆蛋白水平恢复正常水平。

2. 稀释式自体输血 于当日手术开始前采集患者一定量的血液，并同时补充晶体或胶体溶液，以维持患者正常血容量。患者血液处于稀释状态，减少了术中红细胞的丢失。采集的血液在术中或术后再回输给患者。

3. 回收式自体输血 分为外伤时回收式自体输血、术中回收式自体输血和术后回收式自体输血。目前临床常采用自体血回收装置（血液回收机）收集失血回输给患者。如脾破裂、输卵管破裂，血液流入腹腔 6 小时内无污染和凝血时，可将血液收集起来，加入适量抗凝剂，经过滤后回输给患者。

项目三 常见输血不良反应与护理

因个体体质不同，输血可引起输血反应。输血不良反应是指在受血者输入血液或血液制品过程中，或输注结束后出现某些新症状和体征，并且用原有疾病不能解释，发生率为 1% ～ 10%，严重者可危及患者的生命。为保证患者安全，护士应掌握常见输血反应发生的原因、临床表现、预防和护理措施，以有效预防和控制输血反应的发生。

一、发热反应

1. 原因 血液、保养液、贮血器和输血器等被致热源污染；输血时未严格遵守无菌操作原则，造成污染；多次输血后，受血者血液中产生白细胞抗体和血小板抗体，当再次输血时发生免疫反应而引起发热。

2. 临床表现 可发生在输血中或输血后 1 ～ 2 小时内，患者出现与原发病无关的发冷、寒战、发热。体温可达到 41℃左右，并伴有恶心、呕吐、头痛、肌肉酸痛、皮肤潮红、脉速等全身症状，一般无血压下降。发热持续时间不等，轻者持续 1 ～ 2 小时可缓解。

3. 护理

（1）预防：严格管理血库保养液和输血用具，有效控制致热源，在输血过程中严格执行无菌操作。

（2）处理：①反应轻者，减慢滴速即可使症状减轻；②严重者立即停止输血，用生理盐水维持静脉通路，并通知医生，同时密切观察生命体征；③对症处理：畏寒、寒战者保暖，高热者行物理降温，必要时按医嘱给予解热镇痛药和抗过敏药；④将输血器、剩余血和贮血袋一并送检。

二、过敏反应

1. 原因 患者为过敏体质，对输入血液中的某些成分过敏；输入血液中含有致敏物质，如供血者在采血前服用过可致敏的药物和食物；多次输血的患者，体内可产生过敏性抗体，当再次输血时，抗原、抗体相互作用而发生过敏反应；供血者血液中的变态反应性抗体随血液输给受血者，一旦与相应抗原接触，即可发生过敏反应。

2. 临床表现 症状轻重不一，症状出现越早，反应越严重。轻度过敏有皮肤瘙痒、荨麻疹、轻度血管神经性水肿（表现为眼睑、口唇水肿）；重者可发生喉头水肿、支气管痉挛而引起呼吸困难，两肺可闻及哮鸣音，甚至出现过敏性休克。

3. 护理

（1）预防：①正确管理血液和血制品；②勿选用有过敏史的供血员；③供血者在采血前4小时内不宜食高蛋白质和高脂肪食物，可用清淡饮食或饮糖水，以免血中含有致敏物质；④对有过敏史的患者输血前遵医嘱给予抗过敏药物。

（2）处理：按过敏反应程度给予对症处理：①反应轻者可减慢输血速度，重者立即停止输血，用生理盐水维持静脉通路，并通知医生。②对症处理：呼吸困难者给予氧气吸入，喉头水肿伴严重呼吸困难应配合气管插管或气管切开，遵医嘱皮下注射0.1%的盐酸肾上腺素0.5～1mL，给抗过敏药物地塞米松、苯海拉明、异丙嗪。③循环衰竭者给予抗休克治疗。④严密观察病情及监测生命体征变化。

三、溶血反应

溶血反应是指由于免疫的或非免疫的原因，使输入的红细胞或患者的红细胞发生异常破坏而引起的一系列临床症状。是最严重的输血反应。

1. 原因

（1）输入异型血：供血者和受血者血型不符而造成血管内溶血，反应发生快，输入10～15mL即出现症状，后果严重。

（2）输入变质血：输血前红细胞即被破坏溶解，如血液贮存过久、保存温度过高、血液被剧烈震荡或被细菌污染、血液内加入高渗或低渗溶液或影响pH值的药物等，均可导致红细胞破坏溶解。

（3）Rh因子所致溶血：Rh阴性者首次输入Rh阳性血液时不发生溶血反应，但输血2～3周后体内即产生抗Rh阳性的抗体。如再次接受Rh阳性血液，即可发生溶血反应。

Rh 因子不合所引起的溶血反应发生较慢，可在输血后几小时至几天后才发生，并且较少见。

2. 临床表现　一般在输入 10 ～ 15mL 血液时即可出现症状，临床表现通常分为三个阶段。

（1）第一阶段：患者出现头部胀痛、心前区压迫感、四肢麻木、腰背部剧痛、面部潮红、恶心、呕吐等反应。这是因为受血者血清中的凝集素与输入血中红细胞表面的凝集原发生凝集反应，使红细胞凝集成团，阻塞部分小血管而导致组织缺血缺氧。

（2）第二阶段：患者出现黄疸和血红蛋白尿（呈酱油色），同时伴有寒战、高热、呼吸困难和血压下降等休克症状。这是由于凝集的红细胞发生溶解，大量血红蛋白释放入血浆而导致。

（3）第三阶段：患者出现少尿或无尿，管型尿和蛋白尿，高钾血症、酸中毒等急性肾衰竭症状，严重者因尿毒症而导致死亡。其原因，一方面是由于大量血红蛋白从血浆进入肾小管，遇酸性物质后形成结晶，阻塞肾小管所致。另一方面是由于抗原和抗体的相互作用，引起肾小管内皮缺血、缺氧、坏死脱落而进一步加重肾小管的阻塞。

3. 护理

（1）预防：①加强责任心，认真做好血型鉴定和交叉配血试验；②输血过程中严格执行查对制度和操作规程；③加强管理，严格执行血液采集、保存制度，防止血液变质。

（2）处理：①立即停止输血，通知医生、护士长和科主任。②更换输血器，输注0.9% 氯化钠溶液，给予氧气吸入。③抽取患者血标本和血袋剩余血一并送输血科检验。④遵医嘱碱化尿液：静脉滴注碳酸氢钠，促进血红蛋白结晶溶解，防止肾小管阻塞。⑤保护肾功能：双侧腰部封闭并用热水袋热敷，以解除肾血管痉挛而保护肾脏。⑥严密观察生命体征及尿量，对尿少、无尿者，遵医嘱按急性肾衰竭处理；有休克症状者配合医生进行抗休克治疗和护理。⑦心理护理，关心和安慰患者，消除其紧张恐惧心理。

四、与大量输血有关的反应

大量输血一般指在 24 小时内输血量大于或相当于患者总血容量。常见的反应有循环负荷过重、出血倾向、枸橼酸钠中毒等。

1. 循环负荷过重　其原因、症状及护理措施同静脉输液反应。

2. 出血倾向

（1）原因：长期反复输入库存血或短时间内大量输入超过患者原血液总量的库存血。由于库血中的血小板、凝血因子已基本破坏，使凝血功能障碍，而引起出血。

（2）临床表现：输血中或输血后，患者出现皮肤、黏膜瘀点，穿刺部位大块瘀血或手术切口、伤口渗血，牙龈出血等。

（3）护理：①短时间内输入大量库血时，密切观察患者意识、血压、脉搏等变化，注意观察皮肤、黏膜或手术伤口有无出血等；②严格掌握输血量，每输入 3～5 个单位库存血，应根据医嘱间隔输入 1 个单位的新鲜血或血小板悬液，以补充血小板和凝血因子，防止出血倾向的发生。

3. 枸橼酸钠中毒反应

（1）原因：大量输血使过量的枸橼酸钠进入体内，如果患者肝功能不全，枸橼酸钠不能完全被氧化和排出，而与血中游离钙结合使血钙下降，致凝血功能障碍、毛细血管张力减低、血管收缩不良和心肌收缩无力等。

（2）临床表现：手足抽搐、出血倾向、血压下降、心率缓慢，心室纤维颤动，甚至发生心跳停止。

（3）护理：严密观察患者的反应。遵医嘱常规输入库血 1000mL 时，静脉注射 10% 葡萄糖酸钙或氯化钙 10mL，防止发生低血钙。

五、其他常见输血不良反应

如空气栓塞，细菌污染反应，远期观察还可有因输血引起的传染性疾病，如病毒性肝炎、疟疾、艾滋病等。

严格控制采血、贮血和输血操作的各个环节，是预防输血反应的关键。

【健康教育】

1. 向患者解释静脉输血的目的、血型的有关知识及输血的适应证和禁忌证。

2. 向患者说明输血速度的调节依据，告知勿擅自调节滴速。

3. 向患者介绍常见输血反应的症状及防治方法。并告知患者，一旦出现不适症状，应及时使用呼叫器。

复习思考

1. 请比较静脉输血前的查对和给药前的查对内容有什么不同。

2. 静脉输血反应与静脉输液反应的发生原因、临床表现、护理措施各有哪些不同？

3. 案例分析

张某，女性，40 岁，车祸致外伤性脾破裂入院，体检：脉搏 100 次 / 分，呼吸 40 次 / 分，血压 90/60mmHg，面色苍白，呼吸急促。医嘱输血 200mL，当输血 15mL 左右时，患者诉说头胀痛、四肢麻木、腰背部剧痛。

请问：

（1）该患者出现了什么情况？

（2）导致该患者发生此反应的原因有哪些？

（3）针对此反应的预防措施有哪些？如果发生该如何处理？

扫一扫，看课件

模 块 十 六

标本采集

【学习目标】

掌握标本采集的原则，标本采集的正确方法和注意事项，尿标本防腐剂的添加，标本采集的健康教育。

熟悉标本采集的目的。

了解标本采集的意义。

案例导入

王女士，40 岁，因近 3 日来出现恶心、呕吐、腹泻、四肢无力等症状入院就诊，护理体检体重 55kg，体温 38.6℃，脉搏 110 次 / 分，呼吸 22 次 / 分，血压 75/55mmHg，为进一步明确诊断，医嘱检查血液、尿液、大便常规，肝功能等。

问题：

（1）为患者检查标本的意义是什么？

（2）护士在采集标本时应遵循哪些原则？

（3）如何正确采集各种标本，以保证结果的准确性？

标本检验是临床基本的诊断方法之一，通过各种实验室技术和方法对患者的血液、体液、排泄物、分泌物、呕吐物和脱落细胞等进行检验，从而获得反映机体功能状态、病因、病理变化或治疗结果的客观资料。各种标本的检验目的不同，标本的留取方法也不同，正确的采集标本是获得正确的检验结果的保证，因此护士必须了解各种标本检验的临床意义，熟练掌握采集标本的基本知识和技能，以确保检验结果的准确性。

项目一　概　述

一、标本采集的意义

标本采集是指采集患者少许的血液、体液（胸腔积液、腹水、脑脊液）、排泄物（尿液、粪便）、分泌物（痰、鼻咽分泌物、白带等）、呕吐物以及组织脱落细胞等样本，经过物理、化学、生物学的实验室技术和方法进行检验，其检验结果可作为判断患者机体功能和结构有无病理变化的客观依据。因此，标本检查具有如下意义：①协助明确疾病诊断；②观察病情变化，推测病程进展；③作为制定治疗、护理措施的依据；④进行疗效评价，判断预后。

二、标本采集的原则

在采集标本时，应遵循以下基本原则：

（一）遵照医嘱采集标本

采集各种标本均应按医嘱执行。医生填写检验申请单并签全名，护士根据医嘱核实化验单后进行采集，凡对医嘱、检验单有疑问者必须及时核实、核准后方可执行。

（二）采集前做好充分准备

1. 采集标本前应明确检验项目、检验目的、采集方法、采集标本量，了解注意事项。

2. 应认真评估患者的病情、心理反应与合作程度。耐心向患者解释检验的目的及注意事项，消除患者顾虑，取得患者信任和合作。

3. 根据检验目的准备物品，选择适当的容器，容器外按要求贴上标签，注明患者的科别、病室、床号、姓名、住院号、检查目的和送检日期。

（三）严格执行查对制度

采集前、中、后及送检前均须认真查对医嘱及化验单，核对申请项目、患者姓名、科室、床号、住院号、采集容器及方法等，如有疑问，核实后方可执行，确保标本采集无误。

（四）正确采集标本

1. 掌握正确的采集方法、采集时间、采集的量。如妊娠试验要留晨尿，因为晨尿内绒毛膜促性腺激素的含量高，容易获得阳性检验结果。

2. 培养标本的采集应严格执行无菌原则，标本须放入无菌容器内，且容器无裂痕，瓶塞干燥，不可混入防腐剂、消毒剂及其他药物，培养基应足量，无混浊、变质，以免影响检验结果的准确性。尽量在使用抗生素之前采集，如已经使用抗生素，应在血药浓度最低时采集，并在检验单上注明已使用的抗生素名称。

（五）及时送检

标本采集后应及时送检，不能放置过久，避免污染或变质而影响检验结果，特殊标本还应注明采集时间或加入防腐剂。

项目二　各种标本采集法

一、血标本采集法

血液检查是判断机体各种功能及异常变化的重要指标之一，是临床最常用、最重要的检验项目。临床上血液标本采集方法包括：毛细血管采血法、静脉采血法以及动脉采血法。毛细血管采血法主要用于血常规检查，一般由检验人员执行。静脉血标本分全血标本、血清标本、血培养标本。

【目的】

1. 全血标本　用于做血常规检查、血沉及测定血液中某些物质的含量，如血糖、尿素氮、肌酐、尿酸、肌酸、血氨。

2. 血清标本　用于测定血清酶、脂类、电解质和肝功能等。

3. 血培养标本　用于查找血液中的病原微生物。

4. 动脉血标本　用于动脉血气分析。

【评估】

1. 核对医嘱　标本采集前认真核对医嘱及化验单，核对患者床号、姓名以及申请项目，明确检验目的。

2. 患者评估

（1）病情：患者年龄、病情、诊断及治疗用药情况，穿刺部位的血管及皮肤情况。

（2）操作相关知识：既往有无采集血标本的体验，是否了解操作目的，对疾病、标本采集的目的及注意事项的认知程度。

（3）治疗依从性：有无紧张、焦虑、恐惧等心理反应，是否愿意配合治疗，有无配合操作的能力，心理状态和合作程度。

【计划】

1. 环境准备　安静、整洁、宽敞、光线充足，符合采血要求。

2. 患者准备　明确采血目的，能主动配合。采血局部皮肤清洁，做生化检查时患者应空腹。

3. 护士准备 确认了解患者病情与血标本采集的目的，掌握血标本采集相关知识与能力，穿戴符合护士执业规范。

4. 用物准备 检验单、一次性手套、皮肤消毒剂、棉签、弯盘、小垫枕。根据不同检验项目选择容器及注射器，容器外应贴好标签，注明科别、床号、姓名、检验目的和送检日期。

（1）静脉血标本采集：治疗盘内备：①标本容器（干燥试管、抗凝试管），目前临床上广泛应用全封闭真空采血管（图16-1），其头盖密闭性好，采血时能自动利用真空负压吸引原理将预制真空量的血液吸入采血管，避免了注入血标本时可能发生的血液外漏现象，具有自动定量、安全可靠、高效方便等优点。真空采血管采用了国际统一的头盖颜色标记（表16-1）。②采血针：有适用于较粗大静脉采血的直刺式双向采血针（图16-2），及适用于小静脉及婴幼儿采血的头皮针式蝶翼采血针（图16-3）。若用双向采血针采血，需用持针器，其分卡式及螺旋式两种，用来固定直刺式双向采血针头（图16-4）。③备止血带，采集培养标本时还需备血培养瓶、无菌纱布、酒精灯、火柴。

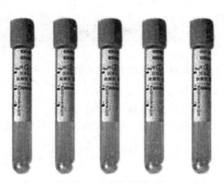

图 16-1 真空采血管

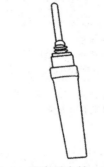

图 16-2 双向采血针（直刺式）

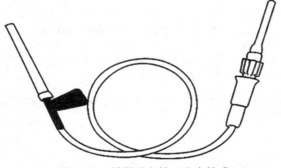

图 16-3 蝶翼采血针（头皮针式）

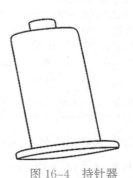

图 16-4 持针器

表 16-1 真空试管分类及用途

试管名称	头盖颜色	检验项目	分类	采血量（mL）
普通血清管	红色	血清生化、血库和血清学相关检验	血清	3.0～5.0
快速血清管	橘红色	急诊血清生化实验	血清	3.0～5.0
肝素抗凝管	绿色	血浆生化、血液流变学实验	血浆	3.0～5.0
血浆分离管	浅绿色	常规和急诊血浆生化检验	血浆	3.0～5.0
血清分离胶促凝管	金黄	急诊血清生化、血库和血清学相关检验	血清	3.0～5.0
EDTA 抗凝管	紫色	全血实验、血型鉴定、交叉配血	全血	2.0～5.0
枸橼酸钠凝血管	蓝色	血液凝固实验	血浆	1.8～3.6
枸橼酸钠血沉管	黑色	血细胞沉降率实验	全血	1.6～2.4

（2）动脉血标本采集：治疗盘内放置无菌动脉血气针，或 2～5mL 一次性注射器、7号针头、无菌软木塞、砂轮、肝素。

【实施】

实施步骤	操作要点说明
➤ 静脉血标本采集 1. 核对解释　备齐用物至床旁，核对床号、姓名，向患者解释采血目的和配合方法，协助患者取舒适体位	·严格查对，尊重患者，耐心解释
2. 选择血管后消毒　戴手套，选择合适的静脉，按静脉注射法扎带并常规消毒皮肤	·常选择四肢浅静脉、股静脉 ·压脉带不可过紧，扎带时间不超过 40 秒为宜
3. 穿刺抽血 （1）旋开双向采血针取下针套，暴露针的后端，将双向针后端按顺时针方向旋入持针器中 （2）嘱患者握拳，操作者左手绷紧皮肤，右手持针（斜面向上）与皮肤呈 20°角穿刺；示指和中指钩住持针器的凸缘，拇指将采血管推到持针器顶端，观察回血 （3）见回血即将瓶塞穿刺针刺入真空管内，管内负压会将所需血量吸入管中 （4）如需采集多管采血标本，第一管采完后，拔出瓶塞穿刺针再刺入另一真空管，如此反复进行多管采血	·动作轻柔，固定好持针器，防止针头移动而刺破血管壁 ·采集血培养标本前，应先除去培养瓶铝盖中心部分，常规消毒瓶盖，注入瓶内后轻轻摇匀 ·添加抗凝剂的试管采集后需轻轻颠倒 5～8 次混匀，以防血液凝固；无抗凝剂的试管不得震荡，以免红细胞破裂引起溶血
4. 拔针按压　松止血带，嘱患者松拳，迅速拔针，用无菌干棉签按压 1～2 分钟，将针管内残留血液流入试管内	·按压至松手不出血为止，凝血功能差的时间稍长
5. 再次核对　核对床号、姓名、检验项目	
6. 安置患者　脱手套，整理患者衣物、被服，协助患者取舒适体位	

实施步骤	操作要点说明
7. 用物处理　按消毒隔离原则处理用物，预防交叉感染。洗手，记录	• 用物分类处理，预防院内交叉感染
8. 及时送检　将血标本分类，连同化验单及时送检	• 特殊标本注明采集时间
➤ 动脉血标本采集	
1. 核对解释　备齐用物至床旁，核对患者床号、姓名及检验项目，解释采血标本的目的、注意事项	• 严格查对，尊重患者，耐心解释，取得患者合作
2. 取体位　协助患者取舒适体位，充分暴露穿刺部位	• 选用股动脉时，协助患者仰卧，下肢稍屈膝外展，可垫沙袋于腹股沟下
3. 选动脉　选择合适的动脉，取动脉搏动最明显处为穿刺点，常规消毒局部皮肤 2 遍，直径＞ 5cm	• 桡动脉：前臂掌侧腕关节上 2cm， • 股动脉：股三角区，髂前上棘与耻骨联合连线中点
4. 备注射器　抽吸肝素 0.5mL 入注射器，抽动活塞和转动注射器，使注射器内壁湿润后，弃去余液	• 若使用动脉血气针，则注射器里面已有肝素
5. 穿刺抽血　操作者戴无菌手套，用左手示指和中指在已消毒的范围内摸到动脉搏动最明显处，固定于两指间，右手持注射器，在两指间垂直刺入或与动脉走向呈 40°角刺入动脉，见鲜红色回血后，右手固定穿刺针，用左手轻抽活塞，抽取所需血量	• 若出现暗红色血液，提示误入静脉 • 采血量一般为 0.5 ～ 1mL
6. 拔针按压　采血完毕，迅速拔针，用无菌纱布按压穿刺点 5 ～ 10 分钟	• 必要时用沙袋压迫止血，防止出现皮下血肿
7. 隔绝空气　拔出针头后立即将针头刺入无菌软木塞内以隔绝空气，用手搓动注射器使血液与抗凝剂混匀	• 刺入橡胶塞可隔绝空气，保证结果的准确性
8. 安置患者　脱手套，整理患者衣物、被服，协助患者取舒适体位	
9. 用物处理　用物按消毒、隔离原则处理，预防交叉感染。洗手，记录	
10. 及时送检　连同化验单及时送检	

【注意事项】

1. 根据检验目的正确选择采血管　采集血清标本时，需用干燥试管；采集全血标本时，需用抗凝试管；采集血培养标本时，需用无菌培养瓶。

2. 采集部位　严禁在输液、输血的针头处抽取血标本，应选择对侧肢体采集。

3. 多管采集的注入顺序　同一患者用真空采血管采集多管血标本时，注入顺序为：血培养标本→无添加剂标本→凝血试验标本→含抗凝剂标本→含促凝剂标本。

4. 生化检验标本　做生化检验需抽取空腹血时，应提前通知患者禁食，避免因进食而影响检验结果。

5.**血培养标本**　应严格执行无菌操作，培养液的种类及量符合要求，且无污染。一般血培养采血为 5mL，对亚急性细菌性心内膜炎患者应采血 10～15mL，以提高细菌培养阳性率。

6.**动脉血气分析标本**　注射器内不可留有空气，注射器与针头应连接紧密，防止气体混入标本，以免影响检验结果。有出血倾向的患者，谨慎使用动脉采血。

【健康教育】

1.向患者及家属解释静脉采血的目的和注意事项，消除患者的思想顾虑，取得配合。

2.向患者及家属介绍血标本化验项目的正常值。

3.指导患者拔针后的按压方法和时间，防止皮下血肿的发生。

二、尿标本采集法

尿液的成分和性状，不仅与泌尿系统疾病直接相关，而且反应机体其他系统的功能状态和机体的代谢状况。临床上常采集尿液标本做物理、化学、细菌学等检查，以了解病情，协助疾病诊断和观察疗效。尿标本分常规标本、培养标本和 12 小时或 24 小时标本。

【目的】

1.**常规标本**　检查尿液的颜色、透明度、比重、有无细胞和管型、尿蛋白、尿糖定性等。

2.**尿培养标本**　采集未被污染的尿液做细菌学检查或药物敏感试验。

3.**12 小时或 24 小时**　尿标本用于各种尿生化、激素检查和尿浓缩查结核杆菌，如钠、钾、氯、肌酐、肌酸、17- 羟类固醇、17- 酮类固醇等。

【评估】

1.**核对医嘱**　认真核对医嘱及化验单，确定患者床号、姓名、检验的目的。

2.**患者评估**　患者诊断及治疗用药情况，排尿情况及自理能力，会阴部卫生情况、有无月经等出血情况。

【计划】

1.**环境准备**　安静、舒适、安全、隐蔽，注意保护患者的隐私。

2.**患者准备**　患者能理解采集尿标本目的、方法及注意事项，主动配合。

3.**护士准备**　确认了解患者病情与尿本采集的目的，掌握尿标本采集相关知识与能力，穿戴符合护士执业规范。

4.**用物准备**　根据检验目的选择适当容器，贴标签于容器上，注明科别、床号、姓名、性别、检验目的和送检时间。根据检验目的准备：

（1）常规标本：一次性尿杯或清洁玻璃瓶 1 个（容积在 100mL 以上），必要时备便盆或尿壶。

（2）尿培养标本：无菌试管、试管夹、酒精灯及火柴、无菌手套、外阴冲洗及消毒用物，必要时备导尿包（见导尿术）。

（3）12小时或24小时尿标本：清洁带盖的集尿瓶（容量为3000～5000mL）、防腐剂（表16-2）。

表16-2　常用防腐剂的作用及用法

名称	作用	用法	检查项目
甲醛	固定尿液中有机成分，防腐	每30mL尿液中加40%甲醛1滴	艾迪计数
浓盐酸	使尿液保持在酸性环境中，防止尿液中激素被氧化，防腐	24小时尿液中加5～10mL	17-羟类固醇、17-酮类固醇
甲苯	可形成一薄膜盖于尿液表面，防止细菌污染，以保持尿液的化学成分不变	应在第一次尿液倒入后再加，按每100mL尿液加0.5%～1%甲苯10mL	尿蛋白定量、尿糖定量及钾、钠、氯、肌酐、肌酸定量

【实施】

1. 采集前准备　备齐用物至床旁，核对患者床号、姓名及检验项目，向患者或家属解释留取尿标本目的、方法及注意事项，取得合作。协助患者取舒适体位。

2. 采集标本

（1）尿常规标本：自理的患者，给予标本容器，嘱其留取清晨第一次尿液（因晨尿浓度高，未受饮食的影响，检验结果准确）适量于标本瓶内（测量尿比重留取100mL）；行动不便的患者，协助患者在床上使用便器或尿壶，再收集尿液于标本容器中；留置导尿的患者，于集尿袋下方引流孔处打开橡胶塞收集尿液。

（2）尿培养标本

①中段尿留取法：用于清醒合作者。按导尿法清洁、消毒外阴；嘱患者自行排尿，弃去前段尿液，用试管夹夹住无菌试管，并在酒精灯上消毒试管口后，留取中段尿约5mL，再将无菌试管口及棉塞在酒精灯火焰上消毒，立即盖紧棉塞，防止污染，熄灭酒精灯。

②导尿术留取法：用于昏迷、不合作者。按照导尿术插入导尿管将尿液引出，留取尿标本。

（3）12小时或24小时尿标本：12小时尿标本，嘱患者于晚7时排空膀胱，弃去尿液后，开始留取尿液至次晨7时留取最后一次尿液；24小时尿标本，嘱患者于清晨7时排空膀胱后开始留取尿液，至次晨7时留取最后一次尿液。请患者先将尿液排在便盆或便壶内，再倒入集尿瓶，留取最后一次尿液后，测总量。根据检验的要求不同加入相应的防腐剂。

3. 采集后　协助患者穿裤、取舒适体位，整理床单位，用物按消毒、隔离原则处理，洗手。记录尿液总量、颜色、气味等，将标本连同化验单及时送检。

【注意事项】

1. 留取尿标本前注意保持会阴部清洁，必要时先清洗或冲洗外阴，再留尿标本，防止混入白带、经血、精液、粪便等。

2. 昏迷、尿失禁或尿潴留患者可导尿留取标本（男性患者可用假性导尿套固定接尿），已有留置导尿者于集尿袋下方引流孔处收集尿液。

3. 留取尿培养标本，应严格无菌操作，以防污染尿液标本而影响检验结果。

4. 留取 12 小时或 24 小时尿标本，应根据检验要求加入相应防腐剂，并将集尿瓶放置于阴凉通风处。

5. 标本留取后应及时送检，以防污染或变质。

【健康教育】

1. 根据不同检验目的向患者介绍留尿标本的方法及注意事项，消除紧张情绪，取得患者的理解。

2. 说明正确留取尿标本对检验结果的重要性，教会患者正确留取方法。

三、粪标本采集法

粪便标本的检验结果有助于评估患者的消化系统功能、协助诊断、观察疗效。根据不同的检验目的，粪便标本分为常规标本、培养标本、隐血标本和寄生虫或虫卵标本。

【目的】

1. 常规标本 用于检查粪便颜色、性状、其中的混合物和细胞等。

2. 培养标本 用于检查粪便中的病原微生物。

3. 寄生虫或虫卵标本 用于检查粪便中的寄生虫、幼虫及虫卵。

4. 隐血标本 用于检查粪便中肉眼不能观察到的微量血液。

【评估】

1. 核对医嘱 认真核对医嘱及化验单，确定患者床号、姓名及检验目的。

2. 患者评估

（1）病情：患者意识状态、诊断及治疗用药情况，排便情况及自理能力。

（2）操作相关知识：既往有无留取粪便标本的体验，是否了解操作目的，对疾病、标本采集的目的及注意事项的认知程度。

（3）治疗依从性：有无紧张、焦虑、恐惧等心理反应，是否愿意配合治疗，有无配合操作的能力。心理状态和合作程度。

【计划】

1. 环境准备 安静、舒适、安全、隐蔽，注意保护患者的隐私。

2. 患者准备 患者能理解采集粪便标本目的、方法及注意事项，主动配合。

3. 护士准备 确认了解患者病情与粪便标本采集的目的，掌握粪便标本采集相关知识与能力，穿戴符合护士执业规范。

4. 用物准备 根据检验目的选择适当容器，贴标签于容器上，注明科别、床号、姓名、性别、检验目的和送检日期。

（1）常规标本或隐血标本：检便盒（内附检便匙或棉签）、清洁便盆。

（2）寄生虫或虫卵标本：检便盒（内附检便匙或棉签）、清洁便盆、透明胶带及载玻片。

（3）培养标本：无菌培养瓶、无菌棉签、消毒便盆。

【实施】

1. 采集前准备 备齐用物至床旁，核对患者床号、姓名及检验项目，向患者及家属解释留取粪便标本目的、方法及注意事项，协助患者取舒适体位。

2. 采集标本

（1）粪便常规标本和隐血标本：嘱患者排尿后，排便于清洁便盆内，用检便匙取粪便中央部分或黏液、脓血等异常粪便约 5g（相当于蚕豆大小），放于检便盒内（重症患者由护士协助留取，腹泻患者应将水样便盛于容器中送检）。

（2）检查寄生虫或虫卵标本：嘱患者排便于清洁便盆内，用检便匙取不同部位带血或黏液粪便 5 ~ 10g，放于检便盒内，如患者服用驱虫药或做血吸虫孵化检查，应留取全部粪便；检查蛲虫，嘱患者在睡前或清晨未起床前，将透明胶带贴在肛门周围，取下胶带，将粘有虫卵的一面贴在载玻片上或相互对合。也可在 23 点左右，患者感觉肛门周围发痒时，用无菌棉签蘸生理盐水，自肛门周围皱襞处拭取，然后插入试管内，塞好管口；检查阿米巴原虫，在采集标本前，应先将便盆加温，再嘱患者排便于便盆内，并连同便盆立即送检，以保持阿米巴原虫的活动状态，因阿米巴原虫排在低温环境中可失去活力，难以查找。

（3）粪便培养标本：嘱患者排便于消毒的便盆内，用无菌棉签在粪便中央或取黏液、脓血等异常粪便 2 ~ 5g，放于无菌培养瓶内盖紧瓶塞。如患者无便意，可用无菌长棉签蘸 0.9% 生理盐水，轻轻插入肛门 6 ~ 7cm，沿肛周壁旋转一周退出，将棉签放于无菌培养瓶中，盖紧瓶塞。

3. 采集后 再次核对，协助患者取舒适体位、整理床单位。用物按消毒、隔离原则处理，洗手、记录粪便颜色、量、性状、气味。将标本连同化验单及时送检。

【注意事项】

1. 采集隐血标本时，嘱患者检查前 3 天禁食肉类、动物肝脏、动物血、绿叶蔬菜以及含铁丰富的药物和食物，第 4 天采集标本，以避免出现假阳性。

2. 采集寄生虫标本时，如患者服用驱虫药或做血吸虫孵化检查，应将大便排于清洁便盆内，留取全部粪便送检。

【健康教育】

1. 根据不同检验目的向患者或家属介绍留取粪便标本的方法及注意事项，消除紧张情绪，取得患者的理解。

2. 教会患者观察粪便、正确留取标本的方法，确保检验结果的准确性。

3. 指导患者注意饮食卫生与营养，防止消化系统疾病的发生。

四、痰标本采集法

临床通过收集痰标本，观察痰液的性状和检查痰液内容物，协助诊断、观察疗效。根据检验目的，痰标本可分为常规标本、培养标本、24 小时痰标本三种。

【目的】

1. 常规标本　检查痰液的一般性状，涂片后经特殊染色，查细菌、虫卵和癌细胞。

2. 培养标本　用于检查痰液中的致病菌。

3. 24 小时痰标本　用于观察 24 小时的痰液的量和性状。

【评估】

1. 核对医嘱　认真核对医嘱及检验单，确定患者床号、姓名、检验目的。

2. 患者评估

（1）病情：患者意识状态、诊断及治疗用药情况，口腔黏膜及咽部情况，听诊肺部呼吸音、痰鸣音、咳嗽咳痰等情况及自理能力。

（2）操作相关知识：既往有无留取痰标本的体验，是否了解操作目的，对疾病、标本采集的目的及注意事项的认知程度。

（3）治疗依从性：有无紧张、焦虑、恐惧等心理反应，是否愿意配合治疗，有无配合操作的能力。心理状态和合作程度。

【计划】

1. 环境准备　安静、舒适、安全、隐蔽，注意保护患者的隐私。

2. 患者准备　患者能理解采集痰标本的目的、方法及注意事项，主动配合。

3. 护士准备　确认了解患者病情与痰标本采集的目的，掌握痰标本采集相关知识与能力，穿戴符合护士执业规范。

4. 用物准备　查对医嘱及化验单，选择适当容器，贴标签于容器上，注明科别、床号、姓名、性别、送检时间。

（1）常规标本：一次性痰盒。

（2）培养标本：无菌培养盒或无菌集痰器，漱口溶液 200mL。

（3）24 小时痰标本：痰杯或清洁的玻璃广口瓶，容量为 500mL。

【实施】

1. 采集前准备 备齐用物至床旁，核对患者床号、姓名及检验项目，向患者及家属解释留取痰标本目的、方法及注意事项，取得合作。

2. 采集标本

（1）痰常规标本：能自行咳痰患者，嘱患者清晨醒来未进食前，用清水漱口去除口腔中杂质，深呼吸数次后用力咳出气管深处的痰液盛于痰盒内。

（2）痰培养标本：能自行咳痰的患者，嘱患者清晨醒来未进食前，先用多贝尔溶液漱口，去除口腔细菌，再用清水漱口，以清洁口腔，在深呼吸数次后用力咳出气管深处的痰液，留于无菌集痰器内，加盖。

（3）24 小时痰标本：清洁广口瓶内加少量清水，贴好标签，注明起止时间，并做好交接班，嘱患者清晨起来，漱口后，将清晨 7 时开始至次日清晨 7 时的全部痰液留在容器中。交代患者不可将漱口液、唾液等混入。

（4）无法咳痰或不合作的患者：协助患者取合适体位，叩击胸背部 3～5 分钟（自下而上），使痰液松动，然后将集痰器分别连接吸引器和吸痰管吸痰（集痰器开口高的一端接吸引器，开口低的一端接吸痰管），置痰液于集痰器中，加盖（图 16-5）。

3. 采集后 协助患者漱口，必要时做口腔护理，整理床单位。洗手，记录痰液的量、颜色和性状，将标本连同化验单及时送检。用物按消毒、隔离原则处理，防止交叉感染。

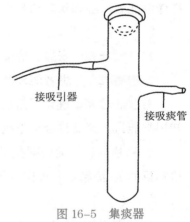

接吸引器

接吸痰管

图 16-5 集痰器

【注意事项】

1. 如留痰标本查找癌细胞，应立即送检，或用 10% 甲醛溶液或 95% 乙醇溶液固定后送检。

2. 采集标本过程中，应嘱患者不可将唾液、漱口水、鼻涕等混入痰液中。

3. 收集痰液时间宜选择在清晨，因此时痰量较多，痰内细菌也较多，以提高阳性率。

4. 采集痰培养标本，应严格无菌操作，以免影响检验结果。

5. 记录 24 小时痰标本量时，应减去所加入的清水量。

【健康教育】

1. 采集标本前向患者说明正确留取痰标本的重要性，介绍留取方法及注意事项，取得患者的理解配合。

2. 教会患者进行有效咳嗽的方法，正确咳痰，保证检验结果的准确性。

五、咽拭子标本采集法

【目的】

从咽部或扁桃体采集分泌物做细菌培养或病毒分离，以协助临床诊断、治疗和护理。

【评估】

1. 核对医嘱 认真核对医嘱及化验单，确定患者床号、姓名、检验目的。

2. 患者评估

（1）病情：患者意识状态、自理能力、诊断及治疗用药情况，口腔、咽喉部黏膜有无破损、出血、溃疡、炎症等。

（2）操作相关知识：既往有无留取咽拭子标本的体验，是否了解操作目的，对疾病、标本采集的目的及注意事项的认知程度。

（3）治疗依从性：有无紧张、焦虑、恐惧等心理反应，是否愿意配合治疗，有无配合操作的能力。心理状态和合作程度。

【计划】

1. 环境准备 安静、舒适、安全、光线充足。

2. 患者准备 患者能理解采集咽拭子标本目的、方法及注意事项，主动配合。

3. 护士准备 确认了解患者病情与咽拭子标本采集的目的，掌握咽拭子标本采集相关知识与能力，穿戴符合护士执业规范。

4. 用物准备 无菌咽拭子培养试管（试管外贴标签，注明科别、床号、姓名、性别、检验目的）、酒精灯、火柴、手套、压舌板、手电筒、检验单。

【实施】

1. 备齐用物至床旁，核对患者床号、姓名及检验项目，向患者及家属解释留取标本目的、方法及注意事项，取得合作，操作者戴手套。

2. 点燃酒精灯，嘱患者张口发"啊"音（必要时用压舌板），取出培养管内的无菌长棉签，快速擦拭腭弓两侧、咽、扁桃体的分泌物。在酒精灯火焰上消毒试管口，将棉签插入试管，塞紧试管口。

3. 整理床单位，协助患者取舒适体位，用物按消毒、隔离原则处理，防止交叉感染，洗手，记录采集时间，将标本连同化验单及时送检。

【注意事项】

1. 采集方法要正确，注意棉签不要触及其他部位，防止污染标本，影响检验结果。防止呕吐，采集咽拭子标本应避免在患者进食后 2 小时内进行，同时动作应轻、稳。

2. 采集真菌培养标本，应在口腔溃疡面上取分泌物。

【健康教育】

1. 向患者讲解采集咽拭子标本的目的，消除紧张情绪，取得患者的理解。

2. 指导患者正确配合留取咽拭子标本的方法及注意事项，保证结果的准确性。

复习思考

1. 请简述标本采集应该应遵循的原则。

2. 刘先生，68岁，既往患有2型糖尿病20年，近1周发热、厌食、恶心、呕吐、腹泻、体重下降，以发热待查收入院，为进一步明确诊断，医嘱检查血培养、肝功能、血糖、尿糖定量、大便常规等检查。请问：

（1）如何正确留取血标本？留取血标本的注意事项是什么？

（2）如何留取尿糖定量标本？防腐剂如何添加？

（3）如何正确指导患者留取大便常规标本？

扫一扫，看课件

模块十七

病情观察、危重护理与抢救

【学习目标】

掌握病情观察的主要内容及观察要点，危重患者的支持性护理；吸氧、吸痰、洗胃的操作方法及注意事项。

熟悉病情观察的方法，抢救工作的管理；缺氧程度的判断和吸氧适应证，氧浓度、氧流量的计算，氧疗监护；吸痰、洗胃的目的与注意事项，洗胃的适应证与禁忌证，洗胃溶液的选择。

了解危重患者的概念，氧气筒内氧气可供时数的估算。

📖 案例导入

患者，女，58岁，因与家人发生争执后服农药（敌敌畏）半瓶，约半小时后被家属发现，送至急诊科就诊。入院时患者神志不清，情绪不稳，面色苍白，气短，呼吸困难，皮肤潮湿，口吐白沫，肌颤，体查：瞳孔缩小，听诊肺部湿啰音，心率110次/分，呼吸28次/分，血压146/96mmHg，血氧分压45mmHg，血氧饱和度70%。护士及时实施抢救工作。

问题：

（1）医生未到之前，护士是否可以为患者吸氧？

（2）根据患者缺氧的程度如何为患者调节用氧浓度？

（3）如何保证用氧的安全？

（4）如果患者有明显痰鸣音但无力咳出，护士应如何帮助患者清除分泌物？

（5）护士应为患者准备哪种合适的洗胃液？如何洗胃？洗胃过程中应注意哪些方面？

病情观察是指对患者的病史和现状进行全面细致的系统评估，从而做出综合判断的过程，是医护人员临床工作的重要内容之一。及时、准确而又全面的病情观察可以为诊断、治疗、护理以及预防并发症提供必要的临床依据，促进患者尽早康复。

危重症患者的特点是病情危急而严重、多变而复杂，随时都有可能危及生命。护士除了要及时准确地观察病情以外，还必须掌握心肺复苏、吸氧、吸痰、洗胃等基本抢救技术，熟悉抢救的基本流程，配合医疗团队，保证患者得到有效的抢救和护理。

项目一 病情观察

医务人员对患者的病情观察是一种有意识的、审慎的、连续的过程，应该贯穿于患者疾病过程的始终。在病情观察中要求医务人员做到：既要全面，又有重点；既要及时，又要准确；既要宏观，又要细致；要求具有详细分析、去伪存真、反复印证的能力，以便排除干扰，获取正确结果；同时应认真记录观察的内容。因此，护理人员必须具备牢固的医学知识基础、关爱患者的同情心、高度负责的责任心及敏锐细致的观察力，要做到"五勤"，即勤巡视、勤观察、勤询问、勤思考、勤记录。通过有目的、有计划而又认真仔细的观察，及时、准确地掌握和预见病情变化，为危重患者的抢救赢得宝贵时间。

一、病情观察的内容

（一）一般情况

1. 发育与体型 发育状态通常以年龄与智力、体格成长状态（如身高、体重及第二性征）之间的关系来进行综合判断。体型是身体各部发育的外观表现，包括骨骼、肌肉的成长与脂肪分布的状态等。临床上把成人的体型分为均称型、瘦长型、矮胖型三种。

2. 饮食与营养 应注意观察患者的食欲、食量、进食后反应、饮食习惯、有无特殊嗜好或偏食等情况。营养状态通常可根据皮肤的光泽度、弹性，毛发指甲的润泽程度，皮下脂肪的丰满程度，肌肉的发育状况等综合判断。

3. 面容与表情 一般情况下，健康的人表情自然、神态安逸。疾病可使人的面容与表情发生变化，患者通常可表现为疲惫、忧郁、痛苦或烦躁等面容和表情。某些疾病发展到一定程度时，可出现特征性的面容与表情。临床上常见的四种典型面容包括急性病容、慢性病容、二尖瓣面容和贫血面容；除此之外，还有甲状腺功能亢进面容、满月面容、脱水面容以及面具面容等。

4. 体位 体位是指身体在休息时所处的状态。临床常见体位有：主动体位、被动体位、被迫体位。患者的体位与疾病有着密切的联系，不同的疾病可使患者采取不同的体位，有时对某些疾病的诊断具有一定意义。

5. **姿势与步态** 姿势即举止状态。健康成人躯干端正，肢体动作灵活自如。患病时可以出现特殊的姿势，如腹痛时患者常捧腹；腰部扭伤时身体的活动度受限，患者保持特定的姿势。步态是指走路时所表现出来的姿态。年龄、是否受过训练等因素会影响一个人的步态。常见的异常步态有：蹒跚步态（鸭步）、醉酒步态、共济失调步态、慌张步态、剪刀步态、间歇性跛行和保护性跛行等。

6. **皮肤与黏膜** 皮肤、黏膜常可反映某些全身性疾病的情况。主要应观察皮肤和黏膜的颜色、温度、湿度、弹性及有无出血、水肿、皮疹、皮下结节、囊肿等情况。如贫血患者，其口唇、结膜、指甲苍白；肺心病、心力衰竭等缺氧患者，其口唇、面颊、鼻尖等部位发绀；休克患者皮肤湿冷等。

（二）生命体征

生命体征是机体内在活动的一种客观反映，是衡量机体身心状况的可靠指标。生命体征的观察在病情观察中占据重要地位，应贯穿于护理患者的全过程。正常人的生命体征在一定范围内保持相对稳定，当机体患病时，生命体征会发生不同程度的变化。

（三）意识状态的观察

意识是人对外界环境和自身状态的识别及观察能力，大脑高级神经中枢功能活动的综合表现，是对内外环境的知觉状态。正常人表现为意识清晰，反应敏捷、准确，语言流畅、准确，思维合理，情感活动正常，对时间、地点、人物的判断力和定向力正常。意识障碍是指个体对外界环境刺激缺乏正常反应的一种精神状态。任何原因引起大脑高级神经中枢功能损害时，都可出现不同程度的意识障碍。临床上常通过患者的言语反应、肢体活动、痛觉反应、瞳孔对光反射、吞咽反射、角膜反射等来判断意识障碍的程度，也可使用格拉斯哥昏迷评分量表（Glasgow Coma Scale，GCS），对患者意识障碍及其程度进行观察与测定。意识障碍一般可分为：

1. **嗜睡** 是最轻程度的意识障碍。患者处于持续睡眠的状态，但能被言语或轻度刺激唤醒，醒后能正确、简单而缓慢地回答问题，但反应迟钝，去除刺激后又很快入睡。

2. **意识模糊** 其程度较嗜睡深，表现为思维和语言不连贯，对时间、地点、人物的定向力完全或部分发生障碍，可有错觉、幻觉、躁动不安、谵语或精神错乱。

3. **昏睡** 患者处于熟睡状态，不易唤醒。经压迫眶上神经、摇动身体等强刺激可被唤醒，醒后答话含糊其辞或答非所问，停止刺激后立即进入熟睡状态。

4. **昏迷** 是最严重的意识障碍，表现为意识持续的中断或完全丧失，按其程度可分为三种：①浅昏迷：患者意识大部分丧失，无自主运动，对声、光刺激无反应，对疼痛刺激（如压迫眶上缘）可有痛苦表情及躲避反应。瞳孔对光反射、角膜反射、眼球运动、吞咽反射、咳嗽反射等可存在。呼吸、心率、血压无明显改变，可有大小便失禁或尿潴留。②中度昏迷：患者对周围事物及各种刺激无反应，但压迫眶上缘时可有痛苦表情，角膜反射减弱，瞳孔对光反射迟钝，眼球无转动。③深昏迷：患者意识完全丧失，对各种刺激均无反应。全身肌肉松弛，肢体呈迟缓状态，深浅反射均消失，偶有深反射亢进及病理反射出现。可出现呼吸不规则，血压下降，大、小便失禁或尿潴留。

（四）瞳孔的观察

瞳孔的变化是颅内疾病、中毒、昏迷等病情变化时的一个重要指征。主要观察两侧瞳孔的形状、大小、对称性、边缘及对光反应的情况。

1. **瞳孔的形状、大小和对称性**　正常瞳孔呈圆形，位置居中，边缘整齐，两侧等大等圆。在自然光下，正常瞳孔直径为 2～5mm，调节反射两侧相等。生理情况下，婴幼儿、老年人瞳孔较小，青少年瞳孔较大；光亮处瞳孔收缩，昏暗处瞳孔扩大。病理情况下，瞳孔的大小可变化为：①瞳孔缩小：是指瞳孔直径小于 2mm；瞳孔直径小于 1mm 为针尖样瞳孔。双侧瞳孔缩小，常见于有机磷农药、氯丙嗪、吗啡等中毒。②瞳孔散大：是指瞳孔直径大于 5mm。双侧瞳孔散大，常见于颅内压增高、颅脑损伤、颠茄类药物中毒及濒死状态。③双侧瞳孔不等大：常见于颅内病变（如颅内血肿、脑肿瘤等）所致的小脑幕裂孔疝，病变侧瞳孔早期缩小，然后扩大、固定。

2. **对光反应**　正常瞳孔对光反应灵敏，在光亮处瞳孔收缩，昏暗处瞳孔扩大。如果瞳孔大小不随光线刺激而变化时，称瞳孔对光反应消失，常见于危重或深昏迷患者。

（五）心理状态的观察

应从患者对健康的理解、对疾病的认识、处理和解决问题的能力，对疾病和住院的反应、价值观、信念等方面来观察和判断其语言和非语言行为、思维能力、认知能力、情绪状态、感知情况等是否处于正常状态，是否出现记忆力减退、思维混乱、反应迟钝、语言或行为异常等情况，及有无焦虑、恐惧、绝望、忧郁等情绪反应。

（六）特殊检查或药物治疗的观察

1. **特殊检查后的观察**　在临床工作中，会对未明确诊断的患者，进行一些常规和特殊专科检查，如冠状动脉造影、胆囊造影、胃镜、腹腔镜检查、腰穿、胸穿、腹穿和骨穿等。这些检查均会对患者产生不同程度的创伤，护士应重点掌握检查前后的注意事项，密切观察生命体征、倾听患者的主诉，防止并发症的发生。

2. **特殊药物治疗患者的观察**　药物治疗是临床最常用的治疗方法之一。护士应注意观察其疗效、副作用及毒性反应。如对服用降压药的患者应注意监测血压的变化；对应用止痛药的患者应注意其疼痛的规律和性质，用药后的止痛效果；如果药物具有成瘾性还应注意使用的间隔等；使用某些化疗药物期间既要注意观察患者全身的反应，又要注意观察局部反应。

（七）其他方面的观察

除了以上的观察内容之外，还应该注意观察患者的自理能力及睡眠等其他方面的内容。了解患者的自理能力既有助于护士对患者进行针对性的护理，还能协助分析患者疾病的情况。可以通过量表的测定来评估患者的自理能力，如用日常生活活动（ADL）能力量表评定患者生活自理能力，包括生活料理、生活工具使用等；用总的生活能力状态（TLS）评定患者的病残程度。

二、病情观察的方法

在观察病情时，医护人员可以运用各种感觉器官，达到全面准确收集患者资料的目的。此外，还可以运用相应的辅助仪器来监测病情变化的指标。

（一）交谈法

交谈是有计划的、有目的的交流或谈话。临床上分为正式交谈和非正式交谈两种。其主要目的是有效地收集与护理对象健康相关的资料和信息；同时，通过交谈有助于建立良好的护患关系，并能促进护患关系的发展。在交谈中注意以下几方面：①灵活运用沟通技巧，要注意语言清晰，语速适当，语义明确，避免使用护理对象难以理解的专业词；注意倾听，与护理对象保持目光交流，适当地使用非语言性沟通技巧。②注意交谈时间和地点的选择，交谈环境应舒适，安静，注意护理对象的隐私；根据护理对象的身体状况决定交谈时间的长短。③注意调整交谈时护理对象与护士的距离、护理对象的体位等。④克服影响沟通的不良行为。⑤护士在谈话过程中控制好谈话的内容，引导谈话的方向，防止偏离主题。

（二）观察法

观察法是运用感官获得信息资料，并对信息资料的价值做出判断的过程。通过观察，护士可以获得护理对象生理、心理、社会、文化等各方面的资料。观察能力的高低与护士的理论知识和临床经验密切相关，这两方面的不足会使护士在观察时不够全面，或者即使观察到了某些资料，却因知识有限或经验不足而忽视了资料蕴含的真正价值和意义。观察作为一种技能，需要护士在实践中不断地培养和锻炼，才能得到发展和提高，而且护士在护理病人时应自始至终持续地对护理对象进行观察。

（三）身体评估

身体评估是指护士系统地运用望、触、叩、听、嗅等体格检查手段和技术对护理对象的生命体征及各个系统进行检查的过程。护士进行身体评估的目的是收集与确定护理诊断、制定护理计划等有关护理对象身体状况方面的资料，因此护士所做的身体评估应有别于医生所做的体格检查，应以护理为重点。如对肢体活动障碍或偏瘫的病人，护士应着重评估病人双侧肢体活动、感觉和肌肉张力情况，不必像医生一样进行整个神经系统的检查，但这并不是说护士不应该学习全面的身体评估技能。在临床实际工作中，护士有时会根据所护理病人的疾病特点着重检查受累系统的状况。

（四）查阅

包括查阅护理对象门诊的或住院的医疗病历、护理病历、检验报告、会诊报告及其他相关资料等，以获取患者有关病情的信息。

项目二　危重护理

危重患者是指病情严重，随时可能发生生命危险的患者。针对危重患者的各种支持性护理能满足患者的基本生理功能、基本生活需要、舒适安全的需求和预防各种并发症的发生，是危重护理的重要工作内容之一。此外，危重患者病情严重且复杂多变，随时会有生命危险，对危重患者的抢救是医疗、护理的重要任务之一，系统化、科学化的抢救管理是保证成功抢救危重患者的必要条件之一。因此必须做好全面、充分的准备工作，并且需要常备不懈，只有这样才能保证有效的抢救工作，及时挽救患者生命。

一、支持性护理

（一）严密监测病情

由于危重患者病情危重、变化快，因此需要对其各系统功能进行持续动态监测，以便能及时发现、及时诊断和及时抢救。一般除严密观察其生命体征、意识、瞳孔之外，还需对心、脑、肺、肝、肾等重要脏器的功能进行监测，了解各项治疗反应与效果，及时采取有效的救治措施并及时记录。

（二）保持呼吸道通畅

清醒患者应鼓励其定时做深呼吸或轻拍背部，以助分泌物咳出。昏迷患者常因咳嗽、吞咽反射减弱或消失，呼吸道分泌物及唾液等积聚喉头，而引起呼吸困难甚至窒息，故应使患者头偏向一侧及时吸出呼吸道分泌物，保持呼吸道通畅。并通过呼吸咳嗽训练、肺部物理治疗、吸痰等，预防分泌物淤积、坠积性肺炎及肺不张等发生。

（三）加强基础护理

1. 清洁护理

（1）眼部护理：眼睑不能自行闭合者应注意做好眼睛护理，可涂抗生素眼膏或盖凡士林纱布保护角膜，防止角膜干燥而发生溃疡、结膜炎等。

（2）口腔护理：根据患者需要进行口腔护理，保持口腔卫生，防止口腔感染。

（3）皮肤护理：由于长期卧床、大小便失禁、营养不良及应激因素等原因，危重患者有发生压疮的危险，故应加强皮肤护理，预防压疮的发生。

2. 协助活动　患者病情平稳时，定时为患者翻身，进行四肢的主动或被动运动，并配合进行按摩，促进血液循环，增加肌肉张力，预防肌腱及韧带退化、肌肉萎缩、关节僵直、静脉血栓形成和足下垂等现象的发生。

3. 补充营养和水分 能进食者,鼓励其多进富含营养易消化吸收的饮食;不能进食者,可采用鼻饲或完全胃肠外静脉高营养支持。液体不足的患者(如大量引流液或额外体液丧失),应补充足够的水分,以维持体液平衡。

4. 维持排泄功能 协助患者大小便,必要时给予人工通便和导尿术。留置尿管者需加强常规护理,防止泌尿系统感染。

5. 导管护理 危重患者体内有时会留置多根引流管,如导尿管、胃肠减压管、伤口引流管等,应注意妥善固定,安全放置,防止扭曲、受压、堵塞、脱落等,确保导管通畅。同时应注意严格执行无菌操作技术,防止逆行感染。

6. 安全护理 意识障碍、躁动、谵妄的患者,应合理使用保护具,防止意外发生;牙关紧闭、抽搐的患者,可将牙垫、开口器置于患者上下臼齿之间,防止舌咬伤,同时还应注意避免强光或声音等外界刺激引发抽搐。准确执行医嘱,确保患者的医疗安全。

(四)做好心理护理

在危重患者的治疗过程中,由于各种因素的影响,会导致患者产生恐惧、悲伤、多疑、绝望等巨大的心理压力,这些因素包括:①对死亡的恐惧;②突然丧失自主自理能力,完全依赖他人;③不断地进行身体检查和治疗,甚至触及隐私;④突然置身于一个完全陌生的环境,亲人不在身边;⑤各种仪器设备所产生的噪音或灯光等刺激;⑥因人工气道或呼吸机治疗引起的沟通障碍等。因此,做好有效的心理护理,帮助患者处于相对舒适的心理状态,是护士的重要职责之一。

1. 主动与患者沟通,安慰鼓励患者,帮助树立战胜疾病的信心。态度诚恳,表情和蔼,表现出对患者的关心、同情、尊重和接受。也可运用放松训练和音乐治疗等方法,减轻患者焦虑、紧张的情绪。

2. 让患者适当了解自己的病情和治疗情况,鼓励患者表达自己的感受和意愿,主动参与自我护理活动和治疗方法的选择。

3. 护士在操作前做好简单清晰的解释,操作时娴熟认真,注意保护患者隐私,给患者充分的信赖感和安全感。

4. 尽可能多地采用"治疗性触摸",引起患者注意,传递关心、支持和被接受的信息。鼓励家属及亲友探视患者。对意识清楚的患者,应向其介绍病室环境。

5. 减少环境因素的刺激,病室光线柔和,夜间减低灯光亮度,保持患者的昼夜差别感;病室内应安静,尽量降低各种机器发出的噪声,工作人员做到"四轻":说话轻、走路轻、操作轻、关门轻。

6. 对于因人工气道或呼吸机治疗引起的沟通障碍的患者,应与患者建立其他有效的沟通方式,保证与患者的有效沟通。

二、抢救管理

(一)抢救工作的组织管理

抢救工作是一项系统化的工程,建立严密的抢救组织和管理制度,是保证抢救工作及时、准确、有效进行的必要条件之一。

1.建立责任明确的系统组织结构　在有患者需要抢救时,应立即指定抢救负责人,组成抢救小组,一般可分为全院性和科室(病区)性抢救两种。全院性抢救常用于大型灾难等突发情况,由院长(医疗院长)组织实施,各科室均参与抢救工作。科室内抢救一般由科主任、护士长负责组织实施,各级医务人员必须听从指挥。在抢救过程中,既要分工明确,又要密切配合。抢救患者时,在医生未到之前,护士可以根据病情需要给予及时、适当的紧急处理,如止血、吸氧、吸痰、人工呼吸、胸外心脏按压、建立静脉通道等。

2.制定抢救方案　根据患者情况制定抢救方案,使危重患者能及时、迅速地得到抢救。护士应共同参与抢救方案的制定,并迅速制定抢救护理计划,明确护理诊断与预期目标,确定护理措施,解决患者现存的或潜在的健康问题。

3.做好核对工作　各种急救药物必须经两人核对,正确无误后方可使用。执行口头医嘱时,须向医生复述一遍,双方确认无误后方可执行,抢救完毕后,由医生及时补写书面医嘱。抢救中各种药物的空安瓿、输液空瓶、输血空瓶(袋)等应集中放置,以便抢救后的统计和查对。

4.及时、准确做好各项记录　一切抢救均应做好抢救记录,要求字迹清晰、及时准确、详细全面,且注明执行时间与执行者。

5.医护密切配合　安排护士参加医生组织的查房、会诊及病例讨论,熟悉危重患者的病情、重点监测项目及抢救过程,做到心中有数,配合恰当。

6.抢救室内抢救器械和药品管理　严格执行"五定"制度,即定数量品种、定点放置、定专人管理、定期消毒灭菌、定期检查维修。室内物品一律不得外借,值班护士做好交接班和记录。护士应熟悉抢救器械的性能和使用方法,并能排除一般故障,保证急救物品的完好率为100%。

7.抢救用物的日常维护　抢救完后,做好抢救用物的日常维护,及时补充,及时整理,归还原位,定期保养仪器设备。如抢救传染病患者,严格按有关消毒隔离要求进行消毒、处理,防止交叉感染。

8.做好交接班　保证抢救和护理措施的全面连续落实。

(二)抢救设备管理

医院内抢救除了ICU以外,急诊科和医院各病区均单独设有抢救室。病区抢救室宜设在靠近护士办公室的单独房间内,要求宽敞、整洁、安静、光线充足。室内应备有抢救床、抢救车及各种急救器械。

1. 抢救床 最好为多功能床，必要时另备按压板一块，以便行胸外心脏按压时使用。

2. 抢救车 应执照要求配置各种常用急救药品（表17-1）、急救用无菌物品及其他急救用物。如各种无菌急救包（腰穿包、心穿包、胸穿包、腹穿包、静脉切开包、气管切开包、缝合包、导尿包等）、各种型号的一次性使用无菌注射器与输液器、无菌手套、无菌敷料、无菌治疗巾、皮肤消毒用物、开口器、压舌板、舌钳、牙垫、各种型号及用途的无菌导管等；其他非无菌用物，如治疗盘、血压计、听诊器、手电筒、止血带、胶布、夹板、多头电源插座等。

表17-1 常用急救药品

类别	常用药物名称
抗心律失常药	盐酸利多卡因、维拉帕米、胺碘酮
中枢兴奋药	尼可刹米（可拉明）、山梗菜碱（洛贝林）
升压药	多巴胺、盐酸肾上腺素、异丙肾上腺素、去甲肾上腺素、间羟胺
抗高血压药	硝普钠、肼屈嗪、硫酸镁注射液
抗心力衰竭药	去乙酰毛花苷丙（西地兰）、毒毛花苷 K
血管扩张药	氨茶碱、硝酸甘油、硝普钠、甲磺酸酚妥拉明
止血药	垂体后叶素、卡巴克洛、酚磺乙胺（止血敏）、维生素 K_1
镇痛镇静药	哌替啶（度冷丁）、地西泮（安定）、吗啡、氯丙嗪、苯巴比妥钠（鲁米那）
抗惊厥药	地西泮（安定）、苯巴比妥钠、硫酸镁注射液
抗过敏药	异丙嗪（非那根）、苯海拉明
激素类药	氢化可的松、地塞米松、可的松
脱水利尿药	20% 甘露醇、25% 山梨醇、呋塞米（速尿）、利尿酸钠
解毒药	阿托品、碘解磷定、氯解磷定、硫代硫酸钠、乙酰胺
碱性药	5% 碳酸氢钠、11.2% 乳酸钠
其他	0.9% 氯化钠、各种浓度的葡萄糖、低分子右旋糖酐、氯化钾、代血浆等

3. 急救器械 应保证各种急救器械的完好，包括中心供氧系统或氧气筒给氧装置、加压给氧设备、电动吸引器或中心负压吸引装置、电除颤仪、心电图机、心脏起搏器、心电监护仪、简易呼吸器、呼吸机、自动洗胃机等。

项目三　常用抢救技术

危重患者病情紧急，变化迅速，因此护士必须熟练掌握临床常用的急救技术，密切配合医生，方能正确实施抢救方案，及时挽救患者生命。心肺复苏基本生命支持术及人工呼吸器的使用详见急救护理，本教材主要介绍吸氧法、吸痰法及洗胃法。

一、吸氧法

氧是生命活动所必需的物质。机体如果得不到充足的氧或者不能充分利用氧，组织的代谢、功能甚至形态结构都有可能发生异常改变，这一过程称为缺氧。吸氧法是指通过给氧，提高动脉血氧分压（PaO_2）和动脉血氧饱和度（SaO_2），增加动脉血氧含量（CaO_2），纠正各种原因造成的缺氧状态，促进组织的新陈代谢，维持机体生命活动的一种治疗方法。氧气在空气中占 20.93%，给氧时，浓度低于 25% 无治疗价值，在常压下吸入40% ～ 60% 的氧是安全的。

（一）缺氧的分类

1. 低张性缺氧　主要特点为动脉血氧分压降低，使动脉血氧含量减少，组织供氧不足。常由于吸入气氧分压过低，外呼吸功能障碍，静脉血分流入动脉血所致。常见于高山病、慢性阻塞性肺部疾病、先天性心脏病等。

2. 血液性缺氧　由于血红蛋白数量减少或性质改变，造成血氧含量降低或血红蛋白结合的氧不易释放所致。常见于贫血、一氧化碳中毒、高血红蛋白血症等。

3. 循环性缺氧　由于组织血流量减少使组织供氧量减少所致。其原因为全身性循环性缺氧和局部性循环性缺氧。常见于休克、心力衰竭、栓塞等。

4. 组织性缺氧　由于组织细胞利用氧异常所致。其原因为组织中毒、细胞损伤、呼吸酶合成障碍。常见于大量放射线照射、氰化物中毒等。

以上四类缺氧中，低张性缺氧（除静脉血分流入动脉外）由于患者 PaO_2 和 SaO_2 明显低于正常，吸氧能提高 PaO_2、SaO_2、CaO_2，使组织供氧增加，因而疗效最好。氧疗对于心功能不全、心输出量严重下降、大量失血、严重贫血及一氧化碳中毒，也有一定的治疗作用。

（二）缺氧程度的判断

缺氧程度判断，根据患者临床表现及血气分析的 PaO_2 和 SaO_2 来确定（表 17-2）。PaO_2 正常值：12.6 ～ 13.3kpa 或 95 ～ 100mmHg；$PaCO_2$ 正常值：4.7 ～ 5.0 kpa 或 35 ～ 45mmHg；SaO_2 正常值：95%。

表 17-2 缺氧程度的分类

程度	血气分析		临床表现	
	PaO$_2$（mmHg）	SaO$_2$（%）	发绀	呼吸困难
轻度	> 50	> 80	不明显	不明显
中度	30～50	60～80	有	有
重度	< 30	< 60	明显	严重、三凹征明显

血气分析检查是监测用氧效果的客观指标，当患者 PaO$_2$ 低于 50mmHg（6.67kPa）时，应给予吸氧。重度低氧血症者是氧疗的绝对适应证。

（三）氧疗的种类

1. 低浓度氧疗　吸氧浓度 < 40%，又称控制性氧疗。

2. 中等浓度氧疗　吸氧浓度 40%～60%。

3. 高浓度氧疗　吸氧浓度 > 60%。

4. 高压氧疗　指在特殊的加压舱内，以 2～3kg/cm^2 的压力给予 100% 的氧气吸入。

氧气浓度与氧气流量的换算方法：

$$吸氧浓度（\%）=21 + 4× 氧流量（L/min）$$

（四）供氧装置

1. 氧气筒及氧气压力表装置　（图 17-1）

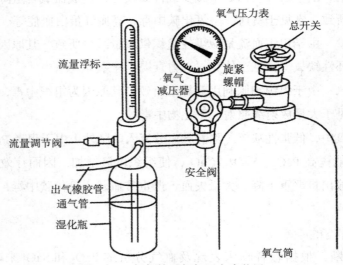

图 17-1　氧气筒及氧气压力表装置

（1）氧气筒：是一圆柱形无缝钢筒，筒内可耐高压达 14.7MPa（150kg/cm^2），容积为 40L 的氧气筒可以容纳约 6000L 氧气。氧气筒的顶部有一总开关，控制氧气的进出。氧气筒颈部的侧面，有一气门可与氧气表相连，是氧气出入氧气筒的途径。

（2）氧气表：由压力表、减压器、安全阀、流量表、流量调节阀、湿化瓶组成。压力表可测知氧气筒内的压力，压力越大，表明氧气筒内氧气越多。减压器是一种弹簧自动减压装置，可将氧气筒内的压力减至 $0.2 \sim 0.3$ MPa（$2 \sim 3$ kg/cm²），使流量保持平稳，保证安全。安全阀的作用是当氧气流量过大、压力过高时，安全阀内部活塞即自行上推，过多的氧气由四周小孔流出，以确保安全。流量表内有流量浮标，用来测量每分钟氧气的流出量，可用流量调节阀控制氧气流量的大小。湿化瓶具有湿化氧气及观察氧气流量的作用，瓶内装有 $1/3 \sim 1/2$ 灭菌蒸馏水作为湿化液，将通气管浸入湿化液中，湿化瓶出口连接给氧导管，将已经湿化的氧气输送给患者。

氧气筒内的氧气供应时间可按下列公式计算：

$$可供时间 = \frac{[压力表压力（kg/cm^2）-5（kg/cm^2）] \times 氧气筒容积}{1kg/cm^2 \times 氧流量（L/min）\times 60min}$$

2. 管道氧气装置（中心供氧装置） 医院氧气由供应站负责集中供给，通过管道输送氧气至病区、手术室、门诊、急诊等各部门。供应站设有总开关控制，各用氧单位有固定在墙上的插孔，连接特制的流量表，打开流量表调节阀即可使用。此法迅速、方便，目前已普遍应用于各大医院。

装表法：①在中心供氧管道出口处安装上流量表；②接上湿化瓶；③打开流量开关，调节氧气流量；④确认流量浮标能达到既定流量（刻度），检查装置无漏气后备用。

（五）给氧方法

根据不同患者的需要和医院条件的不同，可选择不同的给氧方法。根据氧气来源不同可分为氧气筒给氧法、中心供氧装置给氧法和氧气枕给氧法；根据与患者连接氧气装置的不同，可分为双侧鼻导管给氧法、鼻塞给氧法、面罩给氧法、头罩给氧法等。下面我们以双侧鼻导管氧气筒给氧法为例来阐述具体操作方法。

1. 经双侧鼻导管氧气筒给氧法

经双侧鼻导管给氧是将双侧鼻导管插入鼻孔内约1cm，导管环固定稳妥即可（图17-2）。此法简单，患者感觉比较舒适，容易接受，因而是目前临床上常用的给氧方法之一。

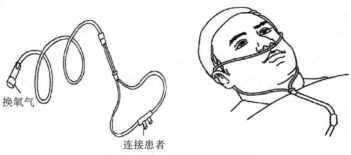

换氧气

连接患者

图17-2 双侧鼻导管给氧

【目的】

（1）纠正各种原因造成的缺氧状态，提高动脉血氧分压（PaO_2）和动脉血氧饱和度（SaO_2），增加动脉血氧含量（CaO_2）。

（2）促进组织的新陈代谢，维持机体生命活动。

【评估】

（1）核对医嘱：确认医嘱无误，并了解患者病情、年龄、缺氧类型与给氧目的。

（2）患者评估

①病情：患者的病情、意识、缺氧的原因、治疗情况；评估患者血气分析结果及缺氧症状，判断缺氧程度；检查鼻腔是否通畅，鼻黏膜是否完好无损。

②操作相关知识：患者有无吸氧经历，是否了解吸氧目的、意义与注意事项。

③治疗依从性：评估患者心理状态，有无紧张、焦虑、恐惧等心理反应；是否愿意配合治疗，有无配合操作的能力。

【计划】

（1）环境准备：环境安全，无明火、易燃易爆品，远离火源。

（2）患者准备

①了解吸氧的目的、方法、注意事项及配合要点，情绪稳定，愿意配合操作。

②体位舒适，必要时安置端坐卧位或半坐卧位。

（3）护士准备：确认已经了解患者病情与吸氧目的，熟悉吸氧的操作方法，洗手，戴口罩。

（4）用物准备

①治疗车上：治疗盘内备小药杯（内盛冷开水）、纱布、弯盘、一次性使用双侧鼻导管、棉签、手电筒。治疗盘外备用氧记录单、笔、手消毒液、扳手。

②供氧装置：已装有氧气压力表的氧气筒，供氧装置连接紧密、无漏气，氧气筒外悬挂有"四防"标识，筒内氧气量足够使用。

③装表：将氧气表装在氧气筒上，以备急用。装表方法可简单归纳为一吹尘、二上紧、三连接、四检查。吹尘：将氧气筒置于氧气架上，打开总开关（逆时针方向转 1/4 周），使少量气体从气门处流出，随即迅速关上（顺时针方向），达到清洁气门、避免灰尘吹入氧气表的目的。上紧：将氧气表稍向后倾置于氧气筒的气门上，用手初步旋紧，再用扳手拧紧，使氧气表垂直固定在氧气筒旁。连接：连接通气管和湿化瓶。检查：关闭流量开关，打开总开关，再打开流量开关，检查确认氧气装置无漏气、流出通畅后，关紧流量开关，推至病室备用。

【实施】以双侧鼻导管氧气筒给氧法为例。

实施步骤	操作要点说明
1. 核对解释 携用物至床旁，再次核对，做好解释	·确认患者，取得合作
2. 清洁检查 用湿棉签清洁双侧鼻腔并检查	·观察鼻腔情况，检查鼻腔有无分泌物阻塞及异常
3. 连接导管 将鼻导管与湿化瓶的出口相连接	
4. 调节流量 调节所需氧流量	·根据病情调氧流量
5. 湿润检查 将鼻导管前端放入小药杯冷开水中湿润，并检查鼻导管是否通畅	
6. 插鼻导管 将鼻导管插入患者鼻孔 1cm	·动作要轻柔，以免引起不适或黏膜损伤
7. 固定导管 将导管环绕患者耳部向下放置，并调节松紧度	·松紧适宜，防止因导管太紧引起皮肤受损
8. 观察记录	
（1）观察患者，再次检查氧气装置	·患者缺氧症状，实验室指标，氧气装置是否通畅、有无漏气等
（2）记录给氧时间，氧流量，患者情况	·挂于患者床旁，便于对照
9. 整理交代 整理床单位，交代注意事项	·注意用氧安全
10. 用物处理 分类处理用物	·一次性用物消毒后集中处理
11. 准确记录 洗手，记录	·记录用氧时间及效果
12. 停止用氧 如患者缺氧症状已改善，遵医嘱需停止吸氧 （1）先取下鼻导管，再关闭总开关 （2）待流量表内余氧放完后关闭流量开关	·防止操作不当如关错开关，导致氧气流过大引起组织损伤
13. 整理安置 整理床单位，安置患者，分类处理用物	
14. 准确记录 洗手，记录	·记录停氧时间及用氧效果，有无氧疗不良反应
15. 卸氧气表 先取下湿化瓶及通气导管，后用左手托稳氧气表，右手持扳手旋松氧气表螺帽，再用手旋开，将氧气表卸下	·氧气筒上悬挂"空"或"满"标签

【注意事项】

1. 严格遵守操作规程，注意用氧安全。用氧要做好"四防"，即防火、防热、防油、防震。氧气筒应放在阴凉处，周围严禁烟火和放置易燃物品，离暖气 1m 以上，离火炉 5m 以上；筒上应标有"严禁烟火"标志；氧气表及螺旋口上勿涂油，也不用带油的手装卸，避免燃烧；搬运时，避免倾倒撞击。

2. 使用氧气时，应先调节好流量后再应用；停用氧气时，应先拔出鼻导管，再关闭氧气开关；中途需改变流量时，先分离鼻导管与湿化瓶连接处，调节好流量后再连接，以免一旦开关出错，大量氧气进入呼吸道而损伤肺组织。

3. 常用的湿化液为灭菌蒸馏水。急性肺水肿患者吸氧时，湿化瓶内应盛装20%～30%乙醇，可以降低肺泡内的泡沫表面张力，使泡沫破裂消散，改善肺部气体交换，减轻缺氧症状。

4. 氧气筒内氧气不能用尽，当压力表指针至 5 kg/cm² （0.5MPa）时，不能再用，以防灰尘进入氧气筒内，再次充气时引起爆炸。

5. 对未用完或已用尽的氧气筒，应分别悬挂"满"或"空"的标志，既便于区分，又便于急救时迅速识别，提高抢救效率。

6. 用氧过程中应加强用氧的监护，注意观察患者的缺氧症状有无改善，观察血气分析检查结果，从而判断氧疗效果，选择适当的用氧浓度。

【健康教育】

1. 向患者及家属解释氧疗的重要性。

2. 指导正确使用氧疗的方法及注意事项，注意用氧安全。

3. 根据患者的病情，积极宣传相关的预防保健知识。

2. 高压氧疗法 高压氧疗法是指在高气压（大于一个标准大气压）环境下吸入纯氧或混合氧以达到治疗各种疾病的方法。一般情况下，凡是机体全身性或局部性缺氧、急性或慢性缺氧引起的各种缺氧性疾病都属于高压氧治疗的适用对象。如急性 CO 中毒及其迟发性脑病、各种意外事故造成的急性缺氧（溺水、窒息、触电等）、高原反应等。它具有治疗范围广、治疗病种多及疗效可靠等特点。目前高压氧疗法已向康复医学、高原医学、潜水医学、航空医学、保健医学、运动医学及军事医学等方面发展。

3. 鼻塞法 鼻塞是一种用塑料制成的球状物，操作时将鼻塞直接塞入患者一侧鼻孔前庭内给氧（图 17-3）。此法刺激性小，患者较舒适，且两侧鼻孔可交替使用。适用于长期用氧的患者。

4. 面罩法 将面罩置于患者口鼻部供氧，氧气自下端输入，呼出的气体从面罩两侧孔排出（图 17-4）。给氧时必须有足够的氧流量，一般情况下，成人 6～8L/min，小儿1～3L/min。由于口鼻部都能吸入氧气，效果较好。适用于张口呼吸的患者，且病情较重、躁动不安。

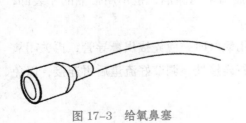

图 17-3 给氧鼻塞

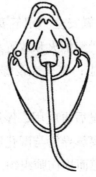
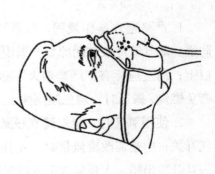

图 17-4 面罩给氧法

5. **氧气头罩法** 将患者的头部置于头罩里，面罩上有多个孔，可以保持罩内一定的氧流量、温度和湿度（图17-5）。头罩与颈部之间要保持适当的空隙，防止二氧化碳潴留及重复吸入。此法主要用于小儿。

6. **氧气枕法** 氧气枕是一长方形橡胶枕，氧气枕的一角有一橡胶管，上有调节器可以调节氧流量，充入氧气后接上湿化瓶即可使用（图17-6）。可用于家庭氧疗、危重患者的抢救或转运途中，以氧气枕代替氧气装置。

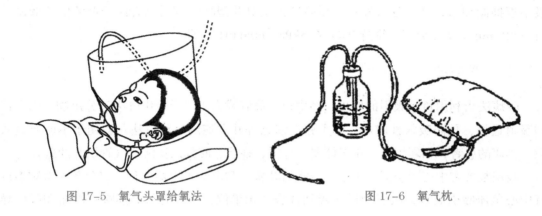

图 17-5　氧气头罩给氧法　　　　　　　　图 17-6　氧气枕

（六）氧疗监护

1. **缺氧症状** 患者由烦躁不安变为安静、心率减慢、血压上升、呼吸平稳、皮肤红润温暖、发绀消失，说明缺氧症状改善。

2. **实验室检查** 实验室检查指标可作为氧疗监护的客观指标。主要观察氧疗后 PaO_2、$PaCO_2$、SaO_2 等。

3. **氧气装置** 有无漏气，管道是否通畅。

4. **氧疗的副作用** 当吸氧浓度高于 60%，持续时间超过 24 小时，可出现氧疗副作用。常见的副作用有：

（1）氧中毒：其特点是肺实质的改变，表现为胸骨下不适、疼痛、灼热感，继而出现呼吸增快、恶心、呕吐、烦躁、断续的干咳。预防措施是避免长时间高浓度氧疗，经常做血气分析，动态观察氧疗的治疗效果。

（2）肺不张：患者吸入高浓度氧气后，肺泡内氮气被大量置换，一旦支气管有阻塞时，其所属肺泡内的氧气被肺循环血液迅速吸收，引起吸入性的肺不张。表现为烦躁，呼吸、心率加快，血压上升，继而出现呼吸困难、发绀、昏迷。预防措施是控制吸氧浓度，鼓励患者做深呼吸，多咳嗽，并经常改变卧位姿势，防止分泌物阻塞。

（3）呼吸道分泌物干燥：氧气为干燥气体，如持续吸入未经湿化的氧气，可导致呼吸道黏膜干燥，使分泌物黏稠、结痂，不易咳出，且有损纤毛运动。预防的关键是加强吸入氧气的湿化，并定期做雾化吸入。

（4）晶状体后纤维组织增生：仅见于新生儿，以早产儿多见。由于视网膜血管收缩、视网膜纤维化，最后出现不可逆转的失明。因此，新生儿严格控制吸氧浓度和吸氧时间。

（5）呼吸抑制：见于Ⅱ型呼吸衰竭患者（PaO_2降低，$PaCO_2$增高）。$PaCO_2$长期处于高水平，呼吸中枢失去了对二氧化碳的敏感性，呼吸的调节主要依靠缺氧对外周化学感受器的刺激来维持，如果此时吸入高浓度的氧气，由于解除了缺氧对呼吸的刺激作用，使呼吸中枢抑制加重，甚至呼吸停止。预防措施是对Ⅱ型呼吸衰竭患者给予低浓度、低流量（1～2L/min）持续吸氧，维持PaO_2在8kPa（60mmHg）即可。

二、吸痰法

吸痰法指利用负压吸引的原理，经由口、鼻腔或人工气道吸出呼吸道分泌物，以保持呼吸道通畅，预防吸入性肺炎、肺不张、窒息等并发症的一种方法。适用于不能有效咳嗽、排痰的患者，如新生儿、年老体弱、危重、昏迷、麻醉未清醒、气管切开的患者。

吸痰装置有中心吸引器（中心负压吸引装置）和电动吸引器两种。目前各大医院多设有中心负压吸引装置，吸引管道连接到各病区床单位，使用时只需连接贮液瓶和吸痰导管，开启开关即可，十分方便（图17-7）。电动吸引器由马达、偏心轮、气体过滤器、负压表、安全瓶、贮液瓶等组成（图17-8）。接通电源后马达带动偏心轮，从吸气孔吸出瓶内空气，并由排气孔排出，不断循环转动，使瓶内产生负压，将痰液吸出。在紧急状态下，可用50～100mL注射器抽吸痰液或者口对口深吸气吸出痰液。

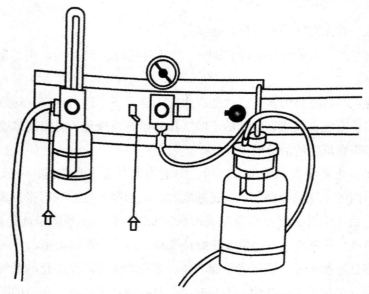

图 17-7　中心供氧装置和中心负压吸引装置

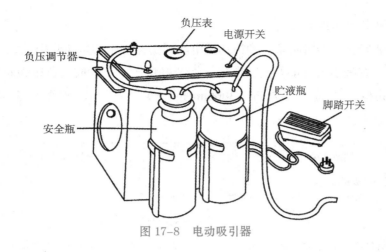

图 17-8　电动吸引器

【目的】

1. 清除呼吸道分泌物，保持呼吸道通畅。

2. 改善肺通气，促进呼吸功能。

3. 预防窒息、吸入性肺炎等并发症的发生。

【评估】

1. 核对医嘱　确认医嘱无误，并了解患者病情与吸痰的目的。

2. 患者评估

（1）病情：评估患者的年龄、意识、治疗情况，有无将呼吸道分泌物排出的能力；评估患者的呼吸、口腔、鼻腔或人工气道情况，听诊患者肺部，判断分泌物的量、黏稠度和部位；评估患者目前的血氧饱和度。

（2）操作相关知识：既往有无吸痰体验，是否了解操作目的及方法。

（3）治疗依从性：有无紧张、焦虑、恐惧等心理反应，是否愿意配合治疗，有无配合操作的能力。

【计划】

1. 环境准备　环境清洁，温湿度适宜。气管切开患者病室空气湿度应维持在 70% 左右为宜，室内空气每天用紫外线照射消毒两次，有条件者最好装配空气净化系统。

2. 患者准备　了解吸痰的目的、方法、注意事项及配合要点，体位舒适，情绪稳定。

3. 护士准备　熟悉吸痰的操作方法，了解患者病情并取得配合。洗手，戴口罩。

4. 用物准备

（1）治疗车上：治疗盘内备有盖罐 2 只（试吸罐和冲洗罐，内盛无菌生理盐水）（冲洗罐分别注明气管切开或口鼻腔用）、一次性无菌吸痰管数根、无菌纱布、无菌手套、无菌血管钳或无菌镊、治疗巾、弯盘、手电筒、听诊器，必要时备压舌板、开口器、舌钳、牙垫。治疗盘外备手消毒液等。

（2）吸引装置：根据医院条件酌情选用电动吸引器或中心负压吸引装置，贮液瓶内装少量消毒液，检查吸引器性能及是否漏气，调节好负压：一般成人负压为 40.0 ～ 53.3kPa（300 ～ 400mmHg）；儿童 < 40.0kPa（300mmHg），关开关备用。必要时备电插板。

【实施】

实施步骤	操作要点说明
➤ 电动吸引器经口腔吸痰法	
1. 核对解释　携用物至床旁，再次核对，做好解释	· 确认患者，取得合作
2. 接通电源	· 打开开关，检查是否通电
3. 检查口鼻　检查口腔、鼻腔，取下活动义齿	· 昏迷患者可用压舌板或开口器帮助张口
4. 安置体位　协助患者取舒适体位，头部转向一侧，面向操作者，头稍后仰，颌下铺治疗巾	
5. 连管试吸　连接吸痰管，在试吸罐中先试吸少量生理盐水	· 检查负压及吸痰管是否通畅，同时润滑导管前端
6. 吸取痰液　一手阻断吸痰管末负压，另一手用无菌血管钳（镊）或者戴手套持吸痰管前端，插入口咽部（10 ～ 15cm），然后放松吸痰管末端，先吸口咽部分泌物，再吸气管内分泌物	· 若口腔吸痰有困难，可由鼻腔吸引；有颅底骨折者严禁从鼻腔吸痰，以免引起颅内感染及脑脊液被吸出 · 插管时不可有负压，以免损伤呼吸道黏膜 · 采取旋转退出的手法，有利于呼吸道的充分吸引 · 吸痰前后吸入高浓度氧气，吸痰动作轻柔，每次吸引时间 < 15 秒，以免造成缺氧
7. 抽吸冲洗　吸痰管边旋转边吸引边退出，退出的吸痰管，在冲洗罐中抽吸生理盐水冲洗，以免分泌物阻塞吸痰管	· 必要时更换吸痰管，一根吸痰管只使用一次
8. 观察情况　吸出液的色、质、量，气道是否通畅；患者的反应，如面色、生命体征、血氧饱和度等是否改善；必要时重复吸引	· 动态评估患者 · 痰液黏稠时配合叩击、雾化吸入
9. 处理用物　吸痰管按一次性用物处理，吸痰管的玻璃接管插入盛有消毒液的瓶中浸泡	· 吸痰用物根据吸痰操作性质每班更换，或每日更换 1 ～ 2 次
10. 安置患者　拭净患者脸部的分泌物，撤除颌下治疗巾，帮助患者舒适卧位，整理床单位	· 使患者舒适
11. 准确记录　洗手，记录	· 记录吸痰时间、次数，痰液色、量、黏稠度，患者的反应等
➤ 经气管切开中心负压吸引吸痰	
1. 核对解释　同电动吸引器经口腔吸痰法	
2. 调节负压　将压力表和贮液瓶插入墙壁中心负压吸装插孔内，连接导管，打开开关，检查吸引性能，确定管道无漏气，调节负压	· 负压调节同电动吸引器经口腔吸痰法

实施步骤	操作要点说明
3. 检查口鼻　同电动吸引器经口腔吸痰法	
4. 安置体位　协助患者取舒适体位，充分暴露气管切开部位，铺无菌治疗巾	
5. 连管试吸　同电动吸引器经口腔吸痰法	
6. 吸取痰液　一手阻断吸痰管末负压，另一手用无菌血管钳（镊）或者戴手套持吸痰管前端，从气管切开处轻轻沿气管导管送入，吸痰管遇阻力后稍上提，放松吸痰管末端打开负压，吸痰管边旋转边吸引边退出	·严格无菌操作，避免感染 ·先吸气管切开处，再吸口（鼻）部
7. 抽吸冲洗　同电动吸引器经口腔吸痰法	
8. 观察情况　同电动吸引器经口腔吸痰法	
9. 安置患者　同电动吸引器经口腔吸痰法	
10. 处理用物　同电动吸引器经口腔吸痰法	
11. 准确记录　同电动吸引器经口腔吸痰法	

【注意事项】

1. 严格执行无菌操作，吸痰管每次应更换，一根吸痰管只能使用一次。气管切开与口鼻腔用的冲洗液瓶要分别注明，不能混用。

2. 选择粗细适宜的吸痰管，不宜过粗，尤其是小儿吸痰。人工气道者吸痰管管径要小于气管插管直径的 1/2，婴儿则要小于 70%。

3. 吸痰动作轻稳准确，防止呼吸道黏膜损伤。

4. 每次吸痰时间 < 15 秒，如痰液较多需再次吸引，应间隔 3～5 分钟再进行，人工气道者连续吸痰不超过 3 次，以免造成缺氧。使用呼吸机或缺氧严重者，吸痰前后可根据病情增加氧流量。

5. 痰液黏稠者，吸痰前可配合翻身叩击、雾化吸入等方法，提高吸痰效果。

6. 在为气管切开患者吸痰过程中，应密切观察患者的病情变化，如有心率、血压、呼吸、血氧饱和度的明显变化时，应当立即停止吸痰，立即连接呼吸机通气并给予纯氧吸入。

7. 电动吸引器连续使用时间不宜过久。持续吸痰时，连接管 24 小时更换一次。贮液瓶内的液体 2/3 满时应及时倾倒，清洗消毒晾干后备用。

8. 气管切开的患者每天消毒气管切开周围的皮肤，持续气道湿化并每天更换人工鼻。

【健康教育】

1. 教会清醒患者吸痰时正确配合的方法，向患者及患者家属讲解呼吸道疾病的预防保健知识。

2. 指导患者呼吸道有分泌物时应及时排出，确保气道通畅，改善呼吸，纠正缺氧。

三、洗胃法

洗胃法是让患者口服引吐或将胃管经鼻腔或口腔插入胃内，反复灌入和吸出一定量的溶液，以冲洗并排除胃内容物，减轻或避免吸收中毒的胃灌洗方法。常用的洗胃方法有：全自动洗胃机洗胃法、电动吸引器洗胃法、注洗器洗胃法、口服催吐法等。临床上可根据患者的需要和医院条件的不同选择。

【目的】

1. 解毒　清除胃内毒物或刺激物，减少毒物吸收，还可利用不同灌洗液进行中和解毒，用于急性口服食物或药物中毒。服毒后 4～6 小时内洗胃最为有效。

2. 减轻胃黏膜水肿　幽门梗阻患者饭后常有滞留现象，引起上腹胀满、不适、恶心、呕吐等症状，通过洗胃，减轻滞留物对胃黏膜的刺激，减轻胃黏膜水肿、炎症。

3. 为某些手术或检查做准备　如胃部、食管下段、十二指肠手术前的准备。

【操作方法】

（一）全自动洗胃机洗胃

全自动洗胃机利用电磁泵作为动力源，通过自控电路的控制，使电磁阀自动转换动作，分别完成向胃内冲洗药液和吸出胃内容物的过程。能自动、迅速、彻底地清除胃内毒物。

【评估】

1. 核对医嘱　确认医嘱无误，并了解患者病情与洗胃的目的。

2. 患者评估

（1）中毒情况：了解毒物种类、浓度和性质，患者中毒原因、服毒时间、服毒量、中毒途径，来院前的处理措施，是否曾经呕吐过等。洗胃时间越早越好，中毒后 4～6 小时内洗胃有效，1 小时内效果最好。

（2）其他病情：评估患者目前意识状态、生命体征。了解患者有无洗胃禁忌证：强腐蚀性毒物（如强酸、强碱）中毒、肝硬化伴食管胃底静脉曲张、胸主动脉瘤、近期内有上消化道出血或胃穿孔、上消化道溃疡、食管阻塞、胃癌等。昏迷患者洗胃应谨慎。

（3）操作相关知识：既往有无插胃管的体验，是否了解操作目的及方法，口鼻黏膜有无损伤，有无活动义齿等。

（4）操作依从性：有无紧张、焦虑、恐惧等心理反应，有无自杀倾向，是否愿意配合治疗，有无配合操作的能力。

【计划】

1. 环境准备

（1）床单位周围要宽阔，便于操作。

（2）拉上床帘，避免影响他人。

2. 患者准备

（1）了解洗胃的目的、方法、注意事项及配合要点。

（2）体位舒适，情绪稳定，愿意配合。

3. 护士准备　了解患者病情与洗胃的目的，熟悉洗胃的操作方法，洗手，戴口罩。

4. 用物准备

（1）洗胃溶液：按医嘱根据毒物性质准备洗胃液（表17-3）。洗胃液温度一般为25～38℃，用量为10000～20000mL。毒物性质不明时，可备温开水或等渗盐水。

表17-3　常用洗胃溶液

毒物种类	灌洗溶液	禁忌药物
酸性物	镁乳、蛋清水①、牛奶	强酸药物
碱性物	5%乙酸、白醋、蛋清水、牛奶	强碱药物
敌敌畏	2%～4%碳酸氢钠、1%盐水、1：15000～1：20000高锰酸钾	
敌百虫	1%盐水或清水、1：15000～1：20000高锰酸钾	碱性药物②
1605、1059、4049（乐果）	2%～4%碳酸氢钠	高锰酸钾③
DDT（灭害灵）、666	温开水或生理盐水洗胃，50%硫酸镁导泻	油性药物
氰化物	3%过氧化氢引吐，1：15000～1：20000高锰酸钾④洗胃	
苯酚（石碳酸）	1：15000～1：20000高锰酸钾	
酚类	50%硫酸镁导泻，用温开水、植物油洗胃至无酚味，洗胃后多次服用牛奶、蛋清保护胃黏膜	液体石蜡
巴比妥类（安眠药）	1：5000～1：20000高锰酸钾洗胃，硫酸钠导泻⑤	硫酸镁
异烟肼	1：5000～1：20000高锰酸钾洗胃，硫酸钠导泻	
河豚、生物碱、毒蕈	1%～3%鞣酸	
灭鼠药类		
（1）抗凝血类（敌鼠钠等）	催吐，温水洗胃，硫酸钠导泻	碳酸氢钠
（2）有机氟类（氟乙酰胺等）	0.2%～0.5%氯化钙或淡石灰水洗胃，硫酸钠导泻，饮用豆浆、蛋白水、牛奶等	

续表

毒物种类	灌洗溶液	禁忌药物
（3）磷化锌	1：5000～1：20000 高锰酸钾洗胃，0.5% 硫酸铜洗胃；0.5%～1% 硫酸铜溶液⑥每次 10mL，每 5～10 分钟口服一次，并用压舌板刺激舌根催吐	牛奶、鸡蛋、脂肪，及其他油类食物⑦

注：①蛋清水、牛奶等可保护胃黏膜，减轻患者疼痛。②敌百虫遇强碱性药物可分解毒性更强的敌敌畏。③1605、1059、4049（乐果）等，禁用高锰酸钾洗胃，否则可氧化成毒性更强的物质。④氧化剂能将化学毒品氧化，改变其性能，从而减轻或去除其毒性。⑤巴比妥类药物采用硫酸钠导泻，可以阻止肠道水分和残存的巴比妥类药物的吸收，促使其尽早排出体外。硫酸钠对心血管和神经系统没有抑制作用，不会加重巴比妥类药物的毒性。⑥磷化锌中毒时，口服硫酸铜可使其成为无毒的磷化铜沉淀，阻止吸收，并使其排出体外。⑦磷化锌易溶于油类物质，故忌食脂肪性食物，以免加速磷的吸收。

（2）全自动洗胃机：全自动洗胃机装置（图 17-9）。接通电源，连接各管，检查全自动洗胃机的性能，关开关备用。

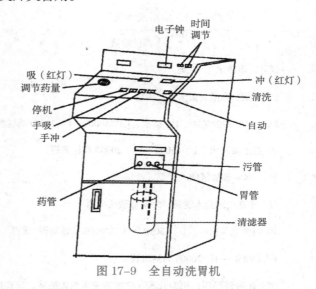

图 17-9 全自动洗胃机

（3）其他：治疗盘内置无菌洗胃包（内有胃管或一次性胃管、镊子、纱布）、塑料围裙或橡胶单、治疗巾、弯盘、棉签、液体石蜡、胶布、50mL 注射器、听诊器、手电筒、水温计、量杯、检验标本容器或试管、毛巾，必要时备无菌压舌板，开口器、牙垫、舌钳；治疗盘外备手消毒液；水桶 2 个（分别盛洗胃液和污水）；生活垃圾桶、医用垃圾桶；必要时备电源插座。

【实施】

实施步骤	操作要点说明
1. 核对解释　携用物至床旁，再次核对，做好解释 2. 接通电源	·确认患者，取得合作

实施步骤	操作要点说明
3. 安置体位 协助患者取合适体位	·中毒较轻者取半卧位；中毒较重者取左侧卧位，因左侧卧位可减慢胃排空，延缓毒物进入十二指肠的速度；昏迷者取平卧位，头偏向一侧，并用开口器撑开口腔，置牙垫于上下磨牙之间
4. 铺巾检查 患者颌下铺橡胶单和治疗巾，检查患者口腔，取下活动性义齿，弯盘放于口角旁，置污物桶于患者床旁	
5. 插胃管 按鼻饲法从口腔插入胃管于胃内，并确定胃管在胃内，用胶布固定胃管	·口腔有疾患不能张口或不合作者由鼻腔插入，昏迷者按昏迷患者插胃管技术进行
6. 连接准备 将洗胃机的胃管端与患者的胃管连接，药管的另一端放入洗胃液桶内，污管的另一端放入空桶内。调节好药量流速	·管口必须始终浸没在洗胃液液面以下
7. 冲洗 （1）按"手吸"键吸出胃内容物，及时送检	·先抽出少量胃内容物，保证检验结果的正确；先出胃后入胃，避免加快胃排空，增加毒物的吸收速度
（2）按"自动"键，机器即开始自动反复冲洗，直至洗出液澄清无味为止	·冲洗时"冲"灯亮，吸引时"吸"灯亮
8. 观察情况 洗胃过程中随时观察洗出液的性质、量、颜色、气味及患者的面色、脉搏、呼吸和血压的变化	·患者出现腹痛、休克、洗出液呈血性时，应立即停止洗胃，采取相应的急救措施
9. 停机拔管 待洗出液澄清无味时，按"停止"键停机，反折胃管拔出	
10. 整理用物 协助患者漱口洗脸，撤除颌下治疗巾，帮助患者舒适卧位，整理床单位，分类处理用物	·使患者舒适
11. 清洁机器 洗胃机三管"药管、胃管、污管"同时放入清水中，按"清洗键"清洗各管腔后同时取出，待机器内水完全排尽后停机	·以免各管道被污物堵塞或腐蚀
12. 记录 灌洗液名称、量、洗出液的颜色、气味、性质、量，患者的全身反应	

【注意事项】

1. 首先要了解患者中毒情况，如毒物的种类、性质、量及患者中毒的时间、途径等。

2. 对中毒物质不明的，洗胃液可选用温开水或生理盐水，待明确毒物性质后，再选用对抗剂洗胃。

3. 不论哪种方法洗胃，都应该先吸出胃内容物再灌入洗胃液。每次灌入量以300～500mL 为宜，灌入量过多则导致急性胃扩张，胃内压上升，加速毒素的吸收，还可引起迷走神经兴奋，导致反射性心脏停搏，也可引起液体反流，有呛咳、误吸或窒息的危险。灌入量过少则延长洗胃时间，不利于抢救的进行。

4. 洗胃过程中，应随时观察患者的面色、生命体征、意识、瞳孔变化、口鼻腔黏膜情况及口中气味等。如有疼痛、洗出液有鲜血或出现休克现象，应立即停止洗胃，并通知医生进行紧急处理。

5. 洗胃后注意患者胃内毒物清除状况，中毒症状有无得到缓解和控制。应反复灌洗直到洗出液清亮、无色、无味为止。洗胃后应禁食 6 小时，之后根据个体情况给予流质、高营养易消化食物，1～2 周内忌食粗纤维、酸辣、过硬及其他刺激性食物。

6. 洗胃常见的并发症有急性胃扩张、上消化道出血、胃穿孔、窒息、水电解质紊乱、反射性心脏骤停等，应密切观察，并做好相应的急救准备。

【健康教育】

1. 注意观察患者的心理状态、合作程度及对康复的信心，告知操作过程中的不适和可能的风险，取得患者的理解和配合。

2. 对自服毒物者，耐心劝导，加强陪伴，做好针对性心理护理，保护患者隐私。

3. 对于误服中毒者，普及生产和生活防毒知识，做好毒物的安全保管和正确使用，并教会患者及家属在第一时间口服催吐的方法和重要性。

4. 向患者和家属介绍洗胃后的注意事项。

（二）电动吸引器洗胃

电动吸引器洗胃是利用电动负压吸引器产生的负压吸引洗胃，能迅速有效地清除毒物，并能准确计算洗胃液量。

1. 操作前准备 同全自动洗胃机洗胃法准备洗胃溶液。备开放式输液瓶，将灌洗液倒入输液瓶内，挂于输液架上，排气后夹紧输液管。将电动吸引器通电，调节负压保持在 13.3kPa 左右，检查吸引器功能。取 Y 型管，将其主管与输液管相连，分支之一与吸引器贮液瓶的引流管相连（图 17-10）。

2. 插入胃管 同全自动洗胃机洗胃法准备患者后插入胃管，将胃管末端与 Y 型管另一分支相连，检查各连接处有无漏气。

3. 吸出内容物 打开吸引器开关，吸出胃内容物。

4. 灌洗胃液 关闭吸引器开关，夹紧贮液瓶的引流管，开放输液管，使洗胃液流入胃内 300～500mL。

5. 吸出洗胃液 夹紧输液管，开放贮液瓶上引流管，打开吸引器开关，吸出灌入的液体。

6. 反复灌洗 如此反复灌洗直至洗出液澄清无味。

7. 拔管 洗胃完毕，反折胃管拔出。

8. 整理记录 协助患者漱口洗脸，分类处理用物，记录。

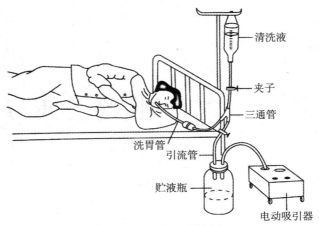

图 17-10　电动吸引器洗胃

（三）注洗器洗胃法

即用注洗器连接胃管，吸尽胃内容物后注入 200mL 洗胃液，再抽吸出来，如此反复进行。优点是安全、进出量易控制、并发症少，缺点是费时费力，不方便。适用于为幽门梗阻、休克、小儿、胃扩张的患者洗胃，以及胃手术或检查前的准备。幽门梗阻患者洗胃应在饭后 4 ~ 6 小时或空腹进行，注意记录胃内潴留量，胃内潴留量 = 洗出量 - 灌入量。

（四）口服催吐法

口服催吐法适用于病情较轻、清醒合作者。急性中毒患者，应立即采用口服催吐法洗胃，以减少中毒物的吸收，必要时再进行胃管洗胃。

1. 用物准备　治疗盘内备量杯（或水杯）、压舌板、水温计、塑料围裙或橡胶单（防水布）、毛巾、弯盘。水桶 2 只，分别盛洗胃液、污水，根据患者情况选择合适洗胃液。

2. 准备患者　携用物至患者床旁，认真核对患者床号、姓名，并做好解释。协助患者取坐位，围好围裙或橡胶单，取下活动义齿，置污物桶于患者座位前或床旁。

3. 饮灌洗液　指导患者每次饮液量为 300 ~ 500mL。

4. 进行催吐　自呕或用压舌板刺激舌根催吐。

5. 反复进行　反复自饮、催吐，直至吐出的液体澄清无味。

6. 整理记录　协助患者漱口洗脸，分类处理用物，记录。

复习思考

1. 为保证患者用氧安全，护士应该如何监护用氧过程？

2. 为一建立人工气道的昏迷患者吸痰时，有哪些注意事项？

3. 试比较各种洗胃法的优缺点及操作上的异同。

4. 阐述洗胃过程中的注意事项，防止洗胃并发症的发生。

模 块 十 八

临终关怀与死亡护理

【学习目标】

掌握临终关怀的概念与理念，临终患者的生理、心理变化及护理，死亡的标准及尸体护理。

熟悉临终与死亡的定义，死亡过程的分期，脑死亡的标准，尸体护理的目的。

了解临终关怀的意义、发展、研究内容及机构类型，临终患者家属的压力及护理，丧亲者护理。

生老病死是人类发展的自然规律，死亡是生命过程的最后阶段，也是生命的必然结果。让患者舒适、宁静、坦荡地正确面对死亡，并尽可能减轻临终前身体和心理上的痛苦，提高临终生活的质量，是护士应尽的职责。这就要求护理人员了解患者临终阶段的生理和心理反应，为患者提供身、心两方面恰当、正确的护理，提高生存质量；同时对临终患者的家属给予安慰和指导，使其早日从悲伤中得以解脱；在死亡之后给予及时、妥善的尸体护理，维护人的尊严。

案例导入

患者，幸女士，49岁，因上腹不适到某医院检查，诊断为"肝癌晚期"收治入院，行放疗、化疗。两月后出现腹痛、呕吐，医生诊断为癌肿肠道转移引起的"肠梗阻"。行结肠切除术1个月后，患者精神差，CT结果显示：腹腔内多处癌肿转移，多处肠粘连，已无法手术。医生告知患者家属后，患者否认结果的准确性，家属以泪洗面。

问题：

（1）针对患者及家属的反应，责任护士如何护理？

（2）护士对患者的护理应遵循什么原则？

（3）3月后，患者经治疗无效死亡，该如何对患者进行尸体护理？

项目一 概 述

一、临终与死亡的概念

1. 临终 是临近死亡的阶段。西医学不能彻底医治的疾病，经过一段时间的支持性治疗后，病情不能好转却逐渐恶化，医生认为是无效治疗时至患者临床死亡的阶段。

2. 死亡 是生命活动不可逆的终止。布拉克法律辞典将死亡定义为"生命的永息，生存的灭失，血液循环停止，同时呼吸及脉搏等生命体征的消失"。

二、死亡过程的分期

死亡不是骤然发生的，而是一个逐渐进展的过程，一般可分为三期：

（一）濒死期

濒死期又称临终状态。是死亡过程的开始阶段，也是生命活动的最后阶段。此期的主要特点是中枢神经系统脑干以上部位的功能丧失或深度抑制，机体各系统的功能发生严重障碍，导致意识、心跳、血压、呼吸和代谢方面的紊乱。表现为意识模糊或丧失，各种反射减弱，肌张力减退或消失，心跳减弱，血压下降，呼吸微弱或出现潮式呼吸、间断呼吸。濒死期的持续时间可随患者机体状况及死亡原因而异，例如，慢性病者较急性病者濒死期长，猝死患者可不经此期直接进入临床死亡期。此期生命处于可逆阶段，若得到及时有效的抢救治疗，生命可复苏。反之，则进入临床死亡期。

（二）临床死亡期

临床死亡期主要特点为中枢神经系统的抑制过程已由大脑皮质扩散到皮质下部位，延髓处于极度抑制和功能丧失状态。表现为心跳、呼吸完全停止，瞳孔散大，各种反射消失，但各种组织细胞仍有微弱而短暂的代谢活动。此期一般持续 5～6 分钟，超过此时间，大脑将发生不可逆的变化。但在低温条件下，尤其是头部降温脑耗氧降低时，临床死亡期可延长达 1 小时或更久。

（三）生物学死亡期

生物学死亡期又称细胞死亡，是死亡过程的最后阶段。此期主要特点为整个中枢神经系统及机体各器官的代谢活动相继停止，并出现不可逆的变化，整个机体已不可能复苏。死亡后，尸体将发生如下变化：

1. 尸冷 是指死亡后体温丧失，是最先发生的尸体现象。死亡后尸体温度的下降有一定的规律，一般死后 10 小时内尸温下降速度约为每小时 1℃，10 小时后为 0.5℃，大约 24 小时左右，尸温与环境温度相同。

2. **尸斑**　是指死亡后血液循环停止，由于地心重力的作用，血液向身体的最低部位坠积，该处皮肤呈现的暗红色斑块或条纹。一般死亡后 2～4 小时开始出现，12 小时后便发生永久性变色。

3. **尸僵**　是指死后肌肉中 ATP 不断分解而不能再合成，致使肌肉收缩，尸体变硬的现象。尸僵多从面部小块肌肉开始，以下行型发展最为多见，表现为先由咬肌、颈肌开始，向下至躯干、上肢和下肢。尸僵一般在死后 1～3 小时开始出现，4～6 小时扩展到全身，12～16 小时发展至高峰，24 小时后尸僵开始减弱，肌肉逐渐变软，称为尸僵缓解。

4. **尸体腐败**　是指死亡后机体组织的蛋白质、脂肪和碳水化合物因腐败细菌的作用而发生分解的过程。一般在死后 24 小时后出现。尸体腐败常见的表现有尸臭、尸绿等。尸臭是肠道内有机物分解从口、鼻、肛门逸出的腐败气体。尸绿是尸体腐败时出现的色斑，一般在死后 24 小时先在右下腹出现，逐渐扩展至全腹，最后波及全身。

三、临终关怀

临终关怀是有组织地向临终患者及其家属提供一种包括生理、心理、社会等方面的照护，主要是为临终患者缓解痛苦，使患者在临终时能够无痛苦、安宁、舒适地走完人生的最后旅程，提高生存质量，同时使家属的身心健康也得到维护和增强。

（一）临终关怀的意义
临终关怀是一项符合人类利益的崇高事业，对人类社会的进步具有重要的意义。

1. **临终关怀符合人类追求高生命质量的客观要求**　随着人类社会文明的进步，人们对生命的生存质量和死亡质量提出了更高的要求。临终关怀从优化生命末端质量出发，帮助临终患者解决各种生理需要，让患者在死亡时获得安宁、平静、舒适，让家属在患者死亡后不留下遗憾和阴影。这对提高生命质量、解决社会经济、卫生资源分配等问题具有重要的现实意义，是符合社会发展和辩证唯物主义生死观的历史选择。

2. **临终关怀是社会文明的标志**　每一个人都希望生的顺利，死的安详。临终关怀正是为让患者尊严、舒适到达人生彼岸而开展的一项社会公共事业，它是社会文明的标志。通过临终关怀再现人情味，使临终者体验到人与人之间的温情，感受到人道主义的光辉。

3. **临终关怀体现了医护职业道德的崇高**　医护职业道德的核心内容就是尊重患者的价值，包括生命价值和人格尊严；临终关怀则通过对患者实施整体护理，用科学的心理关怀方法、高超精湛的临床护理手段，以及姑息、支持疗法最大限度地帮助患者减轻躯体和精神上的痛苦，平静地走完生命的最后阶段。充分体现了医护人员以提高生命价值和生命质量为服务宗旨的高尚医护职业道德。

4. **提供临终关怀服务是我国卫生保健体系的完善**　在人口日益老年化、癌症成为人口死亡重要原因的情况下，开展临终关怀是我国卫生保健体系自我完善的必然要求。

（二）临终关怀的原则

1. 照护为主的原则　临终患者主要指各种疾病的末期、晚期肿瘤的患者，对于这些患者不以延长患者生命的治疗为主，而以全面护理为主，以提高患者临终阶段的生命质量，维护患者死的尊严。

2. 适度治疗的原则　临终患者的基本需求有三条：一是保持生命，二是解除痛苦，三是无痛苦地死亡。在尊重生命和死亡的自然过程方面，临终关怀提出适度治疗、全面照护的原则。

3. 整体护理的原则　即全方位护理，包括：为患者提供全天候24小时服务；尽可能满足患者的生理、心理和社会需求；妥善做好尸体护理，以给患者家属安慰；给予患者家属以帮助和关怀，使其尽早从悲痛中解脱出来。

4. 注重心理的原则　临终患者的心理是极其复杂的，且因人的经济状况、政治地位、文化程度、宗教信仰、职业与年龄等的不同而有差异。因此要主要了解和理解患者的心理需求和社会需求，对其进行安抚、同情、体贴、关心，因势利导地使其心理获得平衡，正视现实，摆脱恐惧，平静地面对死亡，保持弥留之际人生的尊严。

5. 提高患者的生命质量　临终关怀不以延长生命时间为重，而以丰富患者有限生命、提高其临终阶段生命质量为宗旨，为临终患者提供一个安适、有意义、有尊严、有希望的生活。让患者在有限的时间里，能有清醒的头脑，在可控制的病痛中，接受关怀，享受人生的余晖。临终关怀充分显示了人类对生命的热爱。

项目二　临终护理

一、临终患者的生理变化与护理

（一）临终患者的生理变化

1. 呼吸功能减退　由于呼吸中枢麻痹，呼吸肌收缩作用减弱，分泌物在支气管中贮留等原因，患者常表现为呼吸困难、痰鸣音、鼾声呼吸、呼吸频率由快变慢、呼吸深度由深变浅，出现潮式呼吸、间断呼吸、鼻翼扇动、张口呼吸等，最终呼吸停止。

2. 循环功能减退　由于心肌收缩无力，出现循环衰竭的表现。常见心搏出量减少，心音低弱，皮肤苍白、湿冷、大量出汗，四肢发绀、斑点，脉搏快而弱、不规则甚至触不到，血压降低或测不出，心尖搏动常为最后消失。

3. 消化系统功能紊乱　由于胃肠蠕动逐渐减弱，气体积聚于胃肠，患者表现为呃逆、恶心、呕吐、腹胀、食欲不振、脱水、口干等。

4. 排泄功能紊乱　患者表现为大小便失禁或便秘、尿潴留、粪便嵌塞等症状。

5. 肌肉张力丧失　表现为吞咽困难，大小便失禁，肢体软弱无力，不能进行自主躯体活动，无法维持良好舒适的功能体位，脸部外观改变呈希氏面容（面肌消瘦、面部呈铅灰色、眼眶凹陷、双眼半睁半滞、下颌下垂、嘴微张）。

6. 感知觉、意识及语言改变　表现为视觉逐渐减退，由视觉模糊发展到只有光感，最后视力消失。眼睑干燥，分泌物增多。听觉常是人体最后消失的一个感觉。意识改变可表现为嗜睡、意识模糊、昏睡、昏迷等。临终前患者语言也逐渐困难，混乱。

7. 疼痛　表现为烦躁不安，血压及心率改变，呼吸变快或减慢，瞳孔放大，不寻常的姿势，疼痛面容（五官扭曲、眉头紧锁、眼睛睁大或紧闭、双眼无神、咬牙）。

8. 临近死亡的体征　皮肤苍白湿冷或有瘀血斑，口唇呈青紫色，血压降低，心音低而无力，脉搏快而弱，且极不规律，甚至测不到；呼吸表浅、困难、出现潮式呼吸或临死呼吸（双吸气、叹气、点头样呼吸等）；瞳孔散大，各种反射逐渐消失，肌张力减退、丧失。通常呼吸先停止，随后心跳停止。

（二）临终患者生理变化的护理要点

1. 改善呼吸功能

（1）保持室内空气新鲜，定时通风换气。

（2）神志清醒者，采用半卧位，扩大胸腔容量，减少回心血量，改善呼吸困难。

（3）昏迷者，采用仰卧位头偏向一侧或侧卧位，防止呼吸道分泌物误入气管引起窒息或肺部并发症。必要时使用吸引器吸出痰液，保持呼吸道通畅。

（4）视呼吸困难程度给予氧气吸入，纠正缺氧状态，改善呼吸功能。

2. 促进血液循环

（1）观察体温、脉搏、呼吸、血压的变化，皮肤色泽和温度等。

（2）患者四肢冰冷不适时，可提高室温，加强保暖，必要时给予热水袋。

3. 增进食欲，加强营养

（1）给予流质或半流质饮食，便于患者吞咽。

（2）注意食物的色、香、味，少量多餐，以减轻恶心，增进食欲。

（3）必要时采用鼻饲法或完全胃肠外营养（TPN），保证患者营养供给。

（4）加强监测，观察患者电解质指标及营养状况。

4. 促进患者舒适

（1）维持良好、舒适的体位：定时翻身，更换体位，避免某一部位长期受压，促进血液循环。

（2）加强皮肤护理：大小便失禁者，注意保持会阴、肛门附近皮肤的清洁、干燥，必要时留置导尿；大量出汗时，应及时擦洗干净，勤换衣裤；床单位保持清洁、干燥、平整、无碎屑，以防发生压疮。

（3）重视口腔护理：晨起、餐后、睡前协助患者漱口，对不能经口进食者，给予口腔护理每日 2 次，保持口腔清洁；口唇干裂者可涂润滑油，有溃疡或真菌感染者酌情涂药；口唇干燥者可适量喂水，也可用湿棉签湿润口唇或用湿纱布覆盖口唇。

5. 减轻感、知觉改变的影响

（1）提供合适的环境。环境安静、空气新鲜、通风良好、有一定的保暖设施，适当的照明，避免临终患者视觉模糊产生恐惧心理，增加安全感。

（2）及时用湿纱布拭去眼部分泌物，如患者眼睑不能闭合，可涂金霉素、红霉素眼膏或覆盖凡士林纱布，以保护角膜，防止角膜干燥发生溃疡或结膜炎。

（3）听力常为最后消失的感觉，护理中应避免在患者周围窃窃私语，以免增加患者的焦虑。可采用触摸患者的非语言交流方式，配合柔软温和的语调、清晰的语言交谈，使临终者感到即使在生命的最后时刻也并不孤独。

6. 控制疼痛

（1）观察疼痛的性质、部位、程度及持续时间。

（2）协助患者选择减轻疼痛的最有效方法。目前 WHO 建议应用三阶梯疗法控制疼痛。注意观察用药后的反应，把握好用药的阶段，选择恰当的剂量和给药方式，达到控制疼痛的目的。

（3）某些非药物控制方法也能取得一定的镇痛效果，如松弛术、音乐疗法、外周神经阻断术、针灸疗法、生物反馈法等。

（4）护理人员采用同情、安慰、鼓励方法与患者交谈沟通，稳定患者情绪，并适当引导使其注意力转移也可减轻疼痛。

二、临终患者的心理变化与护理

（一）临终患者的心理变化

美国精神病学家库布勒·罗斯博士（Dr. Elisabeth Kubler-Ross）将患者从获知病情到临终时期的心理反应分为五个阶段，即否认期、愤怒期、协议期、忧郁期、接受期。

1. 否认期　患者尚没有接受自己疾病严重性的思想准备，当得知自己病重将面临死亡，其心理反应是"不，这不会是我，那不是真的！"以此极力否认、拒绝接受事实，认为这可能是医生诊断错误，他们怀着侥幸的心情四处求医，希望是误诊。这些反应是一种心理防卫机制，它可减少不良信息对患者的刺激，以使患者躲开现实的压迫感，有较多的时间来调整自己，面对死亡。

2. 愤怒期　患者已知病情和预后，否认无法再持续下去，但不能理解，表现为生气与激怒，产生"为什么是我，这不公平"的心理，怨恨、嫉妒、无助、痛苦等交织在一起的情绪使患者常迁怒于医护人员和家属，发泄内心的不满、苦闷与无奈，或对医院的制度、治疗等方面表示不满，心理充满嫉妒与怨恨，甚至拒绝治疗。

3. 协议期 患者愤怒的心理消失，已经承认和接受临终的事实，不再怨天尤人。为了尽量延长生命，请求医生想尽办法治疗疾病并期望奇迹的出现，做出许多承诺作为交换条件，出现"请让我好起来，我一定……"的心理。此期患者变得和善，对自己过去所做的错事表示悔恨，要求宽容，对自己的病情抱有希望，努力配合治疗和护理。

4. 忧郁期 尽管采取多方努力，但病情日益恶化，患者已充分认识到自己接近死亡，心情极度伤感，抑郁寡欢，甚至有轻生的念头。此时患者可能很关心死后家人的生活，同时急于交代后事。

5. 接受期 经历一段忧郁后，患者的心情得到了抒发，面临死亡已有准备，极度疲劳衰弱，常处于嗜睡状态，表情淡漠，却很平静。

上述 5 个发展阶段，因个体差异，并非绝对前后相随，而是时而重合、时而提前或推后。因此，在护理工作中应掌握患者千变万化的心理活动，从而进行有效的护理。

（二）临终患者心理变化的护理要点

1. 否认期 此期中，护理人员应具有真诚、忠实的态度，不要揭穿患者的防卫机制，也不要欺骗患者，要了解患者对自己病情的认知程度，理解患者的心情，耐心倾听患者的述说，维持他们的适度希望，缓冲其心灵创痛，因势利导，循循善诱，使其逐步面对现实。且注意医护人员对患者病情的言语一致性。

2. 愤怒期 此期中，患者常需要有机会尽情地发泄或有人帮助他们充分地倾诉内心的愤恨和痛苦，护理人员千万不能把患者的攻击看作是针对某个人予以反击，应将患者的发怒看成是一种有益健康的正常行为，应认真倾听患者的心理感受，允许患者以发怒、抱怨、不合作行为来宣泄内心的不快，对患者的不礼貌行为应忍让克制，同时做好患者家属的工作，给予其宽容、关爱和理解等心理支持。

3. 协议期 此期患者尽量用合作和友好的态度来试图推迟或扭转死亡的命运，因此，护士应看到这种情绪对患者是有益的，应抓住时机，主动关心患者，使其配合用药，减轻痛苦，控制症状。还应尽可能地满足患者的需要，即使难以实现，也要做出积极努力的姿态。

4. 忧郁期 对这期患者，允许其哀伤、痛苦和诉说他的衷情，并耐心倾听。同时还应鼓励与支持患者增加和疾病做斗争的信心和勇气。允许家属陪伴，让患者有更多时间和亲人待在一起，并尽量满足患者的合理要求，注意安全。

5. 接受期 此期护士应尊重患者的信仰，延长护理时间，保持适度的陪伴和支持，让患者在平和、安详的心境中走完人生之旅。

（三）临终患者家属的护理

1. 满足家属照顾患者的需要 满足家属照顾患者的需要，让家属陪伴在患者身旁。适当为家属提供与患者单独相处的时间和环境。

2. 鼓励家属表达感情 护理人员要与家属积极沟通，建立良好的关系，取得家属的信任。与家属会谈时，提供安静、隐蔽的环境，耐心倾听，鼓励家属说出内心的感受、遇到的困难，积极解释临终患者的生理、心理变化产生的原因，减少家属疑虑，并劝说他们在患者面前控制悲伤的情绪。

3. 指导家属对患者的生活照料 与家属共同讨论患者的身心状况变化，鼓励家属参与护理计划的制定和对患者生活照料，耐心指导、解释、示范有关的护理技术，使家属在照料亲人的过程中获得心理慰藉。

4. 协助维持家庭的完整性 协助家属在医院环境中，安排日常的家庭活动，以增进患者的心理调适，保持家庭完整性。如共进晚餐、看电视、下棋等娱乐活动。

5. 满足家属生理、心理和社会方面的需求 护理人员要关心理解家属，调动患者的社会关系，如亲朋好友、单位领导、同事等关心家属，为家属分忧，帮助其解决实际困难，合理安排陪伴期间的生活。

项目三 死亡后护理

一、死亡的诊断标准

传统死亡观把心跳和呼吸停止作为死亡的唯一标准。但随着医学科学的发展，传统的死亡标准受到了冲击。西医学表明：心跳停止时，人的大脑、肾脏、肝脏并没有死亡，仍可依靠机器来延长生命，甚至痊愈。

因此，传统的死亡标准失去其权威性。1968 年美国哈佛大学在世界第 22 次医学会上提出的脑死亡标准。脑死亡即全脑死亡，包括大脑，中脑、小脑、脑干的不可逆死亡。不可逆的脑死亡是生命活动结束的象征。为：

1. 对刺激无感受性及反应性。

2. 无运动、无呼吸。

3. 无反射。

4. 脑电波平直。

上述标准 24 小时内反复复查无改变，并排除体温过低（低于 32℃）及中枢神经系统抑制剂的影响，即可做出脑死亡的诊断。

二、尸体护理

尸体护理是对患者实施整体护理的最后步骤，也是临终关怀的重要内容之一。做好尸体护理不仅是对死者人格的尊重，也是对死者家属心灵上的安慰，体现了人道主义精神和高尚的护士职业道德。

尸体护理应在确认患者死亡，医生开具死亡诊断书后立即进行，既可防止尸体僵硬，也可避免对其他患者的不良影响。护理人员应以唯物主义死亡观和严肃认真的态度尽心尽力地做好尸体护理工作，尊重患者的遗愿，满足家属的合理要求。

【目的】

1. 维持良好的尸体外观，易于识别。

2. 使家属得到安慰，减轻哀痛。

【评估】

1. 核对医嘱　确认有医生开具的死亡诊断书。

2. 患者评估　死者诊断、治疗、抢救过程、死亡原因及时间，尸体清洁程度，有无伤口、引流管等，家属的态度。

【计划】

1. 环境准备　安静、肃穆，请无关人员暂时回避。

2. 护士准备　必要时穿防水围裙或防护服。

3. 用物准备　治疗盘内备：衣裤 1 套、血管钳 1 把、不脱脂棉球适量、剪刀 1 把、填写尸体识别卡（见表 17-1）3 张、梳子 1 把、尸单 1 张、大单 1 张、松节油适量、绷带适量。

另备：平车、脸盆、毛巾等；有伤口者准备敷料，必要时准备隔离衣、屏风。

表 17-1　尸体识别卡

姓名	住院号	年龄	性别
病房	床号　　籍贯		死亡诊断
住址			
死亡时间　　　　年　　　　月　　　　日　　　　时　　　　分			

护士签名＿＿＿＿＿＿

＿＿＿＿＿＿医院

【实施】

1. 备齐用物至床旁，屏风遮挡。劝慰家属暂时离开病房。

2. 撤去治疗用物，如输液器、氧气管等。放平尸体，头下垫枕头以防脸部颜色改变，双臂放于身体两侧。若患者死亡时为侧卧，则应将其转为仰卧。撤去被褥，留下一大单或被套遮盖尸体。洗脸，有义齿者代为装上，协助闭合口、眼，眼睑不能闭合者，可按摩眼周或在上眼睑下垫少许棉花；嘴不能闭合者，轻揉下颌或用绷带托住下颌。

3. 脱去衣裤，依次擦洗上肢、胸、腹、背、臀、下肢及会阴部；并用松节油清除胶布痕迹；有伤口者更换敷料；有引流管者先拔出引流管，再用盐水棉球洗净伤口，最后用胶布拉拢伤口并包扎；若有植入身体的导管，应在距离皮肤 3cm 处剪断、扎紧，再用胶布把导管的残端固定在皮肤上。用止血钳将不脱脂棉花塞入口、鼻、耳、阴道、肛门等孔道。穿上衣裤、梳理头发，将第一张尸体识别卡系于腕部，撤去大单或被套。

4. 将尸单斜放在平车上，移尸体于尸体单上，先将尸单两端遮盖尸体的头和脚，再将尸单左右两边整齐包好，再用绷带将胸、腰、踝部固定，将第二张尸体识别卡别在尸体胸部的尸单上。

5. 将尸体盖上大单送至太平间，安置于停尸屉内，将第三张尸体识别卡挂在停尸屉外，取回大单，与床上用物一并消毒。

6. 按终末消毒原则处理床单位、用物及病室，清洗、消毒双手。

7. 填写死亡通知单，完成各项记录，将死亡时间填写在当日体温单 40 ～ 42℃之间相应时间栏内，注销各种卡片，按出院手续办理结账。

8. 清点患者遗物交给家属，若家属不在，需两人核对登记，交护士长保管。

【注意事项】

1. 尸体护理应在医生开出死亡证明、家属同意后立即进行。

2. 进行尸体护理时，注意遮挡，避免惊扰其他患者。态度严肃认真，尊重死者，满足家属合理要求。

3. 患有传染病的死者，其尸体应严格按隔离消毒常规进行护理，防止传染病的传播。

三、丧亲者护理

（一）丧亲者的心理反应

1. 情绪与感觉方面 表现为麻木、震惊、悲哀、愧疚与自责、焦虑、恐惧、孤独感、疲倦、无助、惊吓、苦苦思念等。

2. 认知方面 表现为不相信、困惑、幻觉、强迫性想法等。

3. 心理感官方面 表现为胃部空虚感，胸部紧缩压迫感、缺乏活力、呼吸急促、窒息感。

4. 社会及行为反应 表现为失眠、食欲不振、心不在焉、思想无法集中，梦见逝去的亲人、避免提起、叹气、坐立不安等。

（二）丧亲者的护理

1. 做好尸体护理 体现对死者的尊重，对生者的抚慰，以缓解家属的悲痛心理反应。

2. 鼓励家属宣泄感情 死亡是患者痛苦的结束，而对丧亲者则是悲哀的高峰，必将影响其身心健康和生存质量。护理人员要理解和同情家属，认真倾听其诉说，向家属解释患者疾病的过程及变化，尽量提供家属与死者诀别的机会，协助选择适当的地点和给予一定的时间，让家属彻底地发泄内心的悲痛，以减少对健康的影响。

3. 给予心理疏导 安慰家属面对现实，指导家属学会调整自己在家庭中的位置，树立生活的信心和勇气，使其意识到安排好未来的工作和生活是对亲人最好的悼念，以使家属的身体状况和心理情绪尽快恢复到正常水平。

4. 提供生活指导或建议 如经济问题、家庭组合等，鼓励参加社会活动，寻找社会支持系统，使丧亲者感受人世间的情谊。

5. 丧亲者随访 目前在国外，临终关怀机构通过信件、电话、家庭访视对死者家属进行追踪随访。鼓励其参加社会活动，并力所能及地帮助解决困难和问题。

临终护理强调人道主义善终照顾，免除了无意义的检查与治疗，减轻了社会、家庭的经济负担，节约有限的卫生资源；同时将患者与家属视为护理的整体，强调患者生理、心理、社会支持，让患者在人生的最后时刻身心得到最大满足，保持尊严的离开人世，并给予家属情感支持，对家庭和社会均是一项有益的行为。

复习思考

1. 请简述脑死亡的判断标准。

2. 案例分析

　　患者张某，女，45岁，胰腺癌晚期，自感不久于人世，常常一人呆坐，泪流满面，十分悲哀。

　　请问：

　　（1）该患者心理反应处于哪个阶段？

　　（2）针对患者目前的情况，该如何护理？

主要参考文献

［1］全国护士执业资格考试用书编写专家委员会.2018全国卫生专业技术资格考试指导（学生版）［M］.北京：人民卫生出版社，2017.

［2］李小寒，尚少梅.基础护理学［M］.第6版.北京：人民卫生出版社，2017.

［3］左凤林，董翠红.基础护理技术［M］.北京：中国中医药出版社，2016.

［4］吴橙香，窦丽丽.基础护理技术［M］.郑州：河南科学技术出版社，2013.

［5］尚少梅.基本护理技术学习指导及习题集［M］.北京：人民卫生出版社，2013.

［6］王建荣，皮红英，张稚君.基本护理技术操作规程与图解［M］.北京：科学出版社，2016.

［7］李小妹.护理学导论［M］.第3版.北京：人民卫生出版社，2012.

［8］苗晓琦.基础护理学［M］.北京：军事医学科学出版社，2015.

［9］绳宇.护理学基础［M］.第3版.北京：中国协和医科大学出版社，2015.

［10］周春美，张连辉.基础护理学［M］.第3版.北京：人民卫生出版社，2015.

［11］杜素芝，黄韶兰.基础护理学［M］.北京：中国科学技术出版社，2016.

［12］钟华荪，李柳英.静脉输液治疗护理学［M］.第3版.北京：人民军医出版社，2014.

［13］中华人民共和国国家卫生健康委员会.基层医疗机构医院感染管理基本要求［EB/OL］.http://www.nhfpc.gov.cn/yzygj/s3585/201312/0283f92d9c424a86b2ca6f625503b044.shtml，2013-12-31/2018-01-15.

［14］中华人民共和国国家卫生健康委员会.医疗机构消毒技术规范［EB/OL］.http://www.nhfpc.gov.cn/zhuz/s9496/201204/54510.shtml，2012-4-17/2018-01-15.

［15］中华人民共和国国家卫生健康委员会.医院消毒卫生标准［EB/OL］.http://www.nhfpc.gov.cn/zhuz/s9488/201410/0e39d3b287e347ccb317a16ae2a4899f.shtml，2014-10-29/2018-01-15.

［16］中华人民共和国国家卫生健康委员会.医院隔离技术规范［EB/OL］.http://www.nhfpc.gov.cn/zhuz/s9496/200904/40116.shtml，2009-4-23/2018-01-15.

［17］中华人民共和国国家卫生健康委员会.医务人员手卫生规范［EB/OL］.http://www.nhfpc.gov.cn/zwgkzt/s9496/200904/40118.shtml，2009-4-23/2018-01-15.

［18］中华人民共和国国家卫生健康委员会.医院消毒供应中心第1部分：管理规范［EB/OL］.http://www.nhfpc.gov.cn/ewebeditor/uploadfile/2017/01/20170105090443523.pdf，2017-1-5/2018-01-15.

［19］中华人民共和国国家卫生健康委员会.医院消毒供应中心第2部分：清洗消毒与灭菌技术操作规范［EB/OL］.http://www.nhfpc.gov.cn/ewebeditor/uploadfile/2017/01/20170105090606684.pdf，2017-1-5/2018-01-15.

［20］中华人民共和国国家卫生健康委员会．医院消毒供应中心第3部分：清洗消毒及灭菌效果监测标准［EB/OL］．http://www.nhfpc.gov.cn/ewebeditor/uploadfile/2017/01/20170105090648964.pdf，2017-1-5/2018-01-15．

［21］中华人民共和国国家卫生健康委员会．医疗废物分类目录［EB/OL］．http://www.nhfpc.gov.cn/zwgk/mdml/201306/65605243db4e4635a9a4f819d8e6de5f.shtml，2013-6-5/2018-01-15．

［22］中华人民共和国国家卫生健康委员会．关于进一步加强患者安全管理工作的通知［EB/OL］．http://www.nhfpc.gov.cn/yzygj/s7658/201804/00a8be2958e144e5a1439faf995ba982.shtml，2018-4-19/2018-04-25．

［23］中华人民共和国国家卫生健康委员会．医疗机构病历管理规定(2013年版)［EB/OL］．http://www.nhfpc.gov.cn/zwgk/wtwj/201312/a84f3666d1be49f7a959d7912a978db7.shtml，2013-12-17/2018-01-15．

［24］中华人民共和国国家卫生健康委员会．病历书写基本规范［EB/OL］．http://www.nhfpc.gov.cn/zwgk/wtwj/201304/1917f257cd774afa835cff168dc4ea41.shtml，2010-2-4/2018-01-15．

［25］中华人民共和国国家卫生健康委员会．护理分级［EB/OL］．http://www.nhfpc.gov.cn/zhuz/pjl/201412/941e75f5e9514b8ea1b5e2e05954d09e.shtml，2014-12-12/2018-01-15．

［26］中华人民共和国国家卫生健康委员会．静脉治疗护理技术操作规范［EB/OL］．http://www.nhfpc.gov.cn/zhuz/pjl/201412/806fe9a7171e4cf584c0d40ed093dfa7.shtml，2014-12-12/2018-01-15．

［27］中华人民共和国国家卫生健康委员会．血液储存要求［EB/OL］．http://www.nhfpc.gov.cn/zhuz/s9493/201212/161c734dee764e97b927f6bab30f410f.shtml，2012-12-13/2018-01-15．

［28］全国职业院校技能大赛．2018年全国职业院校技能大赛拟设赛项规程GZ-2018118护理技能赛项规程.doc［EB/OL］．http://www.chinaskills-jsw.org/content.jsp?id=2c9080b46254d2d101625f5257810081&classid=de7bd19628f54879be3fb10f40de8767，2018-4-18/2018-04-25．

［29］邓欣，吕娟，陈佳丽，等．2016年最新压疮指南解读［J］．华西医学,2016,31(9): 1496-1498．

［30］彭娜．2016年INS输液治疗实践标准：血管通路装置的选择和置入［J］．现代医药卫生，2017，33（9）：1285-1291．

［31］李春燕．美国INS2016版《输液治疗实践标准》要点解读［J］．中国护理管理，2017，17（2）：150-153．